新しい糖尿病の治療

完全なる目標達成を目指した
これからの管理・治療のあり方

編著 加来浩平
川崎医科大学 教授

株式会社 新興医学出版社

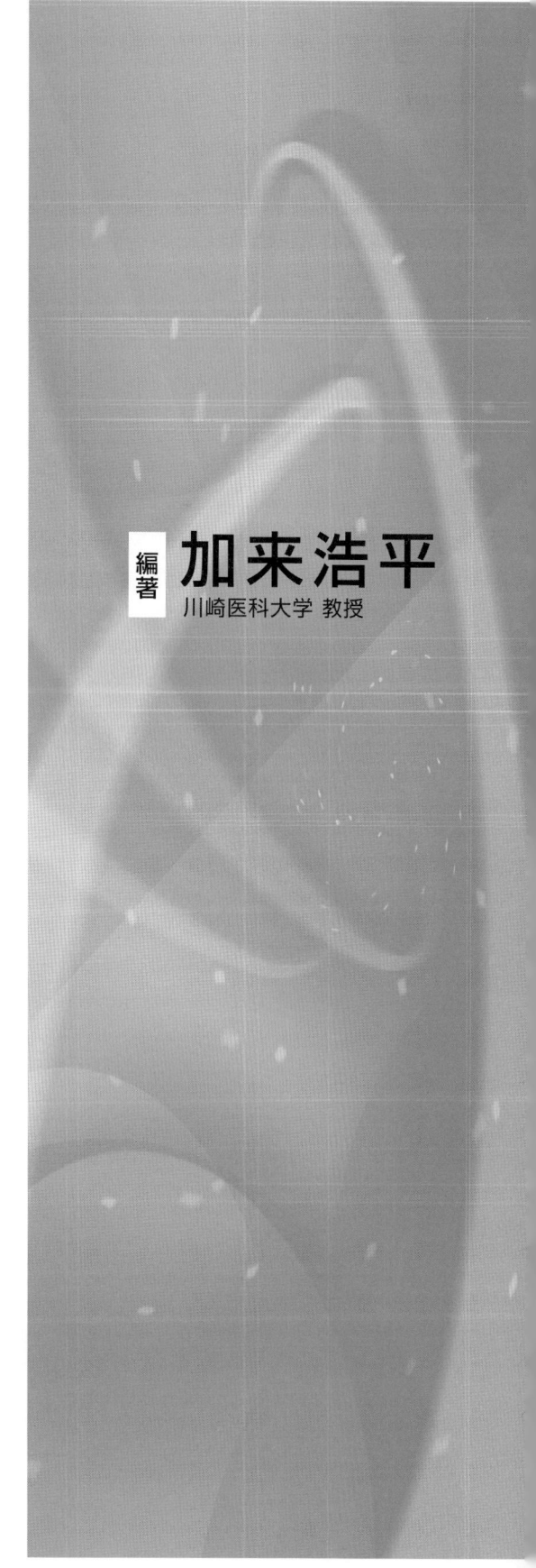

執筆者一覧

□編集

加来　浩平　　川崎医科大学糖尿病・代謝・内分泌内科　教授

□分担執筆者（執筆順）

山城　武司	熊本大学大学院代謝内科学	
西川　武志	熊本大学大学院代謝内科学　特任准教授	
荒木　栄一	熊本大学大学院代謝内科学　教授	
松木　道裕	川崎医科大学糖尿病・代謝・内分泌内科　准教授	
伊藤千賀子	グランドタワーメディカルコートライフケアクリニック　所長	
佐藤　利彦	夕陽ヶ丘佐藤クリニック　院長	
初田佐和子	中部ろうさい病院糖尿病内分泌内科	
山田　明子	大阪市立十三市民病院糖尿病内科　部長	
吉元　勝彦	杏林大学医学部第三内科　講師	
石田　均	杏林大学医学部第三内科　教授	
森　豊	東京慈恵会医科大学附属第三病院糖尿病代謝内分泌内科　准教授	
中山　志保	順天堂大学医学部代謝内分泌学　助教	
綿田　裕孝	順天堂大学医学部代謝内分泌学　准教授	
河盛　隆造	順天堂大学医学部代謝内分泌学　特任教授	
犬飼　敏彦	獨協医科大学越谷病院内分泌代謝・血液・神経科　教授	
川原　順子	富山赤十字病院内科	
浦風　雅春	富山大学医学部第一内科　診療教授	
戸邉　一之	富山大学医学部第一内科　教授	
佐藤　譲	岩手医科大学医学部糖尿病代謝内科　教授	
前川　聡	滋賀医科大学内科学講座　教授	
柏木　厚典	滋賀医科大学附属病院　病院長	
吉田　昌弘	北海道大学大学院医学研究科内科学講座免疫・代謝内科学分野・第二内科	
吉岡　成人	北海道大学病院第二内科　診療教授	
長谷田文孝	大阪医科大学第一内科（糖尿病代謝・内分泌内科）	
今川　彰久	大阪大学大学院医学系研究科内分泌・代謝内科学　特任講師	
花房　俊昭	大阪医科大学第一内科（糖尿病代謝・内分泌内科）　教授	
浜口　朋也	兵庫医科大学先進糖尿病治療学　特任准教授	
難波　光義	兵庫医科大学内科学糖尿病科　主任教授	
山田祐一郎	秋田大学大学院医学系研究科内分泌・代謝・老年内科学講座　教授	
松田　昌文	埼玉医科大学総合医療センター内分泌・糖尿病内科　教授	
重藤　誠	川崎医科大学糖尿病・代謝・内分泌内科	
山内　孝哲	近畿大学医学部内分泌・代謝・糖尿病内科　講師	
池上　博司	近畿大学医学部内分泌・代謝・糖尿病内科　主任教授	
中村　二郎	名古屋大学大学院医学系研究科糖尿病・内分泌内科学　准教授	
渡邊　一郎	川崎医科大学眼科　講師	
古家　大祐	金沢医科大学内分泌代謝制御学　教授	
吉松　博信	大分大学医学部総合内科学第一講座　教授	
田中昌一郎	山梨大学医学部第3内科　医員	
小林　哲郎	山梨大学医学部第3内科　教授	
豊田健太郎	京都大学大学院医学研究科糖尿病・栄養内科学　助教	
稲垣　暢也	京都大学大学院医学研究科糖尿病・栄養内科学　教授	
下田　誠也	熊本大学大学院代謝内科学　助教	
後藤理英子	熊本大学大学院代謝内科学　医員	
西田　健朗	国保水俣市立総合医療センター糖尿病内分泌センター　所長	
山本　頼綱	群馬大学生体調節研究所	
小島　至	群馬大学生体調節研究所　所長	
柱本　満	川崎医科大学糖尿病・代謝・内分泌内科　講師	
植木浩二郎	東京大学大学院医学系研究科糖尿病・代謝内科　准教授	

序　文

　糖尿病患者数の急増は目覚ましい．予備群も含めて我が国の成人の4～5人に1人が該当する時代を迎えた今，その合併症がもたらすQOLの低下や健康寿命の短縮，さらには医療費の増大といった臨床的，社会的問題は，もはや国家レベルでの課題といっても過言ではない．一方で，近年の大規模アウトカム試験は，血管イベント発症あるいは総死亡の抑制には，より早期からの介入とともに，血糖のみならず血圧や脂質の管理を含めた統合的治療が重要であることを示唆している．糖尿病病態は常に進展しており，病態が進行するのを待ってからの介入では，もはや長期間の良好な管理は困難となることは，明らかである．すなわち血糖管理を例にとると，病態が進み，血糖管理が困難になってからの介入ではなく，病態進展をさせないためのproactiveな介入が求められることになる．このように幾多のエビデンスの蓄積によって，糖尿病管理のあり方は大きく変わろうとしている．

　このような背景を基に，本書は，糖尿病管理の基礎となるライフスタイルへの介入から，新規抗糖尿病薬あるいは再生医療も含めた新しい治療法，さらには合併症管理のあり方まで，現時点での糖尿病の管理の最新の知見を網羅することを念頭において企画した．インクレチンエンハンサーとしてDPP-4阻害薬あるいは，インクレチンミメティックスGLP-1受容体作動薬の登場は，単に血糖管理に新たなツールを増やしただけに留まらず，2型糖尿病へのproactiveな介入をより可能にするものと期待される．またiPS細胞を用いた膵β細胞再生の試みは，今後乗り越えるべきハードルはあるものの糖尿病の根本的な治療への幕開けと夢は膨らむ．

　執筆者の先生方には，本書の使命を理解いただき，極めてご多忙の中にもかかわらず，秀逸の原稿をご寄稿くださったことに深甚なる感謝の意を表する．本書が，糖尿病治療の最新知見の紹介にと留まるのではなく，糖尿病管理の本質を伝え，治療のレベルアップに貢献することを強く願うものである．

　終わりにあたり，本書の企画から上梓まで終始ご苦労をおかけした新興医学出版社の皆様に厚く御礼を申し上げたい．

2010年4月

川崎医科大学 糖尿病・代謝・内分泌内科教授
加来　浩平

目次

A 糖尿病一次予防の可能性

1．生活習慣への介入 —— 3
- 糖尿病発症の危険因子と予防の目標 —— 3
- 糖尿病発症予防の対策 —— 4
- 生活習慣介入による糖尿病発症予防のエビデンス —— 5
- 生活習慣介入の費用対効果 —— 5

2．薬物による介入 —— 7
- 抗糖尿病薬による糖尿病の発症予防 —— 7
- その他の薬剤による糖尿病発症の予防の可能性 —— 9

B 最新の食事・運動療法

1．食事療法 —— 15
- 糖尿病の食事療法 —— 15
- 食品交換表による食事療法 —— 16
- 食品交換表による指導のあり方 —— 17
- 食品交換表 活用編 —— 18

2．運動療法 —— 19
- 運動療法の効果 —— 19
- 運動療法指導の実際 —— 20

C 経口糖尿病薬治療の現状と将来

1．SU薬 —— 29
- SU薬の位置づけと選択 —— 29
- 投薬の実際 —— 29
- SU薬の限界——使用にあたっての留意点 —— 30

2．速効型インスリン分泌促進薬 —— 33
- グリニド薬の特徴 —— 33
- グリニド薬の適応 —— 33
- グリニド薬の作用とその位置づけ —— 33
- グリニド薬の脂肪肝に対する作用 —— 35

- ・グリニド薬の副作用 ·· 35
- ・服薬指導の実際 ·· 35
- ・グリニド薬と α グルコシダーゼ阻害薬（αGI）の違い ································ 36
- ・グリニド薬と αGI の併用の意義 ·· 36

3．α グルコシダーゼ阻害薬 ─────────────────────── 40
- ・食後高血糖是正の意義：食後高血糖と大血管障害 ···································· 40
- ・インスリン療法と αGI の併用 ·· 41
- ・SU 薬と αGI の併用 ·· 44
- ・グリニド系薬剤と αGI の併用 ·· 44
- ・チアゾリジン薬，ビグアナイド薬と αGI の併用 ····································· 45

4．ビグアナイド薬 ─────────────────────────── 47
- ・薬剤の歴史的背景 ·· 47
- ・薬理作用機序 ·· 47
- ・適用と禁忌 ·· 48
- ・大規模臨床試験によるエビデンス ·· 48

5．チアゾリジン系薬 ───────────────────────── 51
- ・作用機序 ·· 51
- ・チアゾリジン系薬剤の臨床試験 ·· 52

6．経口糖尿病薬の併用療法 ──────────────────── 55
- ・経口血糖降下薬併用療法の原理 ·· 55
- ・経口血糖降下薬併用療法の実際と効果 ·· 56
- ・多剤併用療法 ·· 58

7．その他の新規経口糖尿病薬 ────────────────── 60
- ・SGLT 阻害薬 ·· 60
- ・新規開発中のインスリン分泌促進薬 ·· 62
- ・その他の有望な糖尿病治療薬 ·· 62

D　インスリン治療の現状と将来

1．インスリン療法の進歩—MDI，CSII，SMBG，併用療法を含めて— ────── 65
- ・強化インスリン療法 ·· 65
- ・持続皮下インスリン注入療法（CSII） ·· 68
- ・自己血糖測定（SMBG） ··· 69
- ・インスリンと経口糖尿病薬の併用療法 ·· 70

2．ヒトインスリンアナログ製剤について ────────────────────── 75
　・インスリン製剤の歴史と進歩 ……………………………………………… 75
　・インスリン製剤の種類と特徴 ……………………………………………… 76
　・既存インスリン製剤の問題点 ……………………………………………… 76
　・ヒトインスリンアナログ製剤の利点と問題点 …………………………… 76
　・超速効型ヒトインスリンアナログ製剤 …………………………………… 78
　・持続型ヒトインスリンアナログ製剤 ……………………………………… 80

3．インスリン治療の現状と将来─インスリンデバイスの進歩─ ─────── 82
　・良好な血糖管理とインスリン治療 ………………………………………… 82
　・ディスポーザブル・キット製剤のデバイスの改良 ……………………… 83
　・経口，経鼻，経粘膜，経肺インスリン …………………………………… 83
　・持続皮下インスリン注入療法（CSII）デバイスの進歩 ………………… 84
　・持続血糖モニター（CGM）を用いた血糖コントロールとその将来 …… 85

E　インクレチン療法の現状と将来

1．インクレチンの抗糖尿病作用 ─────────────────────── 91
　・インクレチンとは …………………………………………………………… 91
　・GLP-1 とは …………………………………………………………………… 91
　・インクレチンのインスリン分泌促進作用 ………………………………… 92
　・インクレチンによる膵 β 細胞数の増加作用 ……………………………… 93
　・GLP-1 の膵外作用 …………………………………………………………… 93
　・GLP-1 を用いた糖尿病治療 ………………………………………………… 93

2．新規経口糖尿病薬──DPP-4 阻害薬 ──────────────────── 95
　・DPP-4 阻害薬の長所 ………………………………………………………… 95
　・DPP-4 阻害薬の短所 ………………………………………………………… 96
　・Sitagliptin …………………………………………………………………… 96
　・Vildagliptin ………………………………………………………………… 97
　・Saxagliptin ………………………………………………………………… 97
　・Alogliptin …………………………………………………………………… 97

3．エクセナチド ─────────────────────────────── 99
　・発見の経緯 …………………………………………………………………… 99
　・構造と作用 …………………………………………………………………… 100
　・臨床応用 ……………………………………………………………………… 100

4．リラグルチド ─────────────────────────────── 104
　・製剤学的特性および薬理作用 ……………………………………………… 104
　・海外での臨床試験成績 ……………………………………………………… 106

・日本での臨床試験成績 ･･108

F 慢性合併症治療の現状と将来

1. 糖尿病性神経障害 ･･115
・血糖コントロールによる治療 ･･115
・発症機序に則した治療 ･･116
・新たな治療法 ･･118

2. 糖尿病眼合併症 ･･121
・糖尿病網膜症の病態 ･･121
・眼科受診の重要性 ･･122
・血糖コントロールの重要性 ･･123
・急速な血糖コントロール ･･123
・眼科受診の頻度とタイミング ･･124

3. 糖尿病腎症 ･･125
・糖尿病腎症とは ･･125
・腎症に対する現状の治療手段 ･･126
・メタボリックシンドロームと腎症 ･･127
・腎症の寛解を目指した治療戦略 ･･127

G その他の新規糖尿病治療

1. 肥満症治療薬 ･･131
・モノアミン作動薬 ･･131
・リモナバン ･･132
・その他の食欲抑制薬 ･･133
・オルリスタット ･･133
・エネルギー消費亢進系としての β_3 受容体賦活化系 ･･････････････････････････133

2. 1型糖尿病に対する免疫寛容誘導療法 ･･135
・非特異的ワクチンにおける成績 ･･135
・特異的自己抗原を用いたモデル動物での成績 ････････････････････････････････135
・インスリンを用いた1型糖尿病の予防介入試験 ･･････････････････････････････136

3. 膵移植・膵島移植 ･･141
・膵臓移植 ･･141
・膵島移植 ･･143
・膵臓移植と膵島移植の比較 ･･144

4. 人工膵島 ―――――――――――――――――――――― 147
- 人工膵島の基本構成と臨床応用 ……………………………………… 147
- 携帯型人工膵島の開発経緯と現況 ……………………………………… 148
- 機械型人工膵島の開発動向と将来展望 ……………………………… 148

5. 膵再生治療―ES 細胞, 組織幹細胞― ―――――――――――――― 150
- 膵β細胞再生のメカニズム ……………………………………………… 150
- 膵再生治療へのアプローチ ……………………………………………… 151

H トピックス

1. 介入による長期予後
―長期大規模介入試験が教えるもの（DCCT/EDIC, UKPDS, Steno-2 の成績を基に） ―― 157
- DCCT ……………………………………………………………………… 157
- EDIC ……………………………………………………………………… 158
- Glucose memory ………………………………………………………… 158
- UKPDS …………………………………………………………………… 158
- UKPDS 33 ………………………………………………………………… 159
- UKPDS 34 ………………………………………………………………… 159
- UKPDS 80 ………………………………………………………………… 160
- UKPDS の血圧管理アーム ……………………………………………… 161
- UKPDS 75（血糖と血圧の複合効果）…………………………………… 161
- UKPDS 81 ………………………………………………………………… 161
- Legacy effect ……………………………………………………………… 161
- Steno-2 study ……………………………………………………………… 161
- Steno-2 study の追跡調査 ………………………………………………… 162

2. 厳格な血糖管理と大血管症―最新の大規模介入試験結果が示すもの― ―――― 165
- UKPDS 33 をはじめとする疫学研究の結果（2008 年以前）………… 165
- 2008〜2009 年にかけて報告されたメガトライアル ………………… 167
- メガトライアルの結果を受けて ……………………………………… 170
- 血糖コントロールによる心血管イベント発症抑制の根拠 ………… 171
- エビデンスから考える糖尿病治療とは ……………………………… 173

3. 糖尿病管理の目標達成に向けた治療戦略 ―――――――――――― 175
- 血糖コントロールと血管合併症 ……………………………………… 175
- 軽症・初期糖尿病の場合 ………………………………………………… 176
- 進行した糖尿病・動脈硬化の進んだ患者の場合 …………………… 177

索引 ……………………………………………………………………………… 180

A

糖尿病一次予防の可能性

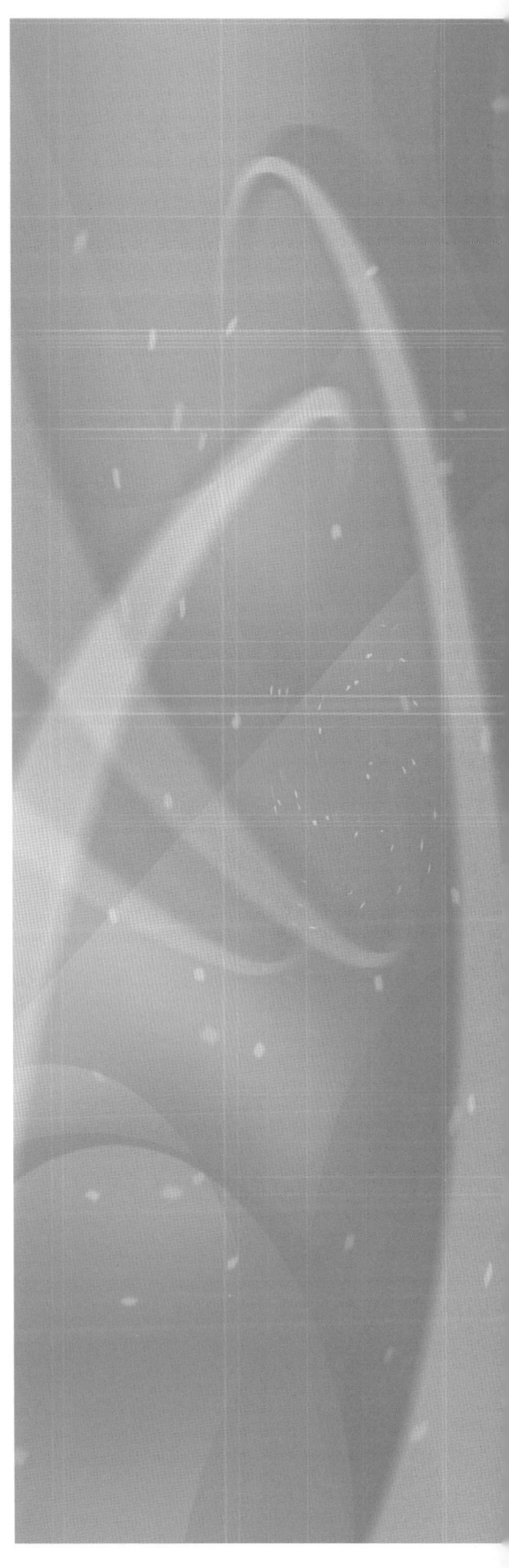

1. 生活習慣への介入

山城 武司　西川 武志　荒木 栄一
(熊本大学大学院 代謝内科学)

- 境界型は大血管障害の危険因子である.
- 糖尿病発症の危険因子として食後高血糖があり, その上昇を抑制することが推奨される.
- 食事療法, 運動療法, 禁煙, 適度な飲酒, 睡眠が糖尿病発症を予防する生活習慣である.
- 生活習慣への介入によって, 糖尿病発症を予防するとのエビデンスが報告されている.
- 今後はコストパフォーマンスを考慮した生活習慣介入が求められる.

Key Words　糖尿病発症一次予防, 食後高血糖, 生活習慣介入

糖尿病は慢性的な高血糖の持続と定義され, 網膜症, 腎症, 神経障害といった特有な細小血管合併症を引き起こす. また, 心筋梗塞, 脳梗塞, あるいは下肢の閉塞性動脈硬化症などの大血管障害の誘因となる. 細小血管合併症が糖尿病発症後, 数年を経て発症するのに対して, 大血管障害はすでに耐糖能異常の段階でリスクが上昇することが知られている.

日本では, 糖尿病の発症が増加しているが, 軽症の糖尿病や耐糖能異常ではほとんど自覚症状はなく, 重篤な慢性合併症の発症で初めて診断されることも多い. 早期からの生活習慣介入を行っていくことが, 患者本人の Quality Of Life の低下を予防するだけでなく, 増加する医療費の抑制にも重要である.

本稿では生活習慣が発症に大きく関与する 2 型糖尿病の発症予防について概説する.

糖尿病発症の危険因子と予防の目標

2007 年の日本糖尿病学会の糖尿病診療ガイドラインでは, 2 型糖尿病発症ハイリスク者として表1に当てはまるものを挙げている[2]. 境界型とは, 糖負荷試験で空腹時血糖値 110 mg/dl 以上で 126 mg/dl 未満, あるいはブドウ糖負荷後 2 時間値 140 mg/dl 以上で 200 mg/dl 未満を示すものである.

2 型糖尿病は, 進行性のインスリン抵抗性増大と, インスリン分泌低下により生じるが, これらの代謝異常は臨床的に明らかな糖尿病発症の前に, まず食後血糖値の上昇として現れる. 2009 年に Adam らは 2 型糖尿病発症前の血糖値, インスリン値の変化について報告した[1]. 6,538 人の英国公務員を中央値 9.7 年追跡したところ, 505 人が糖尿病を発症した. 糖尿病発症群では, 空腹時血糖値は発症 3 年前から上昇を示し, 104 mg/dl から発症時には 133 mg/dl となった. ブドウ糖負荷後 2 時間血糖値も 3 年前から急激な上昇を示

表1　2型糖尿病のハイリスク者

糖尿病の家族歴
妊娠糖尿病や巨大児出産の既往
境界型
過体重・肥満
脂質代謝異常
　(低 HDL コレステロール, 高中性脂肪血症)
高血圧

(日本糖尿病学会編：科学的根拠に基づく糖尿病診療ガイドライン改訂第2版, 2007.)

し，137 mg/dl から 214 mg/dl となった．

これまでは，HbA₁c 値の低下が最も一般的な治療の焦点であり，空腹時血糖値に強く重点が置かれてきたが，食後血糖値の急激な上昇を抑えることは HbA₁c の目標値を達成することと同様に重要である可能性を示唆するエビデンスが増えてきている．

ヨーロッパにおけるメタ分析を行った DECODE study では，IGT（impaired glucose tolerance）群は対象群に対して死亡率が 1.59 倍であったと報告された．また，空腹時血糖値よりも糖負荷後 2 時間値の方が心血管疾患や全死亡率のより優れた予測因子であり，この死亡率の増加の原因は，冠動脈疾患が食後高血糖の上昇により増加するためと推察された．山形県における舟形スタディでは，7 年間の観察期間中における IGT 群の血管イベントによる死亡率は，正常群の 2.3 倍であった．これらのデータより，食後および負荷後高血糖は大血管疾患の独立した危険因子であることが提唱されている．

以上のことから，糖尿病発症の前段階から介入を行うことが，糖尿病発症のみならず動脈硬化性疾患の予防の観点からも重要と思われるが，何を目標に発症予防を行うべきであろうか．参考になるものとして国際糖尿病連合による Guideline for Management of Postmeal Glucose が 2007 年に発表された[3]．正常耐糖能者は食後に血糖値が 140 mg/dl を超えることはほとんどなく 2〜3 時間で基礎血糖値に戻ることから，このガイドラインでは食事 2 時間血糖値を 140 mg/dl 以下に維持するよう勧告している．

糖尿病発症予防の対策

1．食事療法

食事療法は糖尿病，境界型において生活介入の基本である．過剰のエネルギー摂取によりインスリン必要量が増大し，同時に余分な体脂肪が蓄積し，インスリン抵抗性の増加につながるからである．糖尿病患者にエネルギー制限食を摂取させると，体重減少をきたす以前に血糖コントロールが改善する．これにはインスリン分泌能改善，インスリン抵抗性改善，肝糖産生減少が寄与している．摂取エネルギーの適正化は肥満者に対してのみならず，非肥満者に対しても重要である．

最近では，エネルギー量だけでなく，食事の内容も重要であることが明らかになってきた．植物油や魚油を部分的に水素化処理した時に生じるトランス型脂肪酸は糖尿病発症の危険因子であり，逆に多価不飽和脂肪酸を多く含む植物油は予防因子である．また，炭水化物の構成などによって同じエネルギーの食品でも血糖上昇度が異なることが報告され，GI（glecemic index）として知られている．Opperman らのメタアナリシスでは，低 GI を用いて立てた栄養計画が食後血糖値の急激な上昇に好影響を与え，心血管危険因子を減少させることが示唆された[4]．ただし，現時点では，わが国における長期的な成績はなく，今後の詳細な検討が望まれる．

2．運動療法

運動は，インスリン抵抗性の改善や内臓脂肪蓄積の減少などを介し，糖尿病の予防，治療に有用である．身体運動の効果は急性効果と長期効果にわけることができる．

急性効果によるインスリン抵抗性改善のメカニズムとして，インスリンによらない筋の糖取り込み促進がある．運動による AMPK（AMP-activated protein kinase）活性化を介した糖取り込みは，インスリン抵抗性状態の血糖値を低下させる．

長期効果のメカニズムの 1 つとして，運動による 4 型糖輸送体（GLUT4）蛋白の増加が考えられている．長期的なトレーニングによって筋細胞において GLUT4 蛋白量が増加し，筋での糖取り込みが促進される．GLUT4 蛋白の増加はインスリン刺激による筋の血糖取り込み能力を増加させ，インスリン抵抗性を改善する．また，長期間の運動によって筋肉量が増加し，基礎代謝が上昇することも関与していると考えられる．また，内臓脂肪の減少が，脂肪細胞から分泌されるアディポネクチンの増加，TNF-α，レプチン，PAI-I の減少に関与し，インスリン感受性が改善する可能性がある．13 の研究をまとめた 2009 年のメタアナリシスでは，血中アディポネクチン値が 1-

log μg/ml 上昇すると，2型糖尿病の発症リスクが 0.72 倍に減少することが報告された[5]．

3．その他の生活習慣

喫煙は糖尿病発症の危険因子であるとする報告が多い．習慣的な喫煙は腹部への脂肪蓄積を促進し，インスリン抵抗性を惹起する．インスリン分泌能への影響も指摘されている．一方，適度の飲酒習慣は，インスリン感受性を改善するが，適量を超えると糖尿病発症を促進するといわれている．6,362 名の日本人中年男性を追跡した成績では，BMI ≧ 22.1 の中等量のアルコール摂取（29.1～50.0 ml/日）では糖尿病の発症が非飲酒者に比べて低く，BMI ≦ 22.0 の 50.1 ml/日以上のアルコール摂取者では糖尿病発症が高くなった．また，糖尿病発症と睡眠時間との関連が 2009 年アメリカ心臓病学会の Conference on Cardiovascular Disease Epidemiology and Prevention にて発表された[6]．6 年間で空腹時血糖値 100 mg/dl 以下から IFG（impaired fasting glucose, 100～125 mg/dl）となった者を，1 日の睡眠 6 時間未満，6～8 時間，8 時間以上に区別し分析したところ，6 時間未満の群では IFG になるリスクが 6～8 時間の群に比べ 4.56 倍高かった．6～8 時間の群と 8 時間以上の群では有意差は認められなかった．不眠によるストレスによって増加するコルチゾールやカテコラミンと血糖上昇との関連が考えられている．

生活習慣介入による糖尿病発症予防のエビデンス

米国における Diabetes Prevention Program（DPP）では，肥満者（平均 BMI 34）を対象に，7％の減量と週 150 分以上の運動を目標とした生活習慣介入により平均追跡期間 2.8 年の間に糖尿病の新規発症を 58％低下させることが報告された[7]．また，フィンランドでの the Finnish Diabetes Prevention Study では，糖尿病の家族歴がある肥満者（平均 BMI 31）に，食事，運動の個別指導を行い，糖尿病の累積発症率（平均追跡期間 3.2 年）は対照群で 23％，介入群で 11％と，介入によって 58％減少した[8]．

アジア人に対する介入は中国での Da Qing Study がある．耐糖能異常者（平均 BMI 26）を食事介入群，運動介入群，それらの併用群に割り付け，6 年間追跡した．糖尿病累積発症率は食事単独群 48％，運動単独群 41％，併用群 46％，対照群 68％といずれも対照群より抑制された[9]．2008 年に発表された追跡調査では，介入終了後 14 年間の長期効果を評価している[10]．それによると，介入期間と介入終了後を合わせた 20 年間の糖尿病発症率は，介入群は対照群に比べ 43％の低下を示した．糖尿病の年間平均発症率は，介入群で 7％，対照群で 11％であった．ただし，20 年間の心血管疾患発症率，心血管疾患死亡率，全死亡率は有意差が認められなかった．

ただし，BMI 25 以下が多い日本人において，同様の結果が得られるかは，エビデンスがいまだ少ないのが現状である．筆者らは，糖尿病やその他の動脈硬化性疾患の予防を目的として，熊本県植木町の住民健診受診者の中で，動脈硬化症発症ハイリスク群（平均 BMI 23.6）に生活習慣介入を行った（田原坂スタディ）．この研究では肥満，高血圧，脂質代謝異常，糖代謝異常のうち 1 つ以上を有する 104 人に対して，食事，運動などの集団介入を半年～1 年行った．その結果，対照群と比較して介入群では BMI が減少し，糖代謝異常，高血圧，脂質代謝異常などの動脈硬化危険因子の改善が認められた．さらに 75g OGTT を介入前後で行った結果，インスリン抵抗性が改善した群で危険因子の改善が多く，動脈硬化危険因子の改善はインスリン抵抗性の改善が主作用である可能性が示唆された[11]．また，介入終了後 2 年間のフォローアップでは，介入群ではメタボリックシンドローム危険因子数の増加が抑制された．今後は介入による危険因子の改善が，実際に糖尿病の発症や大血管合併症を抑制するかどうかを解析する予定である．

生活習慣介入の費用対効果

生活習慣介入を実際に臨床の場で行うには，金銭面やマンパワーの点が問題となる．個人面談による指導が中心である DPP では指導に費やされた年間人件費は 1 人当たり 750 ドルであった．集

団指導である我々の田原坂スタディでは，1人当たり12,446円〜23,114円と比較的安価であった．ただし，研究の形式や介入群の違いもあり，費用対効果の問題を解決するのは困難である．今後日本においては，2008年に開始された特定健診の保健指導による費用対効果の研究が進むと思われる．

まとめ

2型糖尿病は増加の一途をたどっており，いかに発症を抑制するかが，大きな課題となっている．日本人では，軽度の肥満でも糖尿病が発症しやすく，また肥満でなくとも，例えば糖尿病の家族歴を有する場合などでは，ハイリスクとなる．臨床現場では，問診などにより積極的に発症ハイリスク者を拾い上げ，適切な生活習慣介入を行っていくことが重要と思われる．

文 献

1) Tabak AG, et al.：Trajectories of glycaemia, insulin sensitivity, and insulin secretion before diagnosis of type 2 diabetes：an analysis from the Whitehall II study. Lancet：2215-2221, 2009
2) 日本糖尿病学会編：科学的根拠に基づく糖尿病診療ガイドライン改訂第2版，2007
3) IDF Clinical Guidelines Task Force：Guideline for Management of Postmeal Glucose. Brussels：International Diabetes Federation, 2007
4) AM Opperman et al.：Meta-analysis of the health effects of using the glycaemic index in meal-planning. British Journal of Nutrition 92：367-381, 2004
5) Shanshan Li, Hyun Joon Shin, Eric L Ding, et al.：Adiponectin Levels and Risk of Type 2 Diabetes：A Systematic Review and Meta-analysis. JAMA 302(2)：179-188, 2009
6) 49th Cardiovascular Disease Epidemiology and Prevention-and-Nutrition, Physical Activity and Metabolism-2009
7) Knowler WC, Barrett-Connor E, Fowler SE, et al.：Reduction in the incidence of type 2 diabetes with lifestyle intervention or metformin. N Engl J Med 346：393-403, 2002
8) Eriksson J, at el.：Prevention of Type II diabetes in subjects with impaired glucose tolerance：the Diabetes Prevention Study (DPS) in Finland. Study design and 1-year interim report on the feasibility of the lifestyle intervention programme. Diabetologia 42：793-801, 1999
9) Pan XR, et al.：Effects of diet and exercise in preventing NIDDM in people with impaired glucose tolerance：the Da Qing IGT and Diabetes Study. Diabetes Care 20：537-544, 1997
10) Li G, et al.：The long-term effect of lifestyle interventions to prevent diabetes in the China Da Qing Diabetes Prevention Study：a 20-year follow-up study. Lancet 1783-1789, 2008
11) Yamashiro T, Nishikawa T, Araki E, at el.：Two years follow-up of lifestyle intervention for Japanese subject with pre-Metabolic Syndrome (Tabaruzaka Study). American Diabetes Association 69th Scientific Sessions, 2009

2. 薬物による介入

松木　道裕
(川崎医科大学 糖尿病・代謝・内分泌内科)

- 糖尿病の発症を予防するには前糖尿病状態にあるハイリスク症例に早期から介入する必要がある．
- 抗糖尿病薬の介入によって2型糖尿病の発症を予防できることが大規模試験で明らかにされてきている．
- レニン・アンジオテンシン系抑制薬や抗高脂血症薬の中には糖尿病発症予防を期待できる薬剤がある．
- 今後，臨床で使用可能となるインクレチン関連薬は膵β細胞の保護・再生が期待でき，2型糖尿病の発症予防におおいに寄与することが考えられる．

Key Words　糖尿病一次予防，抗糖尿病薬，レニン・アンジオテンシン系抑制薬，抗高脂血症薬，インクレチン関連薬

わが国おける糖尿病患者数が増加し続け，それに伴い糖尿病合併症を有する患者も増えてきている．糖尿病に合併症する動脈性硬化性疾患の発症リスクは前糖尿病状態から既に高いと考えられている．糖尿病の発症を予防し，血管合併症のリスクを抑えるためには，2型糖尿病の発症ハイリスク患者に生活習慣含めた介入が早期から必要である．

わが国においてはメタボリックシンドロームの概念を活用した特定健診・特定保健指導制度が2008年度から導入され，生活指導がハイリスク患者に行われている．一方，抗糖尿病薬の介入によって2型糖尿病の発症を予防できることが欧米や日本において行われた大規模試験で明らかにされてきている（表1）．IDF（international diabetes federation）は，2型糖尿病の一次予防において，生活習慣の介入を行っても体重や耐糖能に改善が認められない場合には，発症リスク軽減のために薬物介入を推奨している[1]．本稿では，抗糖尿病薬を含めた生活習慣病の治療薬が2型糖尿病発症予防に与える可能性を概説する．

抗糖尿病薬による糖尿病の発症予防

1. αグルコシダーゼ阻害薬

αグルコシダーゼ阻害薬は消化管からの糖の吸収を遅延し，食後高血糖を抑制する薬剤である．同剤を用いて2型糖尿病の発症予防を報告にはSTOP-NIDDM（study to prevent non insulin dependent diabetes mellitus）試験[2]と日本人を対象にしたVictory（voglibose intervention clinical trial of reduction type 2 diabetes mellitus）試験[3]がある．

STOP-NIDDM試験は空腹時血糖値100〜140 mg/dlのIGT（impaired glucose tolerance）を示す例をアカルボース群714例とプラセボ群715例の2群に分け，3.3年間観察した．糖尿病発症した症例はアカルボース群の211例，プラセボ群の285例で，25％の糖尿病発症抑制を認めた（ハザード比0.75，95％ CI 0.63〜0.90：p=0.0015）．

Victory試験ではIGT症例をボグリボース群897例とプラセボ群883例に分け，最低3年間観察した．糖尿病の発症率はボグリボース群40％低下した（相対ハザード比0.595，95％ CI 0.433〜0.818：p=0.0014）．

表1　抗糖尿病薬による2型糖尿病の新規発症予防試験

試験	介入薬剤	症例数	相対リスク抑制率（%）(vsプラセボ)	観察期間（年）
STOP-NIDDM[2]	アカルボース	1,429	25	3.3
VICTORY[3]	ボグリボース	1,780	40	3.0
TRIPOD[5]	トログリタゾン	266	55	2.5
DPP[6]	トログリタゾン	3,234	75	0.9
DREAM[7]	ロシグリタゾン	5269	60	3.0
DPP[9]	メトホルミン	3,234	31	2.8
Indian-DPP[10]	メトホルミン	531	26.4	3.0
Indian-DPP[10]	メトホルミン+生活習慣是正	531	28.2	3.0

αグルコシダーゼ阻害薬は食後高血糖を改善することによって，昼間のインスリン追加分泌を軽減し，過剰負荷に起因する膵β細胞のストレスを低下させる[4]．αグルコシダーゼ阻害薬による食後高血糖の是正は2型糖尿病の発症抑制の機序として重要であると思われる．

2．グリタゾン薬

グリタゾン薬は核内受容体であるPPARγに作用し，糖や脂質代謝を制御する遺伝子の発現を調節し，インスリン抵抗性の改善を介して血糖降下を発揮する薬剤である．2型糖尿病の発症予防に関する無作為比較大規模試験としてはTRIPOD (troglitazone in prevention of diabetes) 試験[5]，DPP (United State-diabetes prevention program)[6]，DREAM (diabetes reduction assessment with ramipril and rosiglitazone medication) 試験[7]がある．

TRIPOD試験は妊娠糖尿病の既往のあるヒスパニック系婦人にトログリタゾン400 mgを投与した群（133例）とプラセボ群（133例）を30ヵ月観察し，トログリタゾンは糖尿病発症リスクを55%低下（ハザード比0.45, 95% CI 0.25～0.83：p=0.0009）させた．

DPP (diabetes prevention program) は肥満を有するIGTを対象にライフスタイル介入，メトホルミンおよびトログリタゾンの薬物介入群，プラセボ群に分け，2型糖尿病の発症抑制効果の検討を開始したが，重篤な肝障害のためトログリタゾン群は0.9年で中止となった．短期間の検討となったが，トログリタゾン群（585例）はプラセボ群（582例）に比べ，糖尿病の発症を有意 (p<0.001) に抑制した．

ロシグリタゾンを用いたDREAM試験は30歳以上の心血管系疾患の既往のないIFG (impaired fasting glucose) もしくはIGT被験者5269例をプラセボ群とロシグリタゾン，ACE阻害薬であるラミプリル投与群の両薬剤投与の4群に無作為に分け，2×2要因デザイン試験で検討した．ロシグリタゾン投与群の306例，プラセボ群の686例が糖尿病または死亡に至り，ロシグリタゾン投与群の50.5%，プラセボ群の30.3%で耐糖能は正常化した．ロシグリタゾン8 mgを3年間投与することにより，糖尿病発症，死亡のリスクを60%低下（ハザード比0.40, 95% CI 0.35～0.46：p<0.0001）させることが可能であった．

これらの結果から，グリタゾン薬はインスリン感受性を増強することによってインスリンの必要量は低下し，膵β細胞の機能が維持されることが示された[5]．また，db/dbマウスを用いた当教室の成績において，ピオグリタゾン投与マウスでは非投与マウス群に比べ，空腹時血糖値の改善，膵ラ氏島massおよび膵β細胞量は有意に保持され，膵β細胞内の中性脂肪の含有量もピオグリタゾン投与群で有意な減少を示した．さらに，単離ラ氏島のグルコース刺激によるインスリン分泌反応も有意に改善していた．グリタゾン薬の糖尿病発症の抑制効果にはglycolipotoxityの改善などの膵β細胞機能保護が関与する可能性が考えられた[8]．

3．ビグアナイド薬

ビグアナイド薬は肝臓での糖の新生を抑制し，

表2 降圧薬, 抗高脂血症薬が2型糖尿病の新規発症に与える影響

試験	介入薬剤	対象薬	症例数	相対リスク抑制率（％）(vs 対象薬)	観察期間（年）
降圧薬					
CAPPP[11]	カプトプリル	BB/DI	10,413	11	6.1
HOPE[12]	ラミプリル	プラセボ	5,720	34	4.5
ALLHAT[13]	リシノプリル	DI	14,816	30	4.9
LIFE[14]	ロサルタン	BB	7,998	25	4.8
CHARM[15]	カンデサルタン	プラセボ	5,439	22	3.1
VALUE[16]	バルサルタン	CCB	9,995	23	4.2
抗高脂血症薬					
WOSCOPS[20]	プラバスタチン	プラセボ	5,974	30	4.9
BIP	ベザフィブラート	プラセボ	303	36	6.2

BB：β遮断薬, DI：利尿薬, CCB：Ca拮抗薬

消化管からの糖の吸収抑制, 末梢組織でのインスリン感受性を改善するなどさまざまな作用を有している. メトホルミンによる2型糖尿病発症抑制効果をみたDPPではメトホルミン（1,700 mg/日）投与群はプラセボ群と2.8年間検討し, 糖尿病の発症抑制率は31％であった[9]. 生活介入群の58％よりも低い抑制率であった. Indian-DPP[10]はIGT 531例をコントロール群, ライフスタイル改善群, メトホルミン介入群, ライフスタイル改善＋メトホルミン介入群の4群に分け3年間検討した. 糖尿病発症リスクをライフスタイル改善群28.5％, メトホルミン介入群26.4％, ライフスタイル改善＋メトホルミン介入群28.2％それぞれ抑制した.

その他の薬剤による糖尿病発症の予防の可能性

1. 降圧薬

本態性高血圧を有する患者の半数以上にはインスリン抵抗性が存在すると考えられており, インスリン感受性を考慮して降圧薬を選択する必要がある. アンジオテンシン変換酵素（ACE）阻害薬やアンジオテンシン受容体拮抗薬（ARB）にはインスリン感受性を改善する効果があり, RA（rennin-angiotensin）系抑制薬が糖尿病発症を予防するという結果はこれまでのいくつかの大規模試験で明らかにされている（表2）.

ACE阻害薬であるカプトプリルと従来からの降圧薬（利尿薬, β遮断薬）の心血管リスクや糖尿病発症に対する効果をみたCAPPP（captopril prevention project）[11]ではカプトプリルは有意に糖尿病の発症を抑えた. ラミプリルを用いたHOPE（the heart outcomes prevention evaluation）試験[12]は55歳以上の非糖尿病で心血管疾患のハイリスク群5,720例で検討し, プラセボ群に比して34％の糖尿病の発症リスクが抑えられた. ALLHAT（the antihypertensive and lipid-lowering treatment to prevent heart attack trial）[13]は利尿薬であるクロールタリドンとACE阻害薬のリシノプリルで4.9年間の糖尿病の新規発症を比較検討し, リシノプリル投与群は有意に低いという結果であった. DREAM試験[7]では抗糖尿病薬では新規糖尿病発症の有意な低下をみたが, ラミプリルでは有意な差は認められなかった.

アンジオテンシンⅡ受容体拮抗薬（ARB）であるロサルタンとβ遮断薬のアテノロールを用いて行われたLIFE（the losartan intervention for endpoint reduction in hypertension）試験[14]では, ロサルタン群の糖尿病新規発症は1,000人・年あたり13.0とアテノロール群の17.4と比較して低く, リスクも25％抑えられた. 同様に心不全を対象に行われたCHARM（candesartan in heart failure-assesment of reduction in mortality and morbidity）のサブ解析[15]でも, プラセボ群に比し, カンデサルタン投与群では糖尿病発症が22％抑制された. また, 2004年に発表された長時間作用型Ca拮抗薬であるアムロジピンとARBのバルサルタンとの比較試験VALUE (valsartan antihypertensive long-term use evaluation)[16]では新規の糖尿病発症率はバルサルタン群で23％抑えられた．

これらRA系抑制薬は細胞内のインスリンシグナル伝達系に作用し，PI3-kinase を活性化し，Akt/PKB 活性化を介して糖取り込みを亢進させる．また，高血圧ラットの骨格筋において，インスリン抵抗性に関与する tumor necrosis factor (TNF)-α は RA 系阻害薬によって上昇が抑えられることが示された[17]．さらに，ARB は peroxisome proliferator-activated receptor (PRAR)-γ にアゴニストとして作用し，脂肪細胞の分化を促進してインスリン感受性の改善や抗糖尿病作用に関与してことが示されている[18,19]．

2．抗高脂血症薬

抗高脂血症薬の中には糖尿病の新規発症を抑制する働きがあるとの報告がある（表2）．2001年に発表された WOSCOPS（west of Scotland coronary prevention）試験のサブ解析[20]では，45～64歳の非糖尿病患者を対象に 3.5～6.5 年間，プラバスタチン 40 mg 投与群（2,999 例）と，プラセボ群（2,975 例）で新規糖尿病発症を比較し，プラバスタチン投与によって糖尿病発症リスクは30％低下した．その機序については明確ではないが，プラバスタチンにはインターロイキン-6 やTNF-α などの炎症性サイトカインを低下させることが知られている[21]．これらのサイトカインの低下に加え，NO を介した血管拡張改善効果[22]があり，末梢血管の血流増加が糖やインスリンの輸送に良好な影響を与え，インスリン抵抗性を是正して糖尿病発症を抑制した可能性もある．シンバスタチンを用いた HPS (heart protection study)[23]やプラバスタチンを用いた LIPID (long-term intervention with pravastatin in ischemic disease) 試験[24]において，HMG-CoA 還元酵素阻害薬は糖尿病の新規発症の有意な低下は示さなかった．また，アトルバスタチンの糖尿病の発症への関与は WOSCOPS study の結果を再現しなかった．また，ASCOT-LLA (Anglo-Scandinavian cardiac out-comes trial-lipid lowering arm) 試験[25]のサブ解析の結果，アトルバスタチン群はプラセボ群に比し糖尿病の新規発症を増加した．同効薬で結果が異なる理由については明らかではなく，今後さらなる検討が必要であろう．

フィブラート系薬剤であるベザフィブラートが用いられた BIP (bezafibrate infaction prevention) 試験のサブ解析[26]では新規発症が抑えられた．メタボリックシンドロームを対象に空腹時血糖値が 110～125 mg/dl の IFG 患者 303 例を抽出してベザフィブラート投与群（156 例）とプラセボ群（147 例）における糖尿病の累積発症率を比較した．6.2 年間で 36％の有意な発症の抑制をみた．フィブラート系薬剤は PPAR-α のアゴニストとして働くが，末梢組織の糖の取り込み促進や膵 β 細胞の脂肪毒性の解除によって β 細胞機能は維持され，耐糖能が改善すると考えられる．

3．降圧薬，抗高脂血症薬以外の薬剤

エストロゲンの増加をみる妊娠後期や逆に低下を示す閉経期にはエストロゲンは耐糖能に影響すると考えられている．更年期での女性ホルモン補充療法を検討した Heart and Estrogen/progestin replacement study[27]では，閉経後の冠動脈疾患を有する婦人 2,029 例にエストロゲンとプロゲステロンを投与し，糖尿病の発症を検討した．4.1 年間の観察では女性ホルモン投与群で糖尿病の新規発症が 35％有意に抑制できたと報告されている．

アスピリンに血糖改善効果があることは以前から知られ，炎症と糖尿病発症との関連が注目されていた．少量のアスピリンの長期投与で検討した成績では，女性の 2 型糖尿病の新規発症に予防効果がないことが最近報告された[28]．さらに，サプリメントとして用いられている葉酸とビタミンBにも糖尿病の発症を抑える効果がないことが大規模試験において示された[29]．

まとめ

糖尿病の一次予防には生活習慣の是正が基本となるが，生活習慣病の治療薬である降圧薬や抗高脂血症薬の中には，インスリン抵抗性や糖代謝を改善する薬剤がある．また，臨床で使用可能となったインクレチン関連薬は膵 β 細胞の保護・再生が期待できる薬剤であり，2 型糖尿病の発症

表3 糖尿病の一次予防薬としてのメタボリックモデュレーター

1. エビデンスが明らかなもの
   - 抗糖尿病薬：αグルコシダーゼ阻害薬，メトホルミン，チアゾリジン系薬剤
   - 降圧薬：レニン・アンジオテンシン系抑制薬（ACE阻害薬，AⅡ受容体拮抗薬）
   - 抗高脂血症薬：HMG-CoA還元酵素阻害薬（プラバスタチン），フィブラート薬
2. 可能性があるもの
   - 抗糖尿病薬：グリニド系薬剤（速効型インスリン分泌薬），インクレチン関連薬
   - 降圧薬：長時間作用型Ca拮抗薬

予防に寄与することが考えられる．抗糖尿病薬を含めたこれらのメタボリックモデュレーター（表3）は糖尿病の一次予防に利益をもたらす可能性を秘めており，現在進行中の大規模試験の結果から新たなエビデンスが得られることに期待したい．

文献

1) Alberti KGMM, Zimmet P, Shaw J : International Diabetes Federation : a consensus on type 2 diabetes prevention. Diabe Med 24 : 451-463, 2007
2) Chiasson RM, Josse RG, Hanefeld M, et al. : Acarbose for prevention of the type 2 diabetes mellitus : the STOP-NIDDM randomized trial. Lancet 359 : 2072-2077, 2002
3) R Kawamori R, Tajima N, Iwamoto Y, et al. : Voglibose for prevention of type 2 diabetes mellitus : a randomized, double-blind trial in Japanese individuals with impaired glucose tolerance. Lancet 373 : 1607-1614, 2009
4) Stumvoll M, Gold BJ, van Haeften TW, et al. : Type 2 diabetes : principales of pathogenesis and therapy. Lancet 365 : 1333-1346, 2005
5) Buchanan TA, Snehalatha C, Mary S, et al. : Prevention of pancreatic beta-cell function and prevention of type 2 diabetes by pharmacological treatment of insulin resistance in high-risk Hispanic women. Diabetes 51 : 2796-2803, 2002
6) Troglitazone the diabetes prevention group : Prevention of type 2 diabetes with troglitazone in the diabetes prevention program. Diabetes 54 : 1150-1156, 2005
7) The DREAM Trial investigators : Effect of rosiglitazone on the frequency of diabetes in patients with impaired glucose tolerance or impaired fasting glucose : a randomised controlled trial. Lancet 368 : 1096-1105, 2006
8) Kawasaki F, Matsuda M, Kanda Y, et al. : Structural and functional analysis of pancreatic islets preserved by pioglitazone in db/db mice. Am J Physiol Endocrinol Metab 288 : E510-E518, 2005
9) Knowler WC, Barrett-Connor E, Fowler SE, et al. : Reduction in the incidence of type 2 diabetes with lifestyle intervention or metformin. N Engl J Med 346 : 393-403, 2002
10) Ramachandran A, Snehalatha C, Mary S, et al. : The Indian Diabetes Prevention Programme shows that lifestyle modification and metformin prevent type 2 diabetes in Asian Indian subjects with impaired glucose tolerance (IDPP-1). Diabetologia 49 : 289-297, 2006
11) Niklason A, Hedner T, Niskanen L, et al. : Development of diabetes is retarded by ACE inhibition in hypertensive patients--a subanalysis of the Captopril Prevention Project (CAPPP). J Hypertens 22 : 645-652, 2004
12) Yusuf S, Gerstein H, Hoogwerf B, et al. : Ramipril and the development of diabetes. JAMA 286 : 1882-1885, 2001
13) Barzilay JI, Davis BR, Cutler JA, et al. : Fasting glucose levels and incident diabetes mellitus in older nondiabetic adults randomized to receive 3 different classes of antihypertensive treatment : a report from the Antihypertensive and Lipid-Lowering Treatment to Prevent Heart Attack Trial (ALLHAT). Arch Intern Med 166 : 2191-2201, 2006
14) Dahlof B, Devereux RB, Kjeldsen SE, et al. : Cardiovascular morbidity and mortality in the Losartan Intervention For Endpoint reduction in hypertension study (LIFE) : a randomised trial against atenolol. Lancet 359 : 995-1003, 2002
15) Yusuf S, Ostergren JB, Gerstein HC, et al. : Effects of candesartan on the development of a new diagnosis of diabetes mellitus in patients with heart failure. Circulation 112 : 48-53, 2005
16) Julius S, Kjeldsen SE, Weber M, et al. : Outcomes in hypertensive patients at high cardiovascular risk treated with regimens based on valsartan or amlodipine : the VALUE randomised trial. Lancet 363 : 2022-2031, 2004
17) Togashi N, Ura N, Higashiura K, et al. : Effect of TNF-alpha--converting enzyme inhibitor on insulin resistance in fructose-fed rats. Hypertension 39(2 Pt 2) : 578-580, 2002
18) Benson SC, Pershadsingh HA, Ho CI, et al. : Identification of telmisartan as a unique angiotensin Ⅱ receptor antagonist with selective PPARgamma-modulating activity. Hypertension 43 : 993-1002, 2004
19) Schupp M, Janke J, Clasen R, et al. : Angiotensin type 1 receptor blockers induce peroxisome proliferator-activated receptor-gamma activity. Circulation 109 : 2054-2057, 2004
20) Freeman DJ, Norrie J, Sattar N, et al. : Pravastatin and the development of diabetes mellitus : evidence for a protective treatment effect in the West of Scotland Coronary Prevention Study. Circulation 103 : 357-362, 2001

21) Rosenson RS, Tangney CC, Casey LC : Inhibition of proinflammatory cytokine production by pravastatin. Lancet 353 : 983-984, 1999
22) Williams JK, Sukhova GK, Herrington DM, et al. : Pravastatin has cholesterol-lowering independent effects on the artery wall of atherosclerotic monkeys. J Am Coll Cardiol 31 : 684-691, 1998
23) Collins R, Armitage J, Parish S, et al. : MRC/BHF Heart Protection Study of cholesterol-lowering with simvastatin in 5963 people with diabetes : a randomised placebo-controlled trial. Lancet 361 : 2005-2016, 2003
24) Keech A, Colquhoun D, Best J, et al. : Secondary prevention of cardiovascular events with long-term pravastatin in patients with diabetes or impaired fasting glucose : results from the LIPID trial. Diabetes Care 26 : 2713-2721, 2003
25) Sever PS, Dahlöf B, Poulter NR, et al. : Prevention of coronary and stroke events with atorvastatin in hypertensive patients who have average or lower-than-average cholesterol concentrations, in the Anglo-Scandinavian Cardiac Outcomes Trial--Lipid Lowering Arm (ASCOT-LLA) : a multicentre randomised controlled trial. Lancet 361 : 1149-1158, 2003
26) Tenenbaum A, Motro M, Fisman EZ, et al. : Peroxisome proliferator-activated receptor ligand bezafibrate for prevention of type 2 diabetes mellitus in patients with coronary artery disease. Circulation 109 : 2197-2202, 2004
27) Kanaya AM, Herrington D, Vittinghoff E, et al. : Glycemic effects of postmenopausal hormone therapy : the Heart and Estrogen/progestin Replacement Study. A randomized, double-blind, placebo-controlled trial. Ann Intern Med 138 : 1-9, 2003
28) Pradhan AD, Cook NR, Manson JE, et al. : A randomized trial of low-dose aspirin in the prevention of clinical type 2 diabetes in women. Diabetes Care 32 : 3-8, 2009
29) Song Y, Cook NR, Albert CM, et al. : Effect of homocysteine-lowering treatment with folic Acid and B vitamins on risk of type 2 diabetes in women : a randomized, controlled trial. Diabetes 58 : 1921-1928, 2009

B

最新の食事運動療法

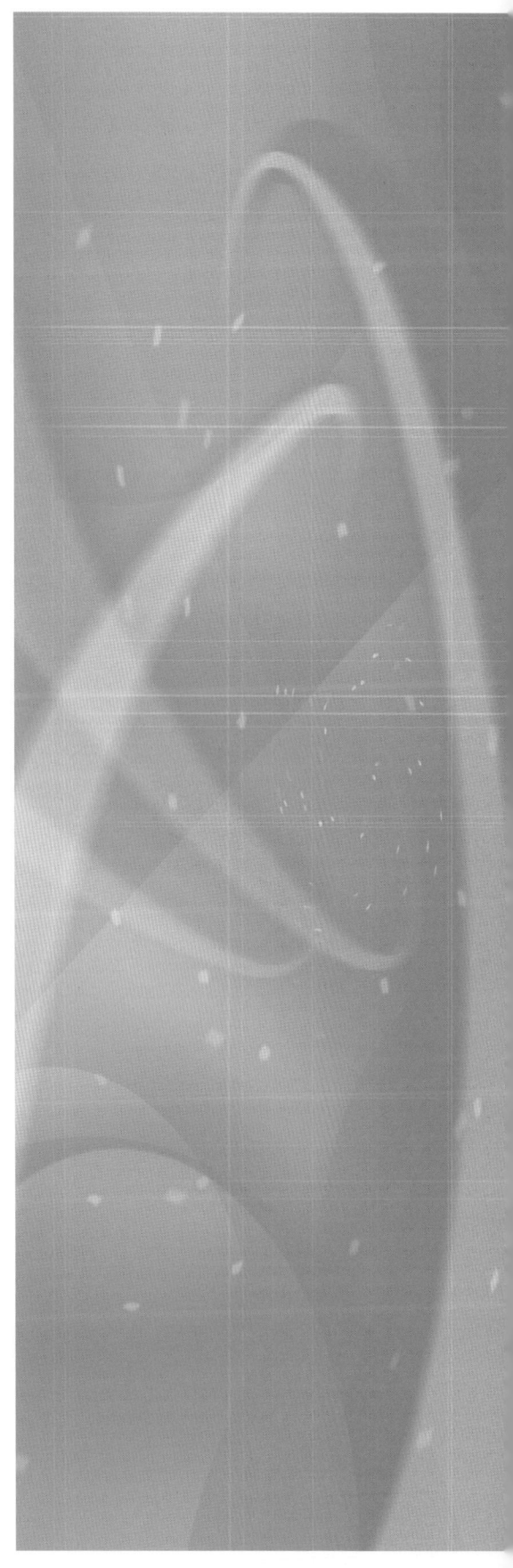

1. 食事療法

伊藤千賀子
(グランドタワーメディカルコートライフケアクリニック)

- 食事療法は糖尿病治療の基本で，すべての糖尿病患者に必要である．
- 糖尿病患者の適正な摂取エネルギー量は身体的特徴や労働強度によって決められる．
- 食事療法の指導に用いられる食品交換表では1単位が80 kcalと決められ，食品に主に含まれる栄養素組成によって6表に分類されている．各表からの摂取単位量を決めるだけでバランスの良い食事となる．
- 食品交換表では食品の交換によって食生活が豊かになるように工夫されているが，その具体的な献立例を示した「活用偏」がある．

Key Words 糖尿病食事療法，食品交換表，食事療法の原則，食品分類表，食品交換表活用編

糖尿病治療の基本が食事療法・運動療法であることは周知であるが，これを実行できるように指導することは難しい．初めて発見された糖尿病患者にも他の慢性疾患と同様に直ちに糖尿病薬が投与されている場合も少なくない．一方では保険診療で栄養指導料が1回1,300円と低いので質の良い管理栄養士の確保も難しい状況にある．食事療法の診療ガイドライン[1]においても食事療法はエビデンスが得られにくく，わずかしかないが必要であるとして重要性は強く認識されている．ここでは食事療法の媒体として1965年から使用されてきた「糖尿病食事療法のための食品交換表」(以下，食品交換表と略す)[2]を用いた食事療法のあり方と2007年5月に食品の交換の概念をわかりやすく述べた患者向けの「糖尿病食事療法のための食品交換表 活用編」[3] (以下，活用編) について解説する．なお，糖尿病腎症に対する食品交換表も作成されているが，ここでは割愛する．

糖尿病の食事療法

糖尿病の食事療法の目的は健康な人と同様な日常生活を送るために糖尿病による代謝異常を是正して血糖値，血中脂質や血圧を良好に保つことである．食事療法の原則として，①適正なエネルギー量の食事，②栄養のバランスの良い食事，③正しい規則的な食習慣を挙げることができる．適正なエネルギー量は標準体重を保ち，日常生活のできる食事量であり，年齢，性，身長，体重や日常の生活活動量によって異なる．標準体重の算出にはBody mass index〔BMI＝体重(kg)÷身長(m)^2〕を用いて計算されることが多く，BMIが22は疾病罹患率がもっとも低いことから理想的な体重と考えられ，標準体重の算出にも利用されて，標準体重(kg)＝身長(m)^2×22と計算される．1日の指示エネルギー量の計算は，標準体重1 kgあたりのエネルギー量として軽い労作では25〜30 kcal，中等度の労作では30〜35 kcal，重い労作では35〜40 kcalで計算されるが，BMIや身体的な状況を加味してエネルギー所要量を決めればよい．小児糖尿病(1型)の1日のエネルギー量は1,000 kcal＋(100 kcal×年齢)，または0〜5歳：80 kcal/kg，5〜10歳：60 kcal/kg，10〜15歳：50 kcal/kgで計算される．しかし，発育を考慮して，総エネルギー量の強い制限は行わないで，むしろインスリン注射量で調節す

る場合が多い．妊婦の場合は前半期・後半期・授乳期ともに標準体重1kgあたり30kcalとし，追加エネルギー量としてそれぞれ150kcal, 350kcal, 600kcalとする．ただし，肥満妊婦については妊娠全期を通して1,200kcalとする．

　糖尿病食事療法の指導にあたっては，今までの摂取エネルギー量を掌握して，摂取量が極端に過剰となっている場合は徐々に摂取量を低下させるように指導すべきである．栄養素のうち炭水化物は摂取総エネルギー量の50～60%が適正であり，ショ糖・果糖は耐糖能を悪化させる恐れがあるので，摂取総エネルギー量の15%以下にすることが望ましい．たんぱく質は標準体重1kgあたり，1.0～1.5gで総エネルギー量の15～20%が適正である．脂質は総エネルギー量の25%以下がよい．魚脂に含まれるエイコサペンタエン酸（EPA）はn-3系多価不飽和脂肪酸であり，糖尿病の血管障害の抑制，腎症の進展抑制効果も確認されているので，獣鳥鯨肉類よりも魚の摂取が望ましい．ビタミンやミネラルの適正な補給が必要であるが，摂取総エネルギー量が少なくなると不足することがあるので，献立時に注意しなければならない．食物繊維は食後の高血糖の抑制効果，コレステロールの低下作用や癌の予防などにも有効とされ，1日に20～25gが必要とされているが，日本人の平均摂取量は平成16年が13.7gであり，積極的な摂取が望ましい．

　最近，Carb Countingを推奨する人があるので，これについて少し述べる．Carb Countingは決して新しいものではなく，1993年にDiabetes Control Complication Trial（DCCT）で1型糖尿病にインスリン強化療法による厳格な血糖コントロールが行われた．この時の栄養指導方法の一つをAmerican Diabetes Association（ADA）が"Carb Countingと称した[4]．当時の米国のCarbohydrate摂取比率は男性48%，女性50%，脂質33%となっていた．これは炭水化物を中心にして血糖コントロールを調節する1つの方策であるが，日本人では多種類の食品を摂ることから欧米人と同様な結果になるか否かは不明であり，今後検討が必要と思われる．Carb Countingの考えでは個人に応じたインスリン量を使用して15gの炭水化物による血糖上昇を目標値に抑えることができるとされている．しかし，日本食は食文化も高く，多くの食品を種々の調理方法で食べている．欧米人の食品は種類が少なく，調理方法も複雑ではない．従って日本人は多くの食品についてCarbohydrateを計算しなければならないなど，大変煩雑になることは否めない．また，脂質は関与していないので，エネルギー量の過剰摂取等の問題もあるが，間食摂取時に利用可能かも知れない．いずれにしても日本人のエビデンスを明らかにして臨床に取り入れるか否かを検討する必要がある．

　Glycemic Index（GI）は1981年Jenkinsらによって報告[5]されたもので，正常者に50gブドウ糖と同量の炭水化物を含む60種類の食品を摂取させ，食後2時間までの血糖曲線下面積を，50gブドウ糖負荷時の2時間目までの血糖曲線下面積で除した比率である．これについても多くの問題点がある．GIは食品中の食物繊維の含有量，食物の消化や吸収が影響するが，単品負荷の成績しかないので，これで食後の血糖値上昇率は決められない．異なる患者の再現性は不明である．最も重要なのは低GI食が糖尿病のコントロール有効かであるが，これについても明らかではない．したがってGIは食事指導にあって有効な場合もあると思われるが，過大評価することは危険と思われる．

食品交換表による食事療法

　食品交換表は40年以上の歴史があるうえ，管理栄養士養成時にも取り上げられているので，ここでは簡単にpointを述べる．食品交換表では，食品に主に含まれている栄養素の組成によって類似している食品を1つのグループにまとめて，全体を4群6表に分類し，調味料が別に加えられている（図1）．日常の生活で使用されている食品が80kcalかその倍数になっている場合が多いことから，各表の1単位のエネルギー量は80kcalと定められている．食品分類表では各表の栄養素の平均含有量が示されている．I群は主に炭水化物を含む食品で 表1 の穀物・いも・炭水化物の多い野菜と種実・豆（大豆を除く）と 表2 のく

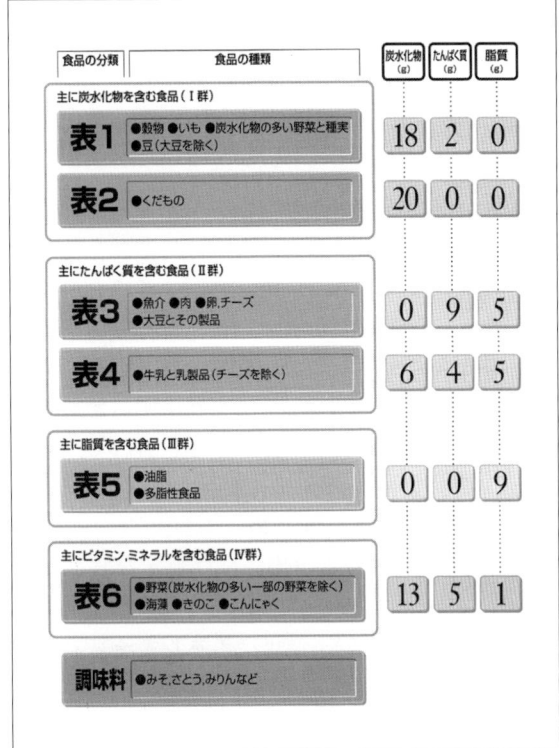

図1　食品交換表
(日本糖尿病学会 編：糖尿病食事療法のための食品交換表第6版，日本糖尿病協会．文光堂，p9, 2002)

の摂取単位が決められている．食事療法の指導では食品を計ることを指導するが，常に計ることは難しいので，付録として食品1単位のほぼ実物大の写真が添付されているので視覚的に重量を把握することができる．

食品交換表では糖尿病の血管合併症の防止に役立つ食事療法のあり方も盛り込まれている．掲載されている献立例から実際の栄養素を計算すると脂肪エネルギー比率は15単位の食事で23％，その他で18～22％となり，食品を選ぶことによって脂肪エネルギー比率を低下させることができる．また，毎日の食事に過不足があった時には，できるだけ前後の食事で調整して，宴会などで食べすぎた時は翌日の食事量を少し減らすことなどが大切である．指示単位例の各表への配分とP（たんぱく質）：F（脂質）：C（炭水化物）比はいずれの配分例においてもたんぱく質が18％，脂質が21～25％，炭水化物が57～61％となっており，これは日本人の食事摂取基準量の配分と同様で，食品交換表のエビデンスを示すものといえる．

食品交換表による指導のあり方

食品交換表は食事療法のテキストとしては優れているものの，初めて食事指導を受けて食事療法を理解しようと努力する糖尿病患者では，よくわからないために食事療法を放棄する場合が少なくない．食品交換表は食事療法を行う上では簡単といえるが，初めての人にとっては煩雑このうえもない．このあたりのことを指導側は考えなければならないし，高齢者にとってはきわめて難しい．

食品交換表を上手に活用するためには，指導者側が食品交換表をよく理解し，1単位あたりの食品量を念頭において，現時点における食事摂取量を調査して，食事療法の指示単位との差を補正する方法で食事指導を行うと，患者もわかりやすい．すなわち，どの表が多いのか，どの程度減らせばよいのかを理解させた後に，食品交換表を用いて同一表での食品の交換方法を指導すればよい．また，多くは摂取量を下方に修正することになるので，1回の指導では少しずつ減量していくのがよい．いずれにせよ食習慣は急に変えることは難し

だものに分けられている．Ⅱ群は主にたんぱく質を含む食品で表3の魚介・肉・卵，チーズ・大豆とその製品，表4は牛乳と乳製品（チーズを除く）に2区分されている．表3の魚は脂肪の含量によって3段階に分けられ掲載されている．Ⅲ群の表5は油脂と多脂性食品である．Ⅳ群の表6は主にビタミン，ミネラルを含む食品で，野菜（炭水化物の多い一部の野菜を除く）・海藻・きのこ・こんにゃくであるが，食品のうち炭水化物の多い野菜は多く食べる時は表1として扱い，たんぱく質の多い野菜は多く食べる時は表3として扱う．各表は食品名と1単位の重量，目安量などが記載されている．外食料理，調理加工食品」や「嗜好食品」も掲載されている．

近年わが国では脂質エネルギー比率が増加している．これを25％以下に抑えることが望ましい．そこで4種類の1日の指示単位配分例を示して脂肪エネルギー比率を上昇させないように各表から

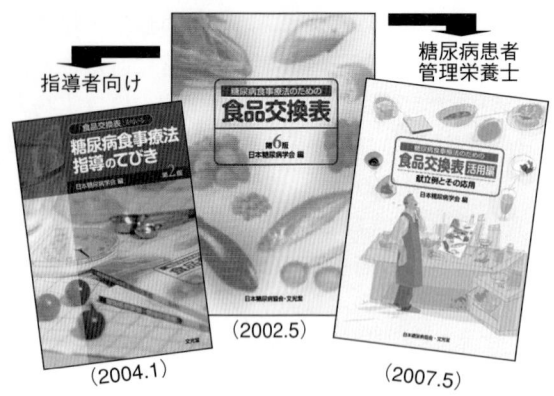

図2　食品交換表とてびき・活用編

いので，理解度をみながら本人の協力も得ながら繰り返して修正指導を行うことが望ましい．

食品交換表　活用編

　食品交換表では食材から選ぶことになるが，最近の外食産業の発展は目覚ましく，どこのスーパーマーケット，デパートにおいてもお総菜が並んでいる．これらをどのように食事療法に取り込むかも考えなければならない．今回新たに「食品交換表　活用編」が出版された（図2）．これは患者向けに作成されているが，すでに出版されている指導者向けの「糖尿病食事療法指導のてびき」（図2）と併せてより食事療法が行われやすくなると思われる．活用編では内容が4つの部分に分かれている．

Part 1　日本糖尿病学会では多くのモデル献立を作っているが，そのうち平成14年に改訂された食品交換表（第6版）について作成されたモデル献立が集められている．また，今回新たに15単位，18単位の比較的エネルギー量の少ない献立が加えられている．

Part 2　献立の応用編でモデル献立の主食，主菜や副菜をどのよう入れ替えることができるかを理解してもらうために作成されている．各モデル献立の主食，主菜，副菜を変更することによってどのような献立が作れるかをひとつの応用例としてイラストを使って表現してある．

Part 3　食品交換表のなかには指示単位が15単位，18単位，20単位，23単位の例が示されている．これらをもとに指示単位が16単位，17単位，19単位，21単位の場合について脂質エネルギー比率が高くならないような配分例が示されている．

Part 4　外食産業のシェアーの拡大に伴い日本人の食生活も大きく変わりつつある．食品交換表では食材から調理することを指導してあるが，糖尿病患者も調理済みのお惣菜を避けて通れなくなりつつある．これらのお惣菜を利用する場合の基本的な考え方や問題点が解説してある．このように活用編は食品交換表の食品を交換するための具体例が示されているので，これを利用すると患者に理解されやすい食事療法となると思われる．

まとめ

① 糖尿病患者の食事療法には特定な食品があるのではなく，バランスのとれた健康的な食事を適量摂取すればよい．適正なエネルギー量は労働強度によって標準体重1kgあたりのエネルギー量が決められるが，個人の身体的状況，現状の食事摂取量を加味して徐々に修正すべきである．

② 食品交換表の特徴は食品分類表と1単位のエネルギー量が80 kcalと定められていることである．食品分類表では食品に主に含まれている栄養素の組成によって4群6表に分類され，調味料が別に加えられて，各表の栄養素平均含有量が示されている．

③ 2007年5月に食品交換表　活用編が糖尿病学会から出版されたので，これを活用することによって食事療法がより指導しやすく，理解されやすくなると思われる．

文　献

1) 日本糖尿病学会：糖尿病診療ガイドライン．食事療法．糖尿病 45：17-19, 2002
2) 日本糖尿病学会編：糖尿病食事療法のための食品交換表（第6版）（日本糖尿病協会）．文光堂, 2002
3) 日本糖尿病学会編：糖尿病食事療法のための食品交換表　活用編（日本糖尿病協会）．文光堂, 2007
4) Anderson EJ, et al.：Nutrition interventions for intensive therapy in the Diabetes Control and Complications Trial. The DCCT Research Group. J Am Diet Assoc 93：768-72, 1993
5) Jenkins DJA, et al.：Glycemic index of foods, a physiological basis for carbohydrate exchange. Am J Clin Nutr 34：362-366, 1981

2. 運動療法

佐藤　利彦（夕陽ヶ丘佐藤クリニック）
初田佐和子（中部ろうさい病院）
山田　明子（大阪市立十三市民病院）

- 運動療法の効果には，血糖値低下以外にも，心肺機能の向上やインスリン感受性改善による高血圧・脂質代謝異常の改善などさまざまな効果がある．
- 運動療法を継続させ効果を上げるには，運動量や強度など，個別に具体的な指示を行う必要がある．
- 運動療法は，リスクも伴うので，合併症の十分なメディカルチェックを行う必要がある．
- 合併症があっても運動療法は必ずしも禁忌ではないが，その程度に応じてきめの細かい指導が必要である．

Key Words インスリン感受性，メタボリックシンドローム，有酸素運動，レジスタンス運動，最大酸素摂取量，メディカルチェック

運動療法が，食事療法とともに糖尿病の治療に有用であることは，ギリシャや中国の2000年以上前の記録にもあり，古くから経験的に臨床現場で応用されてきた．しかし，その有用性の科学的根拠が明らかになってきたのは，ごく最近のことであり，近年では，分子生物学的な観点からみた運動の筋細胞内外での作用から，大規模スタディによる糖尿病発症予防の効果まで数多くの報告がなされるようになってきている[1,2]．

しかし，実際の診療の現場で，運動療法を的確に指導し，しかもそれを継続させることは必ずしも容易ではない．運動療法を治療として成功させるには，医療者側が運動療法の効果に関する理論的な根拠を十分理解し，個々の患者に適した運動メニュー（処方）を提供し，さらに心理的・社会的背景を考慮した個別性のある指導を行うことが必要である．

運動療法の効果

2型糖尿病は，インスリンの感受性の低下（抵抗性）と，分泌の低下があいまってもたらされる疾病であるが，その発症には，遺伝的素因を基盤に，過食や運動不足などの生活習慣が誘因として大きく関わっているのは周知の事実である．

特に，運動不足は，肥満を助長し，さらに筋や脂肪におけるインスリン抵抗性を惹起し，糖尿病の発症のみならず，発症後の治療効果にも大きく影響する．

糖尿病患者における運動の効果には急性と慢性の効果があり，急性の効果は，筋組織でブドウ糖を消費することにより血糖値が低下することである．

健常者では，運動中の筋での消費に必要なブドウ糖は，肝での糖新生により合成されて筋へ供給されており，血糖値はほとんど変化しない．しかし，薬物療法を受けている糖尿病患者では，筋での糖利用が糖新生を上回り低血糖を起こすことがあり，逆にインスリン欠乏状態やコントロール不良の患者では，糖新生が糖利用を上回って血糖が上昇することもあるので注意が必要である．

糖尿病患者に期待される運動療法の効果は，む

表1 糖尿病患者における運動療法の効果

1. 運動の急性効果としてブドウ糖，脂肪酸の利用が促進され血糖が低下する
2. 運動の慢性効果としてインスリン抵抗性が改善する
3. エネルギーの摂取量，消費量のバランスをよくし，減量効果がある
4. 加齢や運動不足による筋萎縮や，骨粗鬆症の予防に有効である
5. 高血圧や高脂血症の改善に有効である
6. 心肺機能を良くする
7. 運動能力が向上する
8. 爽快感，活動気分など日常生活のQOLを高める効果も期待できる

(日本糖尿病学会 編：糖尿病治療ガイド2008-2009．文光堂，東京，pp41-43, 2008 より)

しろ慢性効果で，運動を継続することにより，筋の容量が増加し，内臓および皮下脂肪が減少することでみられる．脂肪細胞からは種々のホルモン様物質（アディポサイトカイン）が分泌されており，これらの分泌異常がインスリン抵抗性に強く関わっていることから，運動により脂肪が減少するとインスリン抵抗性が改善し，結果として長期的な血糖コントロールの改善に繋がることが期待される．

さらに，最近，インスリンを介してみられる骨格筋細胞内のエネルギー代謝の調節蛋白であるAMKキナーゼの活性上昇が，インスリンを介さずに運動時の筋収縮による直接刺激や脂肪細胞から分泌されるレプチン・アディポネクチンによっても活性化されることが明らかとなってきた．

その結果，運動の急性・慢性効果のメカニズムや，血糖調節以外の効果のメカニズムも次第に明らかにされつつあり，運動療法のより効果的な処方や，遺伝的な要因も含めた個体差への対応，運動を代償する，あるいは効果を増大する薬物の開発へと研究が進んでいる[3]．

いずれにしろ，運動療法には，血糖コントロールの改善のみならず，高脂血症，高血圧の改善，心肺機能の改善など，表1に示すように，多くの効果が認められており，患者指導時には，これらの効果も説明し，動機付けを行うことが重要である[4]．

運動療法指導の実際

運動療法指導では，急性効果として目先の血糖値を下げることを意識させるよりも，慢性効果として，常に脂肪を燃焼させているということを意識させて，少しの運動でも継続して行うよう指導することが重要である．

さらに，どのような運動を（種類・強度），どれ位（時間・量），どのようにやるか（いつ，どこで），注意点などを具体的に指導することも重要である．この場合，一方的に指示し，押し付けるのではなく，それまでの患者の活動度，運動習慣を考慮して，段階的にレベルアップし，最終的に運動の効果が認められるレベルまで持っていくことが必要である．

1. 運動の種類

運動の種類としては，歩行やジョギングなどのように，息止めをせずに酸素を供給しながら行う有酸素運動と，スクワットやダンベル・マシンを使った，一定の抵抗負荷に対して筋運動を行うレジスタンス運動に大別される．水中歩行は有酸素運動とレジスタンス運動のミックスされた運動として分類される．

一般に，脂肪燃焼には有酸素運動が推奨されているが，レジスタンス運動も筋量を増加させてインスリン抵抗性を改善するとともに，筋力，筋持久力の増強や柔軟性を高めるなどの効果が期待できる[5]．

2. 運動量と強度

運動療法の指導に際して，運動量や強度，時間の具体的な指示は非常に重要で，また，効果が十分得られるかどうかを評価するにあたっても，運動を定量化する必要がある．

運動量の単位としては消費カロリーやMETS，運動強度としては%$\dot{V}O_2max$が用いられるが，患者にすべて理解させる必要はないものの，運動療法を指導する医療者側は，専門以外であってもある程度理解しておく必要がある．

MET（Metabolic Equivalent；複数形METS）は，安静坐位時のエネルギー代謝率（≒3.5 ml/kg/分の酸素消費エネルギー≒1.2 kcalの熱量に相当）に対する各運動（活動）の代謝率の比で，

表2 各活動内容の運動強度（METS：メッツ）

メッツ	活動内容	1エクササイズに相当する時間
3.0	自転車エルゴメーター：50ワット，とても軽い活動，ウェイトトレーニング（軽・中等度），ボーリング，フリスビー，バレーボール	20分
3.5	体操（家で，軽・中等度），ゴルフ（カートを使って，待ち時間を除く）	18分
3.8	やや速歩（平地，やや速めに＝94 m/分）	16分
4.0	速歩（平地，95～100 m/分程度），水中運動，水中で柔軟体操，卓球，太極拳，アクアビクス，水中体操	15分
4.5	バドミントン，ゴルフ（クラブを自分で運ぶ，待ち時間を除く）	13分
4.8	バレエ，モダン，ツイスト，ジャズ，タップ	13分
5.0	ソフトボールまたは野球，子どもの遊び（石蹴り，ドッジボール，遊戯具，ビー玉遊びなど），かなり速歩（平地，速く＝107 m/分）	12分
5.5	自転車エルゴメーター：100ワット，軽い活動	11分
6.0	ウェイトトレーニング（高強度，パワーリフティング，ボディビル），美容体操，ジャズダンス，ジョギングと歩行の組み合わせ（ジョギングは10分以下），バスケットボール，スイミング：ゆっくりしたストローク	10分
6.5	エアロビクス	9分
7.0	ジョギング，サッカー，テニス，水泳：背泳，スケート，スキー	9分
7.5	山を登る：約1～2 kgの荷物を背負って	8分
8.0	サイクリング（約20 km/時），ランニング：134 m/分，水泳：クロール，ゆっくり（約45 m/分），軽度～中強度	8分
10.0	ランニング：161 m/分，柔道，柔術，空手，キックボクシング，テコンドー，ラグビー，水泳：平泳ぎ	6分
11.0	水泳：バタフライ，水泳：クロール，速い（約70 m/分），活発な活動	5分
15.0	ランニング：階段を上がる	4分

（厚生労働省 運動所要量・運動指針の策定検討会：健康づくりのための運動指針2006．：http//www.mhlw.go.jp/bunya/kenkou/undou01/pdf/data.pdf）

強度の係数としても用いられている（つまりMETSの大きい運動は消費エネルギーが大きく運動強度も強い）．

これに活動時間をかけたものがMETS・時で，消費エネルギーからみた運動量を定量的に計算でき，厚生労働省の，メタボリックシンドロームを含む生活習慣病の予防をみすえた"健康づくりのための運動指針2006"にも用いられている（表2）[6]．

つまり，安静座位に比し，歩行なら3 METS，自転車走行なら4 METSのエネルギー消費（運動強度）であり，それぞれ，歩行1時間で3 METS・時（20分で1 MET・時），自転車走行1時間で4 METS・時（15分で1 MET・時）と運動量を表せる．運動指針では1 MET・時を1エクササイズと定義し，3 METS以上の中等度の強度の運動（活動）を，週に23エクササイズ以上することを推奨している[6]．

METS・時を用いる利点は，異なる種類の運動を行うときに，その運動量を足し算して合計できるという定量性があり，患者に運動量の増減を指示しやすいことと，METS・時に体重×1.05をかけると，およその個人の消費カロリーが計算できることである（3 METS・時の運動を60 kgの人がやればおよそ183 kcal，70 kgの人なら221 kcalとなる）．

しかし，運動指針は，予防を目的とした，原則として健常者を対象とした指標であり，実際には指針上の同じMETSの運動であっても，年齢や個人の運動習慣，体力などによって受ける負荷に

表3 運動処方のための運動強度のとらえ方

自覚的運動強度（RPE）強度の感じ方，その他の感覚を参考にRPE数をきめる			$\dot{V}O_2$max からみた強度	脈拍数からみた強度 %$\dot{V}O_2$max に相当すると思われる脈拍数				
強度の感じ方	その他の感覚	RPE点数	%$\dot{V}O_2$max	\-\-1分間あたりの脈拍数\-\-				
				60歳代	50歳代	40歳代	30歳代	20歳代
最高にきつい	からだ全体が苦しい	・20 ・19	100%	155	165	175	185	190
非常にきつい	無理，100%と差がないと感じる，若干言葉が出る，息がつまる	・18 ・17	90%	145	155	165	170	175
きつい	続かない，やめたい，のどがかわく，がんばるのみ	・16 ・15	80%	135	145	150	160	165
ややきつい	どこまで続くか不安，緊張，汗びっしょり	・14 ・13	70%	125	135	140	145	150
やや楽である	いつまでも続く，充実感，汗が出る	・12 ・11	60%	120	125	130	135	135
楽である	汗が出るか出ないか，フォームが気になる，ものたりない	・10 ・9	50%	110	110	115	120	125
非常に楽である	楽しく気持ちよいがまるでものたりない	・8 ・7	40%	100	100	105	110	110
最高に楽である	じっとしているより動いたほうが楽	・6 ・5	30%	90	90	95	95	95

（体育科学センター資料およびRPEより，1987，伊藤改変）

は個体差があり，また，糖尿病患者においては，運動による弊害も生じやすいので，臨床的には，指針の運動強度（METS）を目安としながら，個々の患者で，その強度を評価し設定する必要がある．

ある運動が，その個人にとってどの程度の強度であるかは，その個人の最大酸素摂取量（$\dot{V}O_2$max：呼吸循環機能の持久力の指標で，運動時に時間あたりに骨格筋で摂取できる酸素の最大量）に対する酸素摂取量の比率（%$\dot{V}O_2$max）で表される．

厳密には呼気ガス分析などで酸素摂取量の測定が必要であるが，臨床的には，表3に示すように年齢に応じた脈拍で推測できる．糖尿病患者では，自律神経障害の合併や脈拍に影響を与える薬剤の服用で脈拍が必ずしも$\dot{V}O_2$maxを反映しない場合があるので注意を要する．

むしろ，表3に示すように自覚症状でもある程度，運動強度を推測できるので，指導の現場では，自分にあった運動強度から徐々に上げていき，

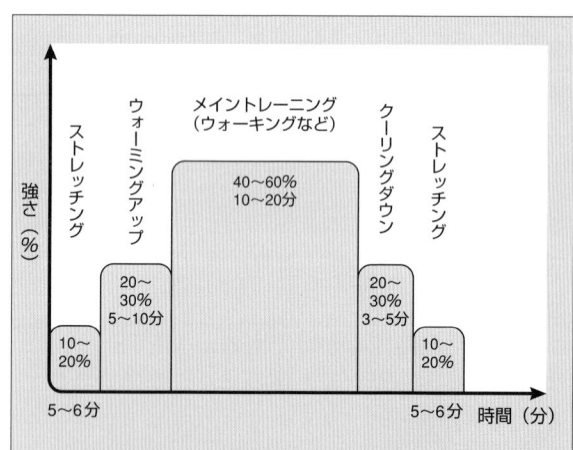

図1 運動プログラムの組み立て方
（糖尿病治療研究会 編：糖尿病運動療法のてびき．医歯薬出版，東京，pp79-106，2001）

臨床的に有用であるとされている"少し汗ばむ"，"ややきつい"と感じる程度（%$\dot{V}O_2$maxで40〜60%）になるようにもっていき，できれば脈拍で確認する方法が，無理なく実行できて推奨されている[7]．

表4 運動療法を開始するにあたって必要な一般的メディカルチェックと禁忌とすべき例

1. 問診★
   家族歴（原因不明の突然死）の有無，運動習慣，使用中の薬剤，自覚症状（胸部症状，失神，めまい，不整脈など）
2. 理学的所見★
   特に不整脈や心雑音の有無，貧血の有無
3. 胸部X線写真★，安静時心電図★
4. 心エコー図（心肥大所見や心雑音のあるとき），Holter心電図
5. 一般的な血液検査★，検尿★（尿糖，尿ケトン体，尿蛋白），肝・腎機能のスクリーニング検査★
6. 運動負荷試験★（心電図，脈拍，血圧・酸素摂取量，乳酸）
7. タリウム負荷心筋シンチグラフィー・冠動脈撮影など

★必須項目

（運動を禁忌とすべき例）
- ケトーシス・ケトアシドーシス
- 進行した血管合併症（出血の危険のある網膜症，高度の持続性蛋白尿や腎不全，高度の自律神経障害例など）
- 活動期の感染症

（佐藤利彦，田中史朗：生活習慣病患者のメディカルチェック．運動療法と運動処方（佐藤祐造 編），文光堂，東京，pp80-84, 2005）

3．運動時間，頻度

時間としては，運動当初は，筋や肝の貯蔵のグリコーゲンやブドウ糖を利用し，時間とともに内臓脂肪や皮下脂肪から動員した脂肪酸を利用するので，少なくとも1回に15分以上の運動が望ましいとされており，**表1**のような種々の効果を期待するのであれば，1日に30〜60分，消費エネルギーとしては160〜240 kcalが推奨されている．

理想的な運動処方としては，**図1**に示すように，メインの運動の前後にウォーミングアップとクーリングダウンを取り入れ，さらにストレッチ体操をすることで，整形外科的な合併症も予防でき，安全に運動が継続できる[7]．

頻度は，日常生活のなかに組み入れ，できれば毎日行うことが望ましいが，有用な効果を得るためには少なくとも3日以上/週が望ましい．しかし，きっちりとした運動療法でなくても，日常生活のなかで，歩行時間を増やしたり，階段を利用するように心がけるなど，活動量を増やすことでも，血糖コントロールの改善に効果がみられる[8]．

4．運動の注意点

(1) メディカルチェック

糖尿病においては，運動を行うにあたって何らかの障害となる状態が存在しても，自覚症状を欠く場合が少なくない．不適切な運動は糖尿病患者の代謝状態への悪影響や合併症の悪化をもたらす場合もあり，ひいては患者自身の運動に対する意欲をなくすことにもなりかねない．したがって運動療法を安全かつ効果的に行うためには，開始前のメディカルチェックが必須である．また，運動療法を継続している時期にも定期的なメディカルチェックが必要である．メディカルチェックで，まず確認すべきことは禁忌となる病態が存在するかどうかである（**表4**）[9]．

特に，心血管系のチェックは重要で，糖尿病患者では非糖尿病患者に比べ無症状であっても，運動負荷心電図上，虚血性変化をみる率が高く，特に糖尿病以外のリスクを持っている例では，運動負荷心電図まで積極的に行っておく必要がある．

(2) 合併症のある患者

すでに合併症を有している患者においても，運動療法は必ずしも禁忌ではないが，より入念なメ

ディカルチェックと，実施に際しての個別の注意深い指導が必要である．特に，罹病年数の長い患者や，高齢の患者では，1つの合併症だけではなく，複数の合併症を併せ持っている場合が多く，また，運動療法実施後も新たな合併症が出現，進展することもあるので，単に血糖や体重，脂質代謝などの運動療法の改善効果にのみ目を奪われることなく，定期的なメディカルチェックが必要なことを最初に患者自身にも指導しておくことが必要である[10]．

以前は糖尿病に限らず腎障害の患者での運動療法は禁忌とされており，安静が勧められていた．しかし，最近では安静にしていることのマイナス面も数多く知られるようになってきたことから，糖尿病腎症でも，腎症の病期に応じた運動療法が勧められており，運動によるインスリン抵抗性の改善効果や，血糖や血圧に及ぼす好影響など運動療法の効果が期待されている[11]．

特に，早期腎症である第1期と2期では，腎症の進行を防ぐのに血糖コントロールが非常に重要であるので，運動療法は積極的に行うべきであり，運動の強度，種類に関しても特に制限の必要はない．

しかし，少なくとも持続性蛋白尿を呈する腎症3期以降においては，蛋白尿の増加するような運動の継続は避けるべきとされており，運動によるクレアチニン値の上昇や蛋白尿の増悪がないか十分な観察を行いつつ，軽度から中等度の運動を時間をかけて施行していくことが必要である．さらに高血圧の合併がある患者では，降圧剤にて十分コントロールして（運動中の血圧が200 mmHg以下）行う必要がある．

同様に，糖尿病網膜症に関しても，血糖・血圧のコントロールが，運動療法により改善することは網膜症の進展を遅らせる可能性は十分考えられるので，軽微な非増殖性網膜症の患者までは，運動の制限の必要はない．

しかし，中等度以上の非増殖性網膜症，前増殖性網膜症では，急激な血圧上昇を伴う運動（重量挙げや高度のバルサルバ手技を伴ういきみ運動）や，衝撃の強い運動（ボクシングや激しい競技スポーツ，ジョギング，激しいエアロビクス，ラケット競技など）は避けるべきである．

推奨できる運動は，ウォーキングや軽いエアロビクス，自転車エルゴメーター，水泳など運動強度を適宜調節できるもので，個々の患者で血圧の変動に注意しながら実施するよう指導する．腎症とは異なり，網膜症の重症度によっては，一過性の血圧上昇や1回の低血糖であっても，硝子体出血や網膜剥離を誘発する可能性があることを考慮し，運動処方を決定する必要がある．

末梢神経障害を合併し，知覚鈍麻や皮膚の乾燥，角化や亀裂を認める場合や，進行した神経障害の患者で，足関節の変形（シャルコー関節）を合併している時には，運動療法により，下肢の外傷，潰瘍，さらには感染などを合併する可能性がある．

このような患者では，下肢の知覚を含めたメディカルチェックを十分に行うとともに，靴下や靴の選択を含めたフットケアの教育を運動療法前に十分行い，できれば，エルゴメーターや水泳（プールサイドの素足の歩行には注意）など，足に荷重のかからない運動を選択すべきである．

自律神経障害の合併例では，起立性低血圧や運動誘発性低血圧，無症候性心筋虚血，運動時の心拍変動の低下や血圧の過剰反応などがある．これらは，致死的不整脈，心不全，心筋梗塞に至ることもあり，運動療法前に，必ず運動負荷心電図，場合によってはタリウム心筋シンチなど施行し，もし重篤な障害があるようなら，積極的な運動療法は避けるべきである．

その他に，変形性関節症の合併例では，膝や股関節など障害部位に荷重のかからないプールやジムでのマシンを用いた運動を指導したり，下肢の静脈瘤や皮膚，爪の疾患がある例では，神経障害合併時と同様，足潰瘍や壊疽を誘発する運動は避け，フットケアを十分に行う必要がある．

2008年度より，メタボリックシンドロームに照準をあてた特定健診が始まり，生活習慣病の予防としての運動療法が，国民的な規模で推奨されている．

当然，糖尿病の予防にも，運動療法は有用であるが，その効果には，遺伝的な素因も含めて差がみられる可能性があり，当然弊害も必ず考慮しなければならない．

特に，糖尿病患者における治療としての運動療

法は，健常者以上に入念にメディカルチェックを行い，また，ただ漠然と動きなさいという指導ではなく，その効果を確認しながら行う，テーラーメイドな指導が必要がある．

文 献

1) 佐藤祐造：糖尿病運動療法の歴史と変遷．糖尿病カレントライブラリー⑧ 糖尿病の食事・運動療法（津田謹輔，林 達也 編）．文光堂，東京，2007，pp.110-114
2) 科学的根拠に基づく糖尿病診療ガイドライン改定第2版（日本糖尿病学会 編）．南江堂，東京，2007，pp.33-42
3) 田中早津紀，豊田太郎，林 達也：運動療法の分子レベルでの効果—AMK キナーゼに関する最近の知見—．Diabetes Journal 34：1-8，2006
4) 糖尿病治療ガイド 2008-2009（日本糖尿病学会 編）．文光堂，東京，2008，pp.41-43
5) Ronald JS et al：Physical Activity/Exercise and Type 2 Diabetes. Diabetes Care, 27：2518-2539，2004
6) 厚生労働省 運動所要量・運動指針の策定検討会：健康づくりのための運動指針 2006．(http//www.mhlw.go.jp/bunya/kenkou/undou01/pdf/data.pdf)
7) 糖尿病治療研究会 編：糖尿病運動療法のてびき．医歯薬出版，東京，2001，pp.79-106
8) Ravussin E et al：A neat way to control weight? Science 307：530-531，2005
9) 佐藤利彦，田中史朗：生活習慣病患者のメディカルチェック．運動療法と運動処方（佐藤祐造，編）．文光堂，東京，2005，pp.80-84
10) 田中永昭，佐藤利彦：合併症時の運動療法 糖尿病最新の治療 2007-2009（河盛隆造，岩本安彦編）．南江堂，東京，2007，pp.70-71
11) 糖尿病治療ガイド 2008-2009（日本糖尿病学会 編）．文光堂，東京，2008，pp.70-71

C
経口糖尿病薬治療の現状と将来

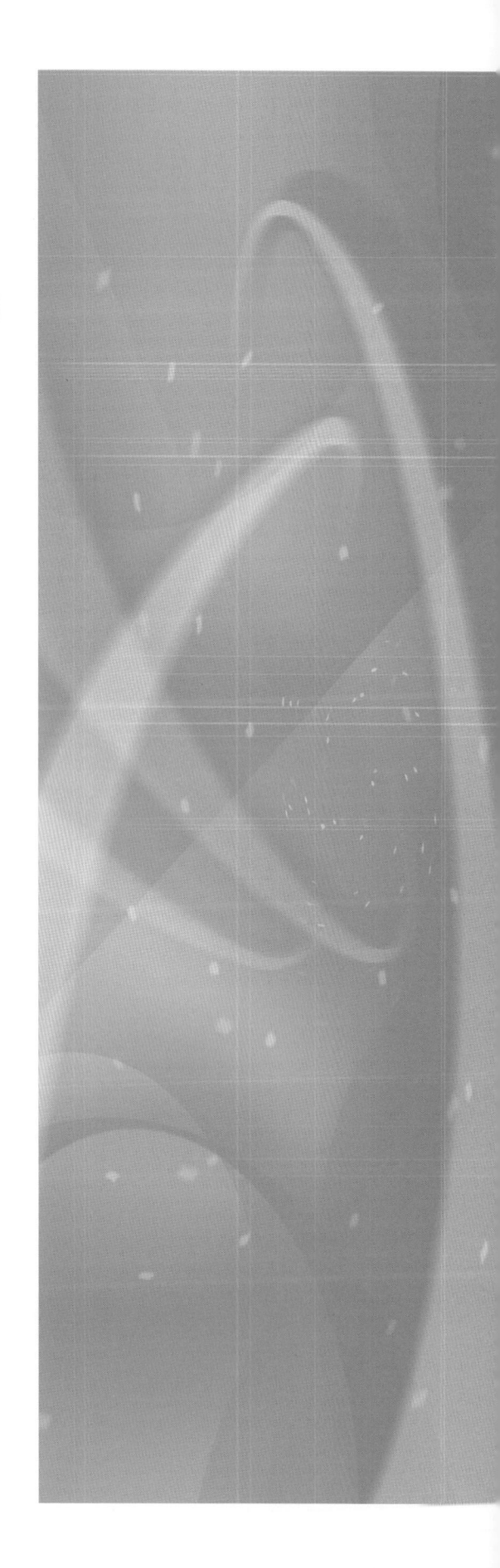

1. SU薬

吉元　勝彦　　石田　均
(杏林大学医学部　第三内科)

- SU薬は50年以上にわたり臨床応用されている経口血糖降下薬である．
- 膵β細胞のSU受容体への結合を介してインスリンの分泌促進作用を示す．
- 他の経口糖尿病薬と比べ血糖降下作用は強く，低血糖と体重増加に注意が必要である．
- 二次無効をきたした場合，インスリン療法への切り替えが必要となる．
- 同じSU薬でもSU受容体への結合様式や膵外作用に違いがあることがわかってきた．

Key Words　SU薬，2型糖尿病，膵β細胞，SU受容体（SUR），K_{ATP}チャネル，インスリン分泌，低血糖，二次無効

　SU薬は膵β細胞からのインスリン分泌促進を介する血糖降下作用の強い薬剤である．すでに50年以上にわたり臨床的に使用されているが，近年2型糖尿病に対する経口薬治療は特徴的な作用を有する薬剤が次々に使用可能となり，患者個人の病態を把握し，適切な薬剤を選択することが必要となってきた．したがって歴史の長いSU薬であっても，病態に則した安全かつ有用な使用が望まれている．

SU薬の位置づけと選択

　SU薬は膵β細胞膜上のSU受容体（SUR1）に結合し，インスリン分泌の促進を介して血糖を低下させる薬剤である（**図1**）．糖尿病状態下で，グルコースに対するインスリン分泌が障害を受けている膵β細胞においても，インスリン分泌を促進できることから，膵β細胞機能が脆弱でインスリン分泌不全を生じやすい日本人の2型糖尿病患者にとっては現在でもなお有用な薬剤であり，使用頻度も高い[1]．ただし，血糖降下作用は他の薬剤より強く，体重増加や低血糖の発現など注意すべき点も多いので，適切な症例への投薬が必要である．また，近年になり同じSU薬でもSU受容体への結合様式など細かな違いがあることが明らかにされ，後述するように症例によっては使い分けが必要となってくる可能性もある．

投薬の実際

　現在市販されているSU薬のうち主に使用されているのは第二世代のグリベンクラミドとグリクラジド，および第三世代のグリメピリドである（**表1**）．第一世代のSU薬は効果が弱いなど現在ではほとんど使用されなくなっている．SU薬の作用機序が膵β細胞におけるインスリン分泌の促進によることから，投薬の対象となるのはインスリン抵抗性よりもインスリン分泌不全が主体の2型糖尿病患者となる．また薬物動態の特性から食前の血糖降下作用が強いので，実際の臨床像としてはすでに空腹時の血糖上昇が認められる非肥満症例がもっともよい適応となる．一般的には食事・運動といった基本的治療を1〜2ヵ月励行させた後でもなおコントロールが十分に得られない場合は，投薬を開始する．血糖降下の程度は症例によってかなりの差があるので低用量（たとえば，

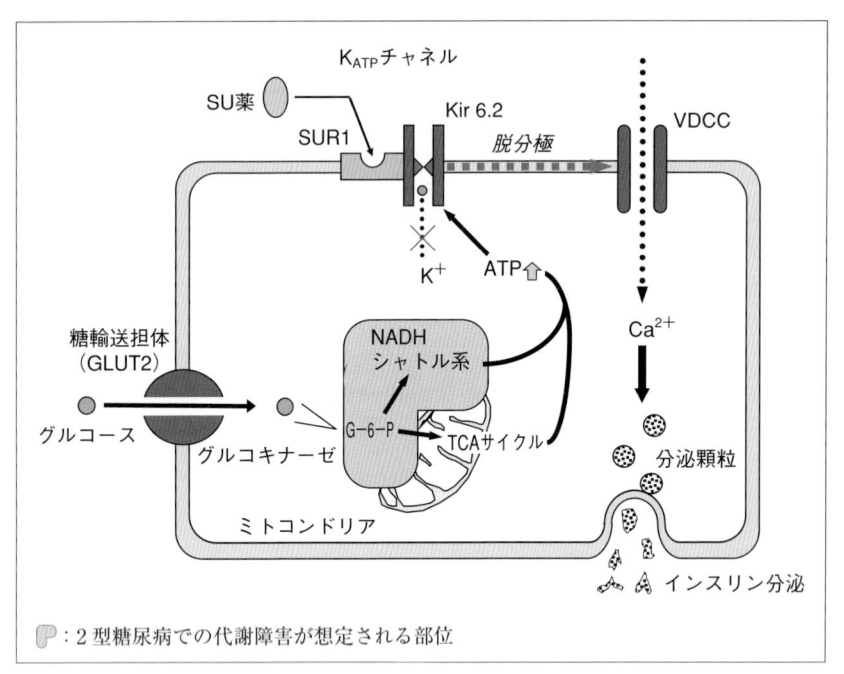

図1 膵β細胞におけるインスリン分泌機構とSU受容体（SUR1）

グルコースが膵β細胞に取り込まれると解糖系とミトコンドリアで代謝され，この過程で生じたATPが細胞膜上のK_{ATP}チャネルを閉鎖する．これにより細胞膜の脱分極が起こり，膜電位が上昇，VDCCが開口し，細胞内へCa^{2+}が流入する．細胞内Ca^{2+}濃度の上昇によりインスリン分泌顆粒の開口放出が引き起こされる．SU薬は膵β細胞内の糖代謝系を介さず，SUR1への結合によりK_{ATP}チャネル活性を直接的に抑制し，インスリン分泌を促進する．

表1 SU薬の種類

	一般名	商品名	剤型 (mg)	投与量 (mg/日)	半減期 (時間)	作用時間 (時間)	代謝/排泄
第一世代	トルブタミド	ラスチノン ジアベンほか	250・500	250〜1500	5.9	6〜12	肝/腎
	アセトヘキサミド	ジメリン	250・500	250〜500	3.2	10〜16	肝/腎
	クロルプロパミド	アベマイド	250	100〜125	33	24〜60	肝/腎
第二世代	グリクラジド	グリミクロン グリミクロンHA	20・40	10〜120	6〜12	6〜12	肝/腎
	グリベンクラミド	オイグルコン ダオニール	1.25・2.5	0.625〜7.5	2.7	12〜24	肝/胆汁・腎
第三世代	グリメピリド	アマリール	1・3	0.5〜6.0	1.5	6〜12	肝/胆汁・腎

グリクラジドなら20mg錠を朝食前または食後に1錠，場合によっては1/2錠）から開始し，効果が不十分な場合には低血糖がないことを確認しながら増量を行う．日本人は遺伝的に膵β細胞が脆弱であると考えられており，作用時間の長いSU薬は膵β細胞の疲弊を早める可能性も持っている．したがって膵β細胞に対する負担も考慮し，血糖をコントロールし得る必要最小限のSU薬での加療が重要であり，それによってもコントロールが困難な場合には他の作用機序を有する薬剤の併用，あるいはインスリン療法への切り替えを検討すべきである．

●SU薬の限界—使用にあたっての留意点

これまで述べてきたようにSU薬は血糖の降下作用という点では，現在でも，もっとも優れたものであるが，その使用に際しては以下の点に注意すべきである．

1. SU薬の非適応

SU薬が禁忌となる病態を表2に示すが，これらの場合の多くはインスリン治療が必要となる．

表2　SU薬使用の禁忌例

1. 1型糖尿病，膵全摘患者
2. 糖尿病性昏睡，重症ケトーシス
3. 重症感染症の併発時
4. 重篤な外傷・熱傷の受傷時
5. 全身麻酔時，大きな手術の前後
6. 妊娠・授乳中
7. ステロイド薬による重度高血糖時
8. SU薬の成分またはスルホンアミド系薬剤に対しアレルギーのある患者

一方，肥満がありインスリン抵抗性が主体と考えられる症例では，SU薬の投与により体重がさらに増加する可能性もあるので，ビグアナイド薬などインスリン抵抗性を解除する薬剤を第一選択とする．また，食後高血糖のみを示す比較的早期の症例にはαグルコシダーゼ阻害薬や速効型インスリン分泌促進薬を投与すべきである．

2. 低血糖に関連する問題

SU薬の開始にあたっては低血糖発現の可能性を常に念頭に置くべきである．一般的に低血糖は空腹時に起こりやすいので，食事の間隔が空いてしまったり，普段より活動量が多くなる場合には注意を促すとともに，不要な低血糖を起こさないよう予防についても指導を行う．また，SU薬のなかでもグリベンクラミドは作用時間が長いので低血糖が遷延し，一度改善しても繰り返すことがあるので注意を要する．特に高齢者では低血糖症状に気づきにくい場合もあるので，低血糖の処置後にも食物を摂取させるなど慎重に経過をみるべきである．その他，SU薬は腎排泄性なので腎機能が低下している症例では，重症度やコントロール状況に応じて投薬量を減じるようにする．一方，低血糖を強調しすぎるとその不安から過食となったり，低血糖以外の時でも余計に摂食し，かえってコントロールが悪化してしまう場合もあるので，患者個人に適した指導が必要である．

3. 二次無効か否か？

SU薬を長期に使用していると血糖降下作用が減弱してくることがある．広い意味で二次無効と呼ばれるが，その実態は多岐にわたっており，直ちにSU薬を増量するのではなく，まず病態を把握することが重要となる．食事療法の乱れや服薬コンプライアンスの低下など患者側に問題がある場合も少なくはなく，確認とともに再度徹底した指導を行うが，コントロールの悪化が急激な場合には感染症や悪性疾患を併発している可能性もあるので，血液検査や画像検査を積極的に施行し，慎重に評価すべきである．一方，SU薬そのものにより膵β細胞の疲弊が進行し，コントロールが悪化してくることがある．食事・運動といった基本的治療が厳守され，他に悪化させる要因が明らかでない場合，狭義の二次無効を考える．この場合，SU薬を増量しても効果が得られないばかりか，さらなる大量投与の継続は膵β細胞のアポトーシスを招く可能性[2]も示唆されており，他の作用機序を有する経口薬の併用やインスリン療法への切り替えを検討すべきである．特にインスリン治療により糖毒性が解除され，膵β細胞機能の回復が得られれば，再び経口薬でのコントロールが可能となる症例も多い．

4. 心血管系への影響

SU薬による血糖コントロールは細小血管症の進展予防に対しては有効であることが大規模臨床研究のUKPDSで示されているが，大血管障害の発症抑制効果に関しては明らかとなっていない．近年，SU受容体（SUR）にはisoformが存在し，膵β細胞にはSUR1が，心筋や骨格筋などにはSUR2Aが発現していることが明らかとなったが，SU薬のうちグリベンクラミドとグリメピリドは臨床的に用いられる濃度下でSUR2Aにも結合し，心筋のK_{ATP}チャネルを閉じることが示された[3]．さらに，グリベンクラミドに関しては心筋梗塞など心筋細胞が虚血を受けた際に壊死の広がりを抑えるなど有利に働くischemic preconditioningという現象を解除してしまう可能性が報告された[4]．一方，グリクラジドは臨床的な濃度下でも他のSU薬とは異なりSUR2Aには結合せず心筋のK_{ATP}チャネルを閉じないこと，さらには血小板凝集抑制作用や抗酸化作用を介して膵β細胞に対しむしろ保護的に作用する[5]といった効果があることが示されている．このように同じSU薬でもその化学構造により細かな違いがあることが明らかにされつつあり，今後症例に応じたSU薬そのものの使い分けが必要となってくる可

能性が考えられる.

文献

1) 吉元勝彦, 石田 均：経口薬の選択と用い方—インスリン分泌促進薬. 日本内科学会雑誌 89：1523-1529, 2000
2) Ioulia BE, et al.：Glucose and tolubutamide induce apoptosis in pancreatic β-cells. J Biol Chem 273：33501-33507, 1998
3) Gribble FM, et al.：Tissue specificity of sulfonylureas ; Studies on cloned cardiac and β-cell K$_{ATP}$ channels. Diabetes 47：1412-1418, 1998
4) Lee TM, et al.：Loss of preconditioning by attenuated activation of myocardial ATP-sensitive potassium channels in elderly patients undergoing coronary angioplasty. Circulation 105：334-340, 2002
5) Kimoto K, et al.：Gliclazide protects pancreatic β-cells from damage by hydrogen peroxide. Biochem Biophys Res Commun 303：112-119, 2003

2. 速効型インスリン分泌促進薬

森　豊
(東京慈恵会医科大学附属第三病院　糖尿病代謝内分泌内科)

- 速効型インスリン分泌促進薬は，主に食後高血糖を改善する．
- 新規発症例，αGI薬投与中にもかかわらず，血糖管理が不十分な症例が適応である．
- SU薬を長期に使用している症例では，効果が期待できない．
- 遷延する重篤な低血糖は，きわめてまれである．
- 毎食の食直前に内服することが重要である．

Key Words　ナテグリニド，ミチグリニド，初期インスリン分泌，食後高脂血症，脂肪肝

グリニド薬の特徴

　速効・短時間型インスリン分泌刺激薬であるグリニド薬（ナテグリニド，ミチグリニド）は，SU薬と同じように，膵β細胞のK_{ATP}チャネルのSU受容体に結合し，K_{ATP}チャネルの活性を抑制することで，細胞外Caイオンを細胞内に流入させインスリン分泌を促進させる．グリニド薬のインスリン分泌促進作用はSU薬と比較して，速効・短時間型であり，血糖降下作用はより速やかに発現し作用時間も短い．

グリニド薬の適応

　ナテグリニド（スターシス®，ファスティック®）やミチグリニド（グルファスト®）などのグリニド薬が適応となるような症例は，膵β細胞機能がある程度保持されている[1]新規発症で食事・運動療法を行っても血糖管理が不十分な早期の2型糖尿病患者や[2]，すでにαグルコシダーゼ阻害（αGI）薬（グルコバイ®，ベイスン®，セイブル®）で治療中にもかかわらず血糖管理が不十分で，上乗せや切り替えが必要と考えられる症例である．

グリニド薬の作用とその位置づけ

　ナテグリニド単回投与[1]，ミチグリニド単回投与[2]の効果を自然発症肥満・糖尿病OLETFラットを用いて検討した実験では，糖負荷後の初期インスリン分泌が低下した生後12週齢ラット，完全に消失した生後24週齢ラットいずれにおいても，グリニド薬は門脈内で急峻なインスリン分泌を促し，末梢血において糖負荷後短時間での血糖上昇を抑制した（**図1**）．また，ナテグリニドが早期のインスリン分泌を促し，糖負荷後短時間での血糖値を低下させた成績は，2型糖尿病患者について75gOGTTを用いて行った臨床的な検討でも確認された[3,4]．すなわち，グリニド薬は，初期インスリン分泌を回復させることにより，軽症，早期糖尿病の特徴である食後高血糖を改善させる薬剤である．グリニド薬と低用量のSU薬（持続性インスリン分泌刺激薬）を投与した際の24時間の血糖変動を，2型糖尿病患者を対象に持続的血糖モニター（Continuous blood glucose monitoring：CGM）を用いて比較検討した成績を**図2**に示す．グリニド薬と低用量SU薬では，同じインスリン分泌促進薬でありながら，先の動物実験成績（**図1**）と同様に血糖を低下させる時

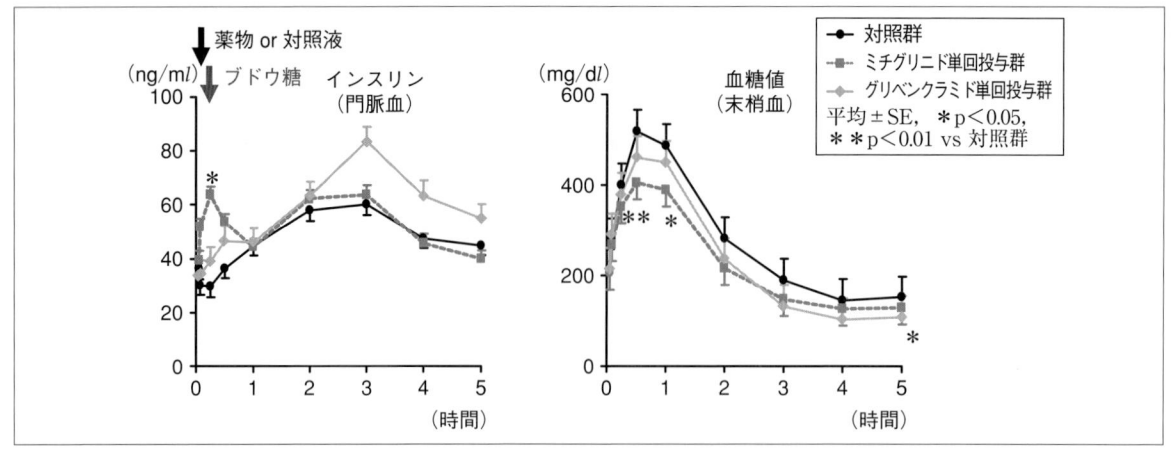

図1 ミチグリニド単回投与，グリベンクラミド単回投与の糖負荷後の血糖上昇に対する効果

生後24週齢肥満・糖尿病ラットにミチグリニド1 mg/kgまたはグリベンクラミド1 mg/kgまたは対照として0.5％カルボキシメチルセルロース5 ml/kgを経口投与し，直後にブドウ糖1 g/kgを経口投与した．初期インスリン分泌がほぼ完全に消失した24週齢のラットに対しても，ミチグリニドは投与15分後を頂値とした急峻なインスリン分泌を促し，糖負荷後短時間での血糖値を低下させた．一方，グリベンクラミドによる持続的なインスリン分泌の刺激は，糖負荷2時間以後の血糖値を低下させたが，遅延過剰型のインスリン分泌動態をさらに助長させた．

間帯がまったく異なり，低用量SU薬ではグリニド薬の代用はできないことがわかる．

一方，血中1,5AGは血糖コントロールの変化を鋭敏に反映するとともに食後高血糖，特に食後の急峻なグルコーススパイクを評価する指標として適しており，HbA$_{1c}$や空腹時血糖では見逃す可能性の高い食後高血糖を特徴とする軽症・早期糖尿病を効率よくスクリーニングすることが可能と考えられている[5,6]．そこで，比較的良好な血糖コントロール状態でほぼ同等のHbA$_{1c}$値を示すグリニド薬単独投与中の症例とSU薬単独投与中の症例の1,5AG値を比較検討したところ，両者間にHbA$_{1c}$値，GA値は有意差がないにもかかわらず1,5AG値は前者で有意に高値を示した（図3）[7]．このことからも，同じインスリン分泌刺激薬でありながら，グリニド薬とSU薬ではその血糖降下作用が質的に大きく異なり，前者は食後血糖を，後者は食前血糖を改善させる薬剤と位置づけられる．

さらに，初期インスリン分泌は，食後高血糖（糖負荷後の血糖上昇）のみならず食後高脂血症（脂肪負荷後の中性脂肪上昇）とも密接に関連していることが，同じOLETFラットを用いた動物実験[1,2]で確認されており，臨床的にも食後高脂血症に対するナテグリニドの有効性が確認されている[8]．初期インスリン分泌が低下した結果として起こる食後高血糖は，遅延過剰型のインスリン分泌パターン（食後高インスリン血症）や脂質代謝異常，内臓脂肪蓄積などの多数の動脈硬化危険因子を伴って，糖尿病患者における動脈硬化の進展に大きな影響を与えている可能性がある．これに対しナテグリニドが，食後高血糖や食後高脂血症を改善させるのみならず，食後高インスリン血症を改善させる成績[9]，血管内皮機能障害を改善させる成績[10]も報告されている．さらに，ミチグリニドが，食後の酸化ストレスの上昇を軽減させた成績[11]，同じくグリニド薬の1つであるレパグリニドが2型糖尿病患者の頸動脈内膜・中膜複合体肥厚の進展を抑制した成績[12]も報告されている．このような成績を総合的に考え合わせると，速効・短時間型インスリン分泌刺激薬であるグリニド薬は単に食後高血糖改善薬としてだけでなく，動脈硬化の進展に対しても好影響を及ぼす薬剤として位置づけられるものである．現在，グリニド薬の1つであるナテグリニドの心血管系疾患の発症予防効果を検討するNateglinide And Valsartan in Impaired Glucose Tolerance Outcomes Research：NAVIGATOR studyという大規模臨

図2 CGMを用いて評価したグリニド薬と低用量SU薬の24時間の血糖変動に及ぼす効果

症例は，65歳，女性で，BMI 38.3，HbA$_{1c}$ 6.2%，減量目的で入院中の2型糖尿病患者．1400 kcalの食事療法下，CGMを用いてグリニド薬，低用量SU薬を投与した際の24時間の持続血糖値の推移を比較検討した．━食事療法のみ，⋯ナテグリニド270 mg/3×各食直前内服，━グリメピリド0.5 mg/1×朝食前内服を示す．本症例では，食後の血糖上昇のピークは食後1時間に認められ，ナテグリニドが各食後の血糖上昇を抑えているのが観察できる．一方，低用量グリメピリドは，朝食後の血糖上昇のピークにはほとんど影響を及ぼさず，朝食後2時間以降の血糖値を低下させる．このため，昼食前血糖はもっとも低値を示し，この結果として，昼食後血糖値も二次的に低下する．しかしながら，0.5 mgではその作用が夕食以降は持続しないためか，夕食後の血糖上昇は抑えられない．1 mg/1×へ増量すれば，朝食後や夕食後の血糖上昇を抑えられる可能性はあるものの，おそらく昼食前に低血糖を起こす確率が高いと推察される．すなわち，食後高血糖を念頭に置いたきめ細やかな血糖管理を行うに際して，本症例の24時間の持続血糖値の推移を見る限り，低用量SU薬ではグリニド薬の代用は不可能と考えられる．

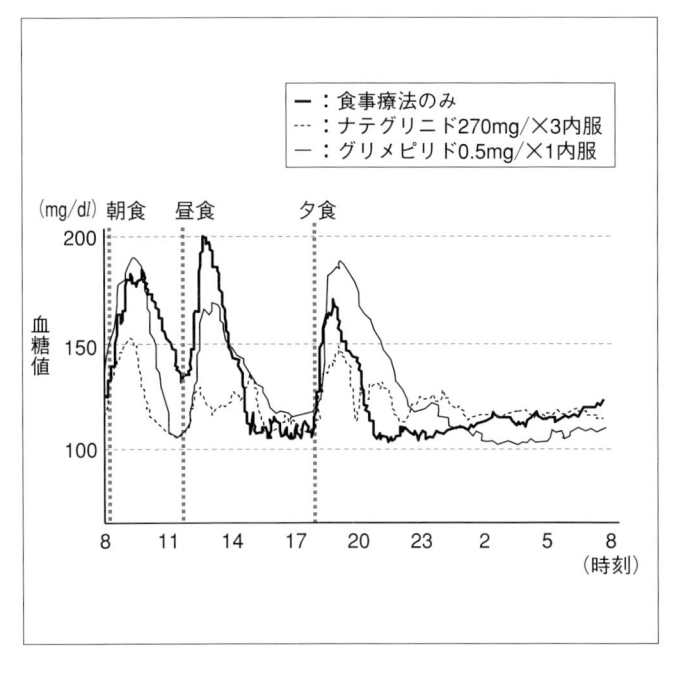

床試験が進行中である．

グリニド薬の脂肪肝に対する作用

次に，内臓脂肪蓄積例でよく見られる脂肪肝に対するグリニド薬の影響について述べたい．ナテグリニドが，高脂肪食摂取GKラットにおいてPPARαの下流にある肝臓内の脂肪燃焼系酵素を増加させることにより，肝臓内中性脂肪蓄積を抑制する成績[13]，さらには臨床的にNASH患者に対するナテグリニドの有効性[14]も報告されている．そして，この作用は門脈内でほぼ同じインスリン分泌動態を促すミチグリニドでは観察されないことから，インスリンの作用を介さないナテグリニドの肝臓への直接的な作用と推察されている[13]．われわれは，ナテグリニドにより脂肪肝が著明に改善し，休薬により再度悪化した2型糖尿病患者の一例を経験した（図4）[15]．さらに，drug naïveな肥満2型糖尿病患者18名を対象に，ナテグリニドを投与した際の肝臓内脂肪量の変化を腹部CT検査で評価したところ，有意に肝臓内脂肪量が減少することが確認された[16]．したがって，内臓脂肪蓄積やメタボリックシンドロームを伴うような脂肪肝を合併した食後高血糖が顕著な2型糖尿病で，特にdrug naïveな症例では，肝臓に対する作用からもナテグリニドは選択されるべき薬剤と考えられる．

グリニド薬の副作用

副作用に関して，速効・短時間型インスリン分泌刺激薬であるグリニド薬は，SU薬と比較して低血糖の頻度は明らかに少なく，また遷延する重篤な低血糖もきわめて稀とされている．しかしながら，副作用の頻度としては低血糖がもっとも多く，臨床試験段階でミチグリニドの場合5.6%程度との報告がある．また，長期投与に伴う二次無効について，ミチグリニドがグリベンクラミドと比較して，反復投与による薬効の減弱が少ないという動物実験成績が報告されており，臨床的にもSU薬と比べて二次無効の心配は少ないものと考えられる．

服薬指導の実際

本剤は，速効性のインスリン分泌刺激作用を介

図3 比較的良好な血糖コントロール状態でほぼ同等のHbA₁c値を示すグリニド薬単独投与中の症例とSU薬単独投与中の症例における1,5AG値の比較

過去6ヵ月間HbA₁cが6.0から7.5％の間で，安定した血糖コントロールが得られている41～75歳の外来通院中の2型糖尿病患者を対象とし，SU薬単独治療中症例25名（SU群：男性/女性：17/8，年齢：65±9，BMI：24.5±3.4）とグリニド薬単独治療中症例24名（グリニド群：男性/女性：18/6，年齢：66±10，BMI：24.0±4.1）を比較検討した．SU群は，グリメピリド（1～3mg/日）が7名，グリクラジド（20～40mg/日）が7名，グリベンクラミド（1.25～2.5mg/日）が11名であり，グリニド群は，ナテグリニド（270mg/日）が20名，ミチグリニド（30mg/日）が4名であった．HbA₁c値，GA値は両群間に有意差を認めなかったが，グリニド群の1,5AG値はSU群と比較して有意に（p<0.01）高値であり，1,5AG値が10μg/m*l* 未満を示した症例の頻度は，SU群：20/25（80.0％），グリニド群：9/24（38.0％）であり，有意に（p<0.01）SU群で高かった．

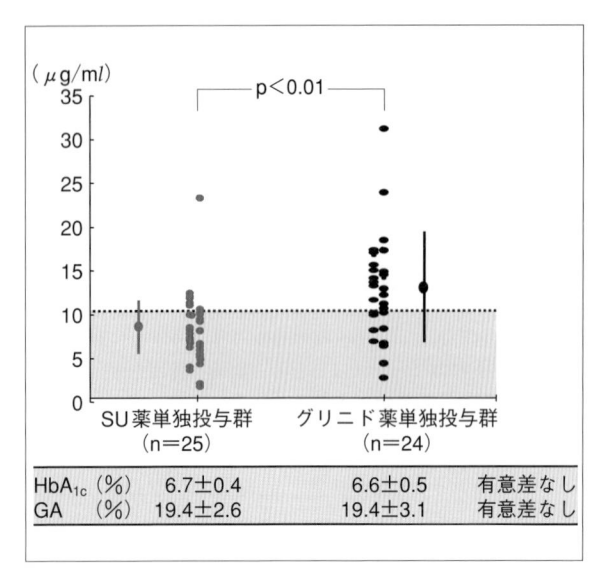

して，食後の血糖上昇を抑制する薬剤であることから，毎食の食直前に内服することが必要である．すなわち，内服してから食事摂取まで時間が経過すると食前の低血糖を起こす危険があり，逆に食後に内服した場合，その効果が減弱するため，食直前の内服の重要性について説明する必要がある．また，食事を摂取できない場合は，本剤も内服しないよう説明することも重要である．

グリニド薬とαグルコシダーゼ阻害薬（αGI）の違い

同じ食後高血糖改善薬として位置づけられているグリニド薬とαGIの違い，臨床的な使い分けについてはどのように考えたらよいのであろうか．現在のところ，副作用以外に明確な使い分けの結論は出ていない．両薬剤の食後高血糖改善作用が同じであるならば，短時間とはいえ膵β細胞を刺激しインスリン分泌を促す（αGIよりは膵臓の負荷が大きい？）グリニド薬の利点は何であろうか．われわれは，先のOLETFラットを用いて，ショ糖負荷後の門脈内のインスリン分泌動態や遊離脂肪酸に及ぼすαGIとナテグリニドの単回投与の効果を比較検討した[17]．その結果，末梢血におけるショ糖負荷後の血糖上昇抑制作用は両薬剤とも同程度であったにもかかわらず，門脈内のインスリン分泌動態，遊離脂肪酸の変化はまったく異なっていた．すなわち，αGIにより腸管からの糖吸収が抑制され血糖上昇が抑制されるとインスリン分泌も抑制されるため，脂肪細胞に対するインスリンの脂肪分解抑制が起こらず，結果として門脈内の遊離脂肪酸は低下しなかったのに対して，ナテグリニドにより急速に促されたインスリン分泌は，脂肪細胞に対して脂肪分解抑制に働き門脈内の遊離脂肪酸を一過性に低下させた．健常人では，食事のたびに急速に分泌されるインスリンにより門脈内の遊離脂肪酸が毎食後一過性に低下する現象が起こるのに対し，αGI投与時にはこのような現象は起こらないものと推察される．この門脈内の遊離脂肪酸は直接肝臓に流れ込むため，当然肝臓での中性脂肪合成，食後の脂質代謝に大きな影響を与えることが推察される．すなわち，初期インスリン分泌は単に食後高血糖の制御のみに関係しているのではなく，食後高脂血症を含めたさまざまな食後の代謝に関与していると考えられる．したがって，インスリン分泌の面からこの両者を使い分けるとするならば，初期インスリン分泌が低下している症例ではグリニド薬を，初期インスリン分泌が保たれていて，むしろインスリンが過剰に分泌している症例ではαGIが適応となるものと考えられる．

グリニド薬とαGIの併用の意義

グリニド薬が初期インスリン分泌を回復させ，

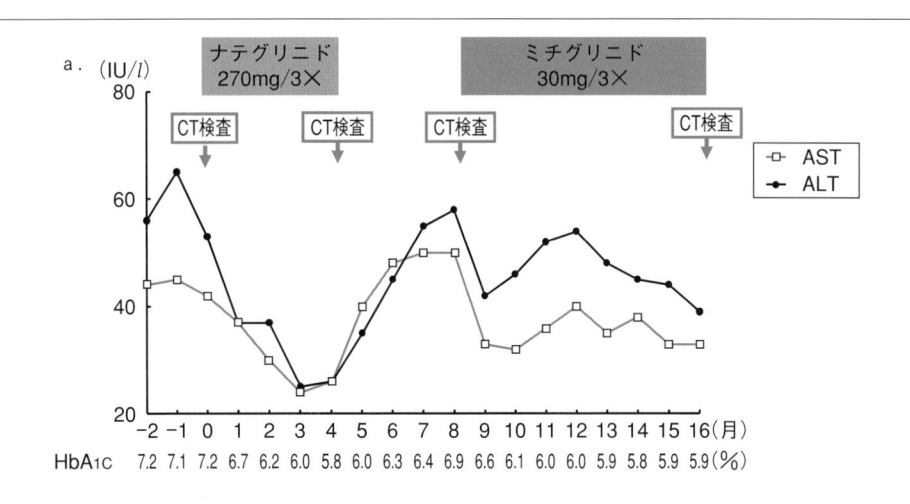

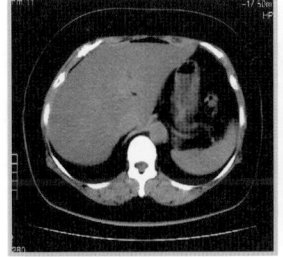

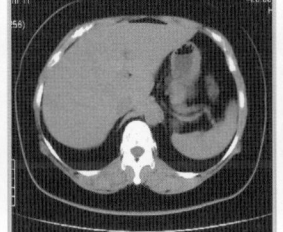

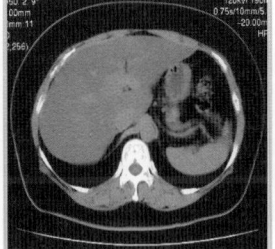

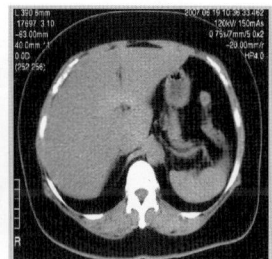

図4 ナテグリニドにより脂肪肝が著明に改善し,休薬により悪化,ミチグリニド投与により再度脂肪肝が改善した2型糖尿病患者の一例

ナテグリニド投与,休薬,ならびにミチグリニド投与に伴うAST,ALT,HbA1c値の推移(a)と肝臓内脂肪,内臓脂肪面積,皮下脂肪面積の変化(b)を示す.症例は,48歳,女性,BMI 29.8.7年前より糖尿病にて通院,食事療法のみにて良好な血糖コントロールが得られていた.飲酒歴なし.4年前から肝機能異常を指摘され,腹部超音波検査,腹部CT検査にて「脂肪肝」と診断されていた.飲酒歴はない.半年前からHbA1c値が上昇したため,ナテグリニド270 mg/日を開始したところ,HbA1c値は7.1%から5.8%に低下した.さらにこれに伴いALT,ASTは低下し正常化,腹部CT検査で肝/脾CT比が上昇(0.80→1.03)した.4ヵ月間の投薬後ナテグリニドを中止したところ,HbA1c値は上昇,ALT,ASTも上昇し腹部CT検査で肝/脾CT比は低下(1.03→0.58)した.そこで,4ヵ月間の休薬後ミチグリニドを開始したところ,HbA1c値の低下に伴いALT,ASTは再度低下し腹部CT検査で肝/脾CT比が再度上昇(0.58→0.90)した.また,経過に伴うBMI,内臓脂肪面積の顕著な変化は認めなかった.本症例は,グリニド薬が肝臓の脂肪蓄積を改善させた可能性を示す症例と考えられた.

単独で食後の高血糖を完全に改善させることができる糖尿病症例では,インスリン分泌の頂値が早まり,その後に続く食後のインスリン過剰分泌(食後高インスリン血症)も改善される可能性が考えられる.しかしながら,食後の高血糖が完全に改善されない症例では,当然のことながらグリニド薬のインスリン分泌刺激作用が消失した後も持続する食後の血糖上昇に対して,インスリン分泌が持続する結果となり,食後高インスリン血症は必ずしも是正されないものと考えられる.先のOLETFラットを用いて,ナテグリニド,ミグリトール単回投与の糖負荷後インスリン分泌に対す

図5 経口スクロース負荷後のインスリン分泌と血糖上昇に及ぼすグリニド薬とαグルコシダーゼ阻害薬の併用効果

生後24週齢肥満・糖尿病ラットに，一晩絶食後2.5 g/kgスクロース負荷試験を行った．スクロース負荷直前に，ミチグリニド0.3 mg/kg，ミグリトール0.75 mg/kg，ミチグリニドとミグリトール，対照としてカルボキシルメチルセルロースを経口投与し，経時的に門脈血と末梢血の採血を行った．ミチグリニド，ミグリトールは，いずれも糖負荷後の血糖値を低下させたが，両者の併用は，各々の単独投与よりもさらに糖負荷後血糖値を低下させた．ミチグリニドは，急速なスパイク状のインスリン分泌を促したが，投与後2時間以降のインスリン値は対照群と同様に推移した．ミグリトール投与後の門脈血インスリン値は，負荷前値から明確な頂値を示すことなく緩やかに上昇した．両者の併用は，ミチグリニド単独投与時と同じく急速なスパイク状のインスリン分泌を促したが，その頂値はミチグリニド単独投与時の約半分であり，投与後2時間以降では，負荷前値とほぼ同程度のインスリン値で推移した．ミチグリニドとミグリトールの併用投与により，ミチグリニド単独投与時に観察された初期インスリン分泌は著明に低下し，遅延過剰型のインスリン分泌も消失した．両薬物の併用投与は，ミチグリニド単独投与に比べ本ラットのインスリン分泌をより正常ラットの分泌動態に近づけ，さらにミチグリニドの単独投与時よりも少ない追加インスリン分泌量でより効果的に血糖上昇を抑制させることが示された．

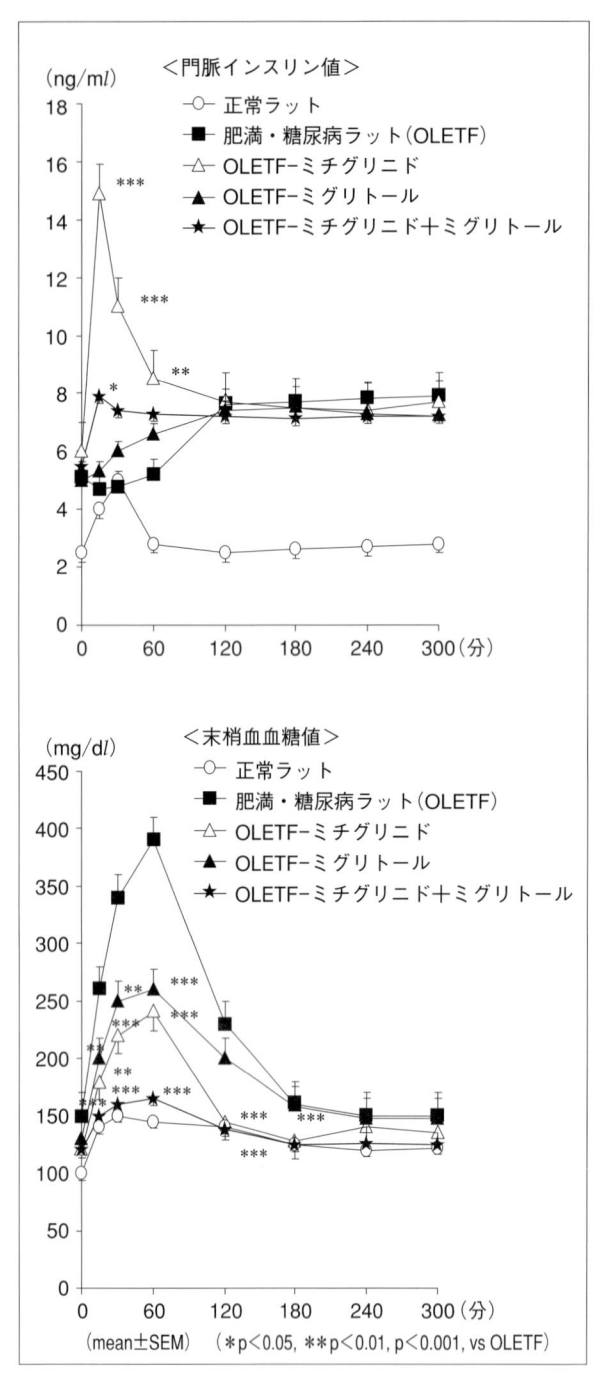

る併用効果を検討した成績では，両者の併用は，おのおのの血糖降下作用があいまって糖負荷後の血糖上昇を強力に抑制するのみならず，ナテグリニドによる初期インスリン分泌回復とミグリトールによるインスリン過剰分泌抑制の両者が重なり合って作用することにより正常対照ラットのインスリン分泌動態へと近づけた（図5）[18]．したがって，グリニド薬により初期インスリン分泌を回復させただけでは，食後の高血糖が完全に改善されない症例に対しては，食後の血糖値をより低下させて食後のインスリン過剰分泌を抑制するという点からも，αGIとの併用はまさに健常人の食後のインスリン分泌動態に近づける理にかなった治療法と考えられる．

文 献

1) Mori Y, Kitahara Y, Miura K, et al.：Role of early insulin secretion in post-glucose loading hyperglycemia and post-fat loading hyperlipidemia：Comparing nateglinide and glibenclamide for acute effects on insulin secretion in OLETF rats. Diabetes Obes Metab 6：422-431, 2004
2) Mori Y, et al.：Effects of mitiglinide on glucose-induced insulin release into the portal vein and fat-induced triglyceride elevation in prediabetic and diabetic OLETF rats. Endocrine 29：309-315, 2006
3) Mori Y, Ishii H, Hikita M, et al.：Clinical characteristics of nateglinide response as assessed by insulinogenic indices：Preliminary study to determined optimal indication for nateglinide. Adv Ther 20：352-359, 2003
4) Mori Y, Mamori S, Tajima N：Weight loss-associated changes in acute effects of nateglinide on insulin secretion after glucose loading：results of glucose loading on 2 consecutive days. Diabetes Obes Metab 7：182-188, 2005
5) Dungan KM, Buse JB, Largay J, et al.：1, 5-anhydroglucitol and postprandial hyperglycemia as measured by continuous glucose monitoring system in moderately controlled patients with diabetes. Diabetes Care 29：1214-1219, 2006
6) 森　豊, 田嶼尚子：食後高血糖と1,5AGに関する研究, 第1報：2型糖尿病患者におけるSMGBで評価した食後の血糖変動と1,5AGの関係. 糖尿病合併症 21(Suppl 1)：99, 2007
7) 森　豊, 田嶼尚子：食後高血糖と1,5AGに関する研究, 第3報：ほぼ同等のHbA$_1$c値を示すSU剤治療症例とグリニド製剤治療症例の1,5AG値の比較. 糖尿病合併症 21(Suppl 1)：102, 2007
8) Mori Y, Kuriyama G, Tajima N：Effects of nateglinide on the elevation of postprandial remnant-like particle triglyceride levels in Japanese patients with type 2 diabetes Assessment by meal tolerance test. Endocrine 25：203-206, 2004
9) Uchino H, Niwa M, Shimizu T, et al.：Impairment of early insulin responses after glucose load, rather than insulin resistance, is responsible for postprandial hyperglycemia seen in obese type 2 diabetes：assessment using nateglinide, a new insulin secretagogue. Endocr J 14：639-641, 2000
10) Shimabukuro M, Higa N, Takatsu N, et al.：A single dose of nateglinide improves post-challenge glucose metabolism and endothelial dysfunction in type 2 diabetic patients. Diabet Med 21：983-986, 2004
11) Assaloni R, Da Ros R, Quagliaro L, et al.：Effects of S21403 (mitiglinide) on postprandial generation of oxidative stress and inflammation in type 2 diabetic patients. Diabetologia 48：1919-1924, 2005
12) Esposito K, giugliano D, Nappo F, et al.：Regression of carotid atherosclerosis by control of postprandial hyperglycemia in type 2 diabetes mellitus. Circulation 110：214-219, 2004
13) 三根智幸, 三浦恭子, 梶岡季史, 他：高脂肪食摂取による肝中性脂肪蓄積に対するナテグリニドの効果の検討. Prog Med 25：1125-32, 2005
14) Morita Y, Ueno T, Sasaki N, et al.：Nateglinide is useful for nonalcoholic steatohepatitis (NASH) patients with type 2 diabetes. Hepatogastroenterology 52：1338-1343, 2005
15) 伊藤洋太, 森　豊, 田嶼尚子：ナテグリニドにより脂肪肝が著明に改善し, 休薬により再度悪化した2型糖尿病患者の1例. Diabetes Journal 36：152-156, 2008
16) 森　豊：肥満と糖尿病の薬物療法：グリニド系薬剤の機序と効果は？肥満と糖尿病 8：202-206, 2009
17) Mori Y, Kitahara Y, Miura K, et al.：Comparison of voglibose and nateglinide for their acute effects on insulin secretion and free fatty acid levels in OLETF rat portal blood after sucrose loading. Endocrine 23：39-43, 2004
18) Itoh Y, Mori Y, Ojima K, et al.：Effect of Miglitol Combined with Mitiglinide on Portal Insulin Secretion and Peripheral Plasma Glucose Elevation After Oral Sucose Loading in Spontaneously Obese-Diabetic Rats. Diabetes 58(Suppl 1)：A131, 2009

3. αグルコシダーゼ阻害薬

中山　志保　綿田　裕孝　河盛　隆造
(順天堂大学医学部　代謝内分泌学)

- αGI投与の目的は，食後高血糖の改善による合併症予防である．
- 食後高血糖の患者にはαGIの併用療法を考慮する．
- αGIの服用当初には腹満感や放屁などの腹部症状が生じるため少量から開始し，漸増するよう内服方法を指導する．
- 毎食直前の内服を遵守させ，効果不十分な時は服薬コンプライアンスを確認する．
- 開腹手術の既往または腸閉塞の既往のある患者，重篤な肝機能障害，腎機能障害のある患者では副作用に十分注意し慎重に投与する．

Key Words　糖尿病，αグルコシダーゼ阻害薬，大血管障害，食後高血糖，併用療法

　ほとんどの食物中の糖質は，でんぷんなどの多糖類，ショ糖などの二糖類として存在している．これらの消化の最終段階では，二糖類や，オリゴ糖を単糖類に分解するマルターゼ，スクラーゼなどのαグルコシダーゼと呼ばれる二糖類分解酵素が機能している．

　αグルコシダーゼ阻害薬（以下，αGI）は，主に小腸上部でαグルコシダーゼの活性を阻害することにより，グルコース，フルクトースなどの単糖の生成と吸収を抑制し，結果として食後の血糖上昇を緩徐にする薬剤である．αGIは，主に，食後早期のインスリン分泌の低下した軽症糖尿病患者に対して，遅延するインスリン分泌と，食後の血糖上昇のタイミングを合わせ食後の高血糖を改善する目的で投与されている薬剤である．現在本邦で使用可能なαGIは，アカルボース（グルコバイ®），ボグリボース（ベイスン®），ミグリトール（セイブル®）である．

　本稿では，αGIの臨床効果についてのエビデンスや，具体的な使用方法，また実地臨床で役立つ各種糖尿病治療薬とαGIの併用の方法，および効果について述べたい．

食後高血糖是正の意義： 食後高血糖と大血管障害

　食後高血糖と心血管疾患との関連に関して，数々の研究結果が発表されている．

　25364例の糖尿病と診断されていないヨーロッパ人を対象にしたDiabetes Epidemiology：Collaborative analysis of Diagonostic criteria in Europe（DECODE）Study[1]では，OGTT2時間血糖値が，心血管疾患による死亡や全死亡の独立した危険因子であることが示された．ドイツで行われたDiabetes Intervention Study（DIS）[2]では，994例について11年間の追跡結果を解析したところ，空腹時血糖値が良好でも，朝食後1時間血糖値が180 mg/dl以上の場合には，心筋梗塞の発症率が有意に上昇することが示された．また，日本人を対象にしたThe Funagata Diabetes Study[3]では，山形県舟形町の地域住民を対象とし，正常耐糖能，耐糖能障害，糖尿病の群について心血管疾患の累積生存率を検討した結果，WHOの基準によるIGTは糖尿病と同様に心血管の危険因子であることが示された．さらには，動脈硬化の指標としてIMTを用いた検討で，

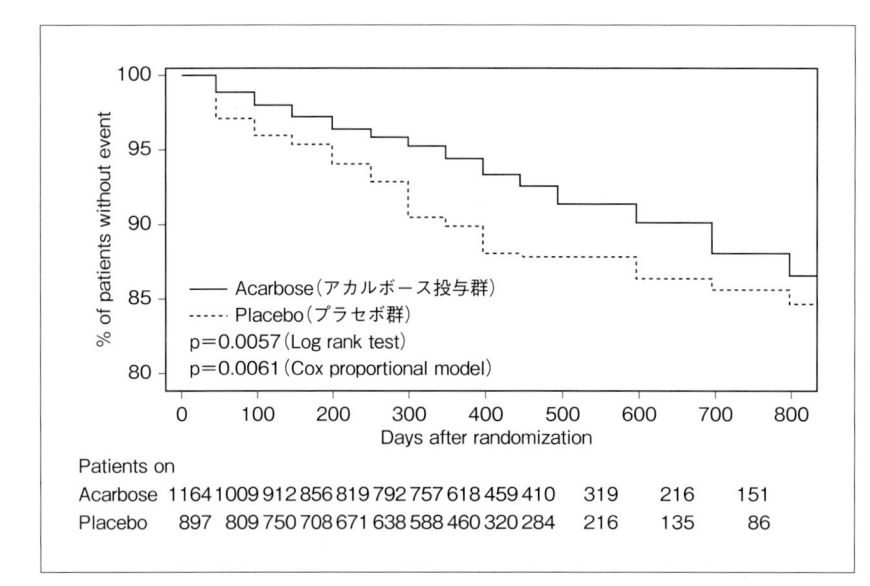

図1 アカルボース投与群とプラセボ投与群における心血管イベントの Kaplan-Meier 生存曲線
(Hanefeld M, et al.: Eur Heart J 25: 10-16, 2004 より引用)

785名を対象にドイツで行われた Risk Factors Impaired Glucose Tolerance (IGT) for Atherosclerosis and Diabetes (RIAD) Study 2000[4]では，OGTT2時間血糖値がIMTと強く相関しており，OGTT2時間血糖値が動脈硬化の危険因子であることが示された．これらの結果から，食後高血糖が動脈硬化性疾患のリスクとなることは明らかである．それでは，食後血糖の是正により心血管イベントは予防できるのであろうか？ IGTを対象に，αGIによる食後高血糖抑制効果が，動脈硬化に与える影響を検討した The Stop NIDDM (Study to Prevent Non-Insulin-Dependent Diabetes Mellitus) Trial[5]では，αGIを投与した群で，プラセボ投与群に比べて，高血圧の新たな発症，心筋梗塞，脳梗塞の発症が顕著に抑制された．この試験結果から，毎食後の血糖上昇の抑制が，動脈硬化を抑制する可能性が示唆された．また，2,280例の血糖コントロール不良の2型糖尿病に対するαGIの効果を検証したメタ解析である MERIA[7] (Meta-analysis of Risk Improvement with Acarbose 7)[6]においては，試験開始12ヵ月後，プラセボ投与群に比べて，αGI投与群では，急性心筋梗塞発症のリスク軽減率が64％，すべての心血管発症のリスク軽減率が35％抑制されたことが示された（図1）．

これらの結果から，αGIを用いて糖尿病患者の食後高血糖を抑制することが大血管障害発症のリスクを抑制すると考えられる．軽症糖尿病患者に対しては，αGI単独で効果が期待できる．しかし，実地臨床では，すでにSU薬などの経口血糖降下薬内服中の2型糖尿病患者や内因性インスリン分泌が低下しインスリン治療中の2型糖尿病患者，内因性インスリン分泌の枯渇してしまっているインスリン治療中の1型糖尿病患者を多数認める．このような患者に対してαGIを併用する意義はあるのだろうか．そのエビデンスについて以下に述べる．

インスリン療法と αGI の併用

糖尿病治療の目的は，細小血管・大血管障害の発症予防，進展抑制である．1型糖尿病患者や，内因性インスリン分泌が低下し，SU薬二次無効となった2型糖尿病患者にとっては，インスリン皮下注射によって，より生理的なインスリン分泌を再現し，良好な血糖値を維持することが何より求められる．インスリン療法に，経口薬を併用する主な目的は，体重増加や，低血糖を避けながら，インスリン単独療法では不十分な血糖プロファイルを是正し，インスリン使用量を軽減することである．

既述のように，食後高血糖は，大血管障害の危

険因子であることが数々の研究で明らかになっている．このことから，インスリン単独では，食後高血糖が十分に改善できない場合は，αGIを併用し食後高血糖を改善する必要があることは明らかであろう．以下にそれぞれのインスリンの特徴とαGI併用との有効性について述べる．

1．2型糖尿病患者に対する具体的な使用方法

現在多様なインスリン製剤が使用されている．作用時間によって，超速効型，速効型，中間型，持効型，速効型と中間型の混合製剤，超速効型と中間型の混合製剤に大別される．

以下にインスリンの種類別にエビデンスを紹介する．

2型糖尿病患者の血糖コントロールと合併症の発症についての大規模研究において，英国で2型糖尿病患者5102例に対して行われたUKPDS (United Kingdom Prospective Diabetes Study[7])では，平均10年間の追跡で，平均HbA$_{1c}$7%の強化療法群（インスリン，SU薬による治療）では，7.9%の従来療法群（食事療法，薬物療法）に比べて細小血管合併症のリスクが25%低下したが，大血管合併症については，有意な低下は認められなかった．また，2型糖尿病患者110人を対象に行われたKumamoto Study[8]では，インスリン頻回注射群は，従来インスリン療法群に比し，細小血管障害を有意に抑制し，有意差はないものの，大血管症発症を大きく抑制した．これらの研究結果から，インスリン治療中の2型糖尿病患者の合併症抑制のためには，強化インスリン療法による厳格な血糖コントロールが重要であることが示されている．そのため，現在2型糖尿病患者に対するインスリン治療の第一選択は，速効型+中間型インスリン，超速効型インスリン+持効型インスリンを組み合わせた1日4回の強化インスリン療法である．

そこで，2型糖尿病患者における速効型インスリン，超速効型インスリンとαGIの併用について述べたい．

2．速効型インスリンとの併用

速効型インスリン製剤は，皮下注射後，効果発現まで約30分かかるため，食事30分前に皮下注射をしなければならない．また，最大効果は約2時間後のため，食後の高血糖のピークと，インスリンの効果のピークをあわせることが難しく，食後の高血糖を十分に抑制することができない．しかし，食後血糖をさらに低下させる目的で，インスリン単位量を増量すると，次の食前に低血糖となる頻度が高くなることが多い．さらに，速効型インスリン皮下注射後から食事開始までの時間がばらつくと血糖変動も大きくなってしまう問題点がある．インスリン治療にαGIを併用する目的は，HbA$_{1c}$の改善，大血管障害のリスクである食後高血糖の改善，次に総インスリン単位数の減量である．Chiassonらは，1994年にはじめてインスリン治療中の2型糖尿病患者に対して，αGIを併用することで，安全に，食後血糖を改善し，その結果HbA$_{1c}$も改善することを示した[9]（図2）．

また，インスリン治療中の2型糖尿病患者219人を対象とした検討では，24週間アカルボースを投与した群は，プラセボ群に比し，HbA$_{1c}$の0.4%，総インスリン必要量の8.3%の有意な低下が認められた[10]．速効型インスリン治療中の日本人2型糖尿病患者に，アカルボース300 mg/日を1週間投与した検討では，血糖変動の幅が小さくなり，尿糖およびインスリン必要量が低下したことが示された．なおいずれの症例でも低血糖症状は認めず，消化器症状のためαGIを中止したのは9例中1例であった（図3）[11]．

1998年Kelleyらは，インスリン治療中で血糖コントロール不良な2型糖尿病患者195例を無作為にプラセボ投与群とアカルボース投与群に分けたところ，アカルボース群では，HbA$_{1c}$，食後血糖値，中性脂肪の有意な低下が認められた[12]．

これらの結果から，速効型インスリン治療中の2型糖尿病患者にαGIを併用することによって，血糖変動幅の減少，総インスリン必要量の減量，食後血糖値の改善，HbA$_{1c}$の改善を期待できることが示された．

3．超速効型インスリンとの併用

速効型インスリンの問題点を解消する目的で，インスリンアナログ製剤である超速効型インスリン製剤が開発され，2001年より臨床で使用されるようになった．超速効型インスリン製剤は，速

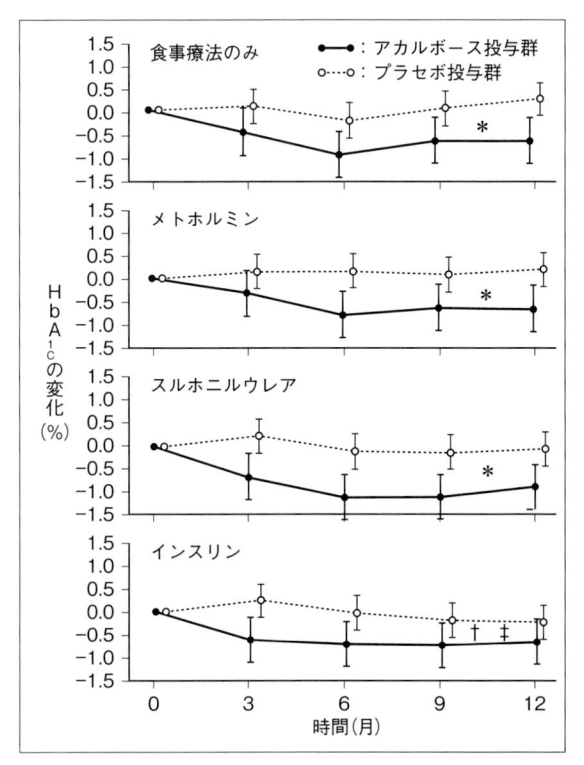

図2 治療群におけるアカルボースもしくはプラセボ投与群のHbA₁cへの効果

*p≤0.010, †p=0.077. p値：アカルボース投与群およびプラセボ投与群のベースラインと12カ月後の変化. ‡p=0.01 by covariance analysis. ‡p=0.01. 共分散解析による.
(Chiasson JL, et al.：Ann Intern Med 121：928-935, 1994 より引用)

効型と比べ，血中最大濃度到達時間は，約30分と約半分であり，また血中最大濃度は約2倍高い．そして，多数の臨床試験成績から，速効型インスリン製剤では十分抑制できなかった食後高血糖が，超速効型インスリン製剤で有意に抑制されることが示された[13~16]．

また，2型糖尿病患者を速効型インスリン投与群と超速効型インスリン投与群に分け，食後高血糖と血管内皮機能を比較した検討では，超速効型インスリン投与群のほうが，食後高血糖を有意に抑制し，血管内皮機能も改善させることが示されている[17]．

それでは，超速効型インスリン治療中の患者に対して，αGIを併用することは，有効なのであろうか？ 食後血糖上昇を緩徐にすると逆に血糖プロファイルを乱してしまうのではないか？ 現実的には，速効型インスリンにαGI併用している患者を，超速効型インスリン治療に変更する場合，αGIを中止するべきなのか？ という疑問ももたれる．

超速効型インスリンリスプロで治療中の2型糖尿病患者30人を対象に，アカルボース300mg/日投与群と，プラセボ群とに分け標準的な朝食摂取後の30分間隔の血糖プロファイルを評価したところ，アカルボース群では，食後90分の血糖値がプラセボ群の約半分となり，0～240分の血糖値，Cペプチド，血清インスリン値のAUCが有意に低下した[18]．この結果から，超速効型インスリンにさらにαGIを併用することで，食後血糖値やインスリンプロファイルの改善効果があることが示された．

4. 中間型，混合型インスリン製剤との併用

インスリンの治療において，強化インスリン療法が第一選択であると考えられるが，QOLを考慮し，1日2回もしくは1回しかインスリン皮下注射ができない場合もある．2003年12月に，ノボラピッド30ミックス®，2005年には，ヒューマログ50ミックス®が発売され，混合製剤でも以前よりは，食後の高血糖を抑制することが可能となった．しかし，1日2回投与では，昼食後の血糖値が上昇するため，昼食時に併用するなど，患者の状態，年齢，消化器症状の程度などを考慮しながら使用する必要がある．

5. 1型糖尿病患者に対する具体的な使用方法

1型糖尿病患者1,441例を対象としたDCCT (Diabetes Control and Complications Trail) では，強化インスリン療法群（CSIIまたは，インスリン注射回数3回以上）の方が，従来療法群（インスリン注射回数2回以下）に比し，細小血管合併症の発症，進展を有意に抑制することが示された[19]．

1型糖尿病患者は，内因性インスリン分泌が欠如しているため，インスリン頻回注射によって，インスリン基礎分泌を中間型インスリン，もしくは持効型インスリンで補充し，追加分泌を速効型インスリンもしくは超速効型インスリンで補充す

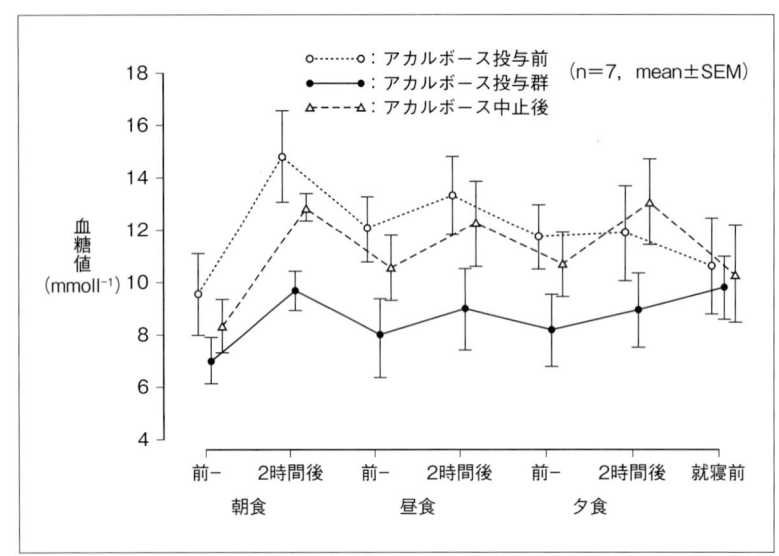

図3 アカルボース投与前・投与群・中止後の平均血糖値
(Hotta N, et al.：Diabet Med 10：355-358, 1993 より引用)

ることが基本治療法である．また，インスリン持続皮下注入療法（continuous subcutaneous insulin infusion therapy：CSII）を行い，より生理的なインスリン分泌に近づけるようにする治療法もある．

2003年に発売された，持効型インスリン製剤であるインスリングラルギンは，ピークがなく約24時間効果が持続する．インスリングラルギンと，超速効型インスリン製剤の併用で，生理的分泌パターンに近いインスリン動態の実現が可能となった．1型糖尿病患者にさらに，αGIを併用することは有効であるのだろうか？ 121人の1型糖尿病患者を対象とし，24週間追跡した多施設，二重盲検の研究の結果，アカルボースを最初の2週間150 mg/日，その後300 mg/日投与した群では，プラセボ群に比べて，食後2時間の血糖値を有意に低下させたが，HbA_{1c}と低血糖の出現回数に有意差はなかった．血糖コントロール不良の1型糖尿病患者に対してαGIの併用が，体重増加や，低血糖症状の出現をきたさずに食後血糖を改善することが示された[20]．また，1型糖尿病患者をアカルボース投与群，プラセボ群に分け，36週間にわたって追跡した結果，アカルボース群は，テストミール摂取60分後の平均血糖値，HbA_{1c}が有意に低下したが，低血糖出現に関して有意差はなかった[21]．

したがって1型糖尿患者に対しても，αGIの効果が期待できることが示されている．

●SU薬とαGIの併用

SU薬は膵β細胞表面に存在するSU受容体に結合し，インスリン分泌を促進しインスリン総量を増加させるが，急峻なインスリン追加分泌を再現させ得ない．そのため食後高血糖の改善を期待してSU薬を増量すると不必要な相対的高インスリン血症となり，低血糖や体重増加などのリスクが高くなる．SU薬とαGI併用で期待できる効果は，食後血糖値の低下とそれに伴うHbA_{1c}の低下である．加えてSU薬の減量も可能となることもあり，膵β細胞の機能保持にも有利であると考えられる．注意すべき点は，低血糖であるが，その予防策として私共は少量のSU薬で管理されている症例に対してはあらかじめSU薬を減量しαGIを開始することが有用であることを示している[22]．

●グリニド系薬剤とαGIの併用

グリニド系薬剤は，膵β細胞表面のSU受容体に結合し，早期インスリン分泌を刺激することで食後高血糖を改善する．食後高血糖を改善する薬

剤という点では αGI と同じであるが作用機序が異なるため，両者の併用で食後高血糖はさらに低下することが示されている[23]．

チアゾリジン薬，ビグアナイド薬と αGI の併用

チアゾリジン薬は脂肪細胞の分化を亢進させることにより，アディポネクチンを増加させ，TNFα を減少させることにより，インスリン作用を亢進させると考えられている．既報では，末梢組織での糖取り込みの増加，肝での糖産生の抑制，脂肪細胞での脂肪酸の取り込み，貯蔵の増加も報告されている．肝臓での糖産生の抑制や筋肉での糖取り込みを促進させるインスリン抵抗性改善薬であるビグアナイド薬と，チアゾリジン薬の血糖降下作用に関する比較検討も行われている[24]．その結果，ピオグリタゾンは，メトホルミンと同等の血糖降下作用に加えて，膵 β 細胞からのインスリンを有効に利用し，食後血糖を改善することによって大血管障害を抑制する可能性が示された．肥満によるインスリン抵抗性の関与が，糖尿病の病態に大きく関与している症例では，内因性インスリン分泌が保たれているケースが多く，αGI の併用はインスリン分泌を促進せず高インスリン血症を改善する意味でも有用であると考えられる．

まとめ

糖尿病患者は，合併症進展抑制の観点から食後 2 時間血糖値が 140 mg/dl 以下を目標に治療する．そのため，他の治療法で食後血糖が十分に低下しない患者に対しては，αGI を併用した方がよい．特に速効型インスリン製剤，混合インスリン製剤では，食後高血糖の抑制効果が乏しいため，αGI 併用の効果が高いと考えられる．また，肥満患者に対しては，長期的な αGI の併用により，総インスリン量の減量とともに，体重減少も期待できるのではないかと考えられる．

患者にとって，合併症予防，QOL，薬物の副作用の点を，総合的に判断したうえで αGI を併用することによって，よりよい血糖コントロールが可能である．

文献

1) Glucose tolerance and mortality : comparison of WHO and American Diabetes Association diagnostic criteria. The DECODE study group. European Diabetes Epidemiology Group. Diabetes Epidemiology : Collaborative analysis Of Diagnostic criteria in Europe. Lancet 354 : 617-621, 1999
2) Hanefeld M, Fischer S, Julius U, et al. : Risk factors for myocardial infarction and death in newly detected NIDDM : the Diabetes Intervention Study, 11-year follow-up. Diabetologia 39 : 1577-1583, 1996
3) Tominaga M, Eguchi H, Manaka H, et al. : Impaired glucose tolerance is a risk factor for cardiovascular disease, but not impaired fasting glucose. The Funagata Diabetes Study. Diabetes Care 22 : 920-924, 1999
4) Hanefeld M, Koehler C, Henkel E, et al. : Post-challenge hyperglycaemia relates more strongly than fasting hyperglycaemia with carotid intima-media thickness : the RIAD Study. Risk Factors in Impaired Glucose Tolerance for Atherosclerosis and Diabetes. Diabet Med 17 : 835-840, 2000
5) Chiasson JL, Josse RG, Gomis R, et al. : Acarbose for prevention of type 2 diabetes mellitus : the STOP-NIDDM randomised trial. Lancet 359 : 2072-2077, 2002
6) Hanefeld M, Cagatay M, Petrowitsch T, et al. : Acarbose reduces the risk for myocardial infarction in type 2 diabetic patients : meta-analysis of seven long-term studies. Eur Heart J 25 : 10-16, 2004
7) Intensive blood-glucose control with sulphonylureas or insulin compared with conventional treatment and risk of complications in patients with type 2 diabetes (UKPDS 33). UK Prospective Diabetes Study (UKPDS) Group. Lancet 352 : 837-853, 1998
8) Shichiri M, Kishikawa H, Ohkubo Y, et al. : Long-term results of the Kumamoto Study on optimal diabetes control in type 2 diabetic patients. Diabetes Care 23 (Suppl 2) : B21-29, 2000
9) Chiasson JL, Josse RG, Hunt JA, et al. : The efficacy of acarbose in the treatment of patients with non-insulin-dependent diabetes mellitus. A multicenter controlled clinical trial. Ann Intern Med 121 : 928-935, 1994
10) Coniff RF, Shapiro JA, Seaton TB, et al. : A double-blind placebo-controlled trial evaluating the safety and efficacy of acarbose for the treatment of patients with insulin-requiring type II diabetes. Diabetes Care 18 : 928-932, 1995
11) Hotta N, Kakuta H, Koh N, et al. : The effect of acarbose on blood glucose profiles of type 2 diabetic patients receiving insulin therapy. Diabet Med 10 : 355-358, 1993
12) Kelley DE, Bidot P, Freedman Z, et al. : Efficacy and safety of acarbose in insulin-treated patients with type 2 diabetes. Diabetes Care 21 : 2056-2061, 1998
13) Home PD, Lindholm A, Riis A : Insulin aspart vs. human insulin in the management of long-term blood glucose

14) Raskin P, Guthrie RA, Leiter L, et al.: Use of insulin aspart, a fast-acting insulin analog, as the mealtime insulin in the management of patients with type 1 diabetes. Diabetes Care 23: 583-588, 2000
15) Anderson JH Jr, Brunelle RL, Koivisto VA, et al.: Reduction of postprandial hyperglycemia and frequency of hypoglycemia in IDDM patients on insulin-analog treatment. Multicenter Insulin Lispro Study Group. Diabetes 46: 265-270, 1997
16) Anderson JH Jr, Brunelle RL, Keohane P, et al.: Mealtime treatment with insulin analog improves postprandial hyperglycemia and hypoglycemia in patients with non-insulin-dependent diabetes mellitus. Multicenter Insulin Lispro Study Group. Arch Intern Med 157: 1249-1255, 1997
17) Ceriello A, Cavarape A, Martinelli L, et al.: The postprandial state in Type 2 diabetes and endothelial dysfunction: effects of insulin aspart. Diabet Med 21: 171-175, 2004
18) Hermanns N, Burkert A, Haak T: The addition of acarbose to insulin lispro reduces acute glycaemic responses in patients with type-2 diabetes. Exp Clin Endocrinol Diabetes 112: 310-314, 2004
19) Retinopathy and nephropathy in patients with type 1 diabetes four years after a trial of intensive therapy. The Diabetes Control and Complications Trial/Epidemiology of Diabetes Interventions and Complications Research Group. N Engl J Med 342: 381-389, 2000
20) Riccardi G, Giacco R, Parillo M, et al.: Efficacy and safety of acarbose in the treatment of Type 1 diabetes mellitus: a placebo-controlled, double-blind, multicentre study. Diabet Med 16: 228-232, 1999
21) Hollander P, Pi-Sunyer X, Coniff RF: Acarbose in the treatment of type I diabetes. Diabetes Care 20: 248-253, 1997
22) 河盛隆造, 他: 糖質水解酵素阻害剤の追加療法がSU剤治療NIDDMの血糖管理に与える影響. 糖尿病 39: 527-530, 1996
23) 森　豊: グリニド系薬剤の機序と効果は？. 肥満と糖尿病 7: 858-861, 2008
24) Schernthaner G, Matthews DR, Charbonel B, et al.: Efficacy and safety of pioglitazon versus metformin in patients with type 2 diabetes mellitus: a double-blind, randomized trial. J Clin Endocrinol Metab 89: 6068-6076, 2004

4. ビグアナイド薬

犬飼　敏彦
（獨協医科大学越谷病院　内分泌代謝・血液・神経内科）

- かつて，乳酸アシドーシスの副作用報告が相次いだが，その効能の再評価が進み，最近では臨床的に見直されている．
- 現在日本では，メトホルミンおよびブホルミンが臨床で用いられている．
- 薬理作用機序は，肝臓での糖放出の抑制，骨格筋での糖利用の亢進などの膵外作用である．
- 他の治療薬に比べ体重増加をきたしにくいことが知られている．
- 最近，AMP-kinase の活性化作用を持つことが話題を呼んでいる．

Key Words　ビグアナイド薬，インスリン抵抗性，AMPK，メトホルミン，膵外作用，乳酸アシドーシス

薬剤の歴史的背景

ビグアナイド（BG）薬は，1950 年代にグアニジン誘導体として合成されたフェンホルミン，ブホルミン，メトホルミンなどの総称である．1970 年代に致命的な乳酸アシドーシスの副作用報告が相次ぎ，1977 年，米国で全製品の使用が禁止となった．日本でも使用頻度が激減したが，近年その効能の再評価が進み，米国では再度の臨床試験を経て 1995 年にメトホルミンの使用が許可された．現在日本で発売されているのは塩酸メトホルミンと塩酸ブホルミンの 2 種類のみである．その用法と特徴については表 1 にまとめた．

薬理作用機序

BG 薬は，肝臓での糖放出の抑制，骨格筋での糖利用の亢進，小腸からの糖吸収の抑制，脂肪組織での脂肪分解の抑制，plasminogen activator inhibitor-1（PAI-1）の低下など多彩な膵外作用を示す．しかしインスリン分泌促進作用は有さない．最近，AMP-activated protein kinase（AMPK）の活性化作用を持つことが判明した（**図 1**）[1]．AMPK は骨格筋へのグルコース取り込みの刺激や肝臓における糖新生の抑制と密接に関連している．また，視床下部に存在する AMPK が摂食行動の調節に必要であることも実証されており，BG 薬の食欲抑制作用をもたらす機序の 1

表 1　ビグアナイド薬の種類

一般名	商品名（主なもの）	血中半減期（時間）	作用時間（時間）	1 錠中の含有量（mg）	1 日の使用量（mg）
塩酸メトホルミン	グリコラン メルビン メデット	1.5～4.7	6～14	250	250～750
塩酸ブホルミン	ジベトス B ジベトン S	3	6～14	50	50～150

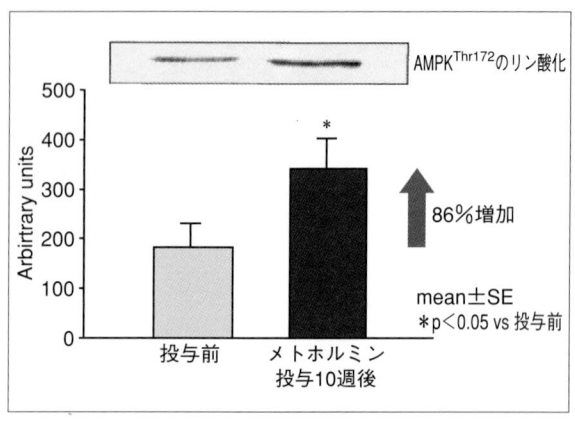

図1 メトホルミンによるAMPキナーゼの活性化～投与患者の骨格筋にて～
(Musi N, et al.: Diabetes 51 : 2074-2081, 2002 より改変)

つとして注目されている.

適用と禁忌

1. 適用

BG薬はチアゾリジン系薬剤とは異なり，HOMA-Rよりも空腹時血糖値に対する効果の方が確実である．すなわち，BG薬は肝臓の糖産生亢進に伴う早期空腹時血糖の上昇を主徴とする患者でより有効である．本剤単独での低血糖発来はほとんどない.

また，食欲抑制効果があり体重が増えにくいことから，食事・運動療法が守れず体重コントロールに苦慮する症例に対しては有用である．欧州では1993年に肥満型糖尿病の第1選択薬として位置付けられた．一方，米国テキサス州のガイドラインのなかでも，本薬の心血管疾患の発症予防を目的とした投与も推奨されている.

併用療法に関する有用性については，DeFronzoら[2]による米国の報告が挙げられ，肥満型2型糖尿病患者に対するメトホルミン/SU薬の併用療法においてSU薬単独に比し，空腹時血糖，HbA1cの有意な改善を認めている．一方，Inzucchiら[3]もチアゾリジン誘導体薬剤とメトホルミン併用療法では，単独療法に比し，空腹時血糖，HbA1cの顕著な改善を観察しており，薬理機序の異なるチアゾリジン誘導体薬剤との併用効果を重

視している.

2. 禁忌

BG薬は主に腎臓から排泄され，腎機能低下例では本剤の血中濃度が急速に上昇する．このため，血清クレアチニンが1.5mg/dl以上の腎不全症例では使用禁忌である．特に高齢者では腎予備能の低下があるため乳酸アシドーシスを起こしやすく，米国では腎機能障害の有無を問わず80歳以上が禁忌となっている．乳酸アシドーシスが発症しやすい病態として，腎機能障害，造影剤使用時，肝機能障害，心血管系・肺機能の高度障害，過度のアルコール摂取，脱水症，下痢・嘔吐などの胃腸障害，高齢者などが挙げられ，これらの症例に遭遇した際には，本剤投与には細心の注意を要する.

大規模臨床試験によるエビデンス

メトホルミンの評価を高めたのは英国を中心としたUKPDS（United Kingdom Prospective Diabetes Study）である[4]．本試験により，肥満を伴う2型糖尿病患者ではメトホルミンを用いた強化療法により，糖尿病関連合併症，糖尿病関連の死亡，全死亡などを有意に抑制できることが示された（**図2**）．さらに本剤は，インスリン，SU薬を用いた強化療法に比べ，糖尿病関連合併症，全死亡，脳卒中発症の危険性をより低下させ，他の治療薬に比べ体重増加をきたし難いことも報告された.

一方，メトホルミンの糖尿病発症予防に関する有用性に関しては，米国におけるDiabetes Prevention Program（DPP）の大規模臨床研究が知られている[5]．米国での3,234例の耐糖能異常患者を対象として，プラセボ，メトホルミン投与群，生活習慣改善群の3群に分けて平均2.8年の観察を行った．その結果，糖尿病発症率は生活習慣改善群，メトホルミン群，プラセボ群の順に低く，プラセボ群に比しての糖尿病相対発症率の低下は，メトホルミン群31%，生活習慣改善群で58%であった（**図3**）．この研究を通じ，メトホルミンの糖尿病発症予防効果と生活習慣改善の重要性が示唆された.

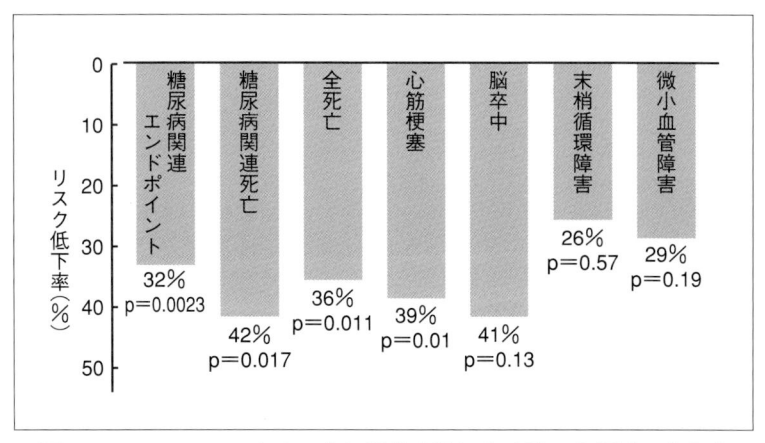

図2 UKPDS34：メトホルミン強化療法によるリスク軽減〜食事療法主体の通常療法との比較〜
(UKPDS group：Lancet 352：854-865, 1998 より改変)

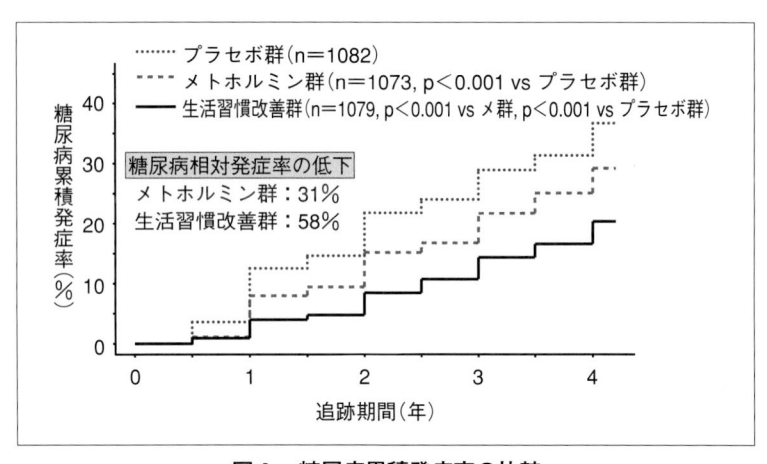

図3 糖尿病累積発症率の比較
(Knowler WC, et al.：N Engl J Med 346：393-403, 2002 より改変)

また最近では，欧州におけるDARTS（Diabetes Audit and Research in Tayside Scotland）とMEMO（Medicines Monitoring Unit）のデータを使用した5,730例の2型糖尿病患者の最大8年間追求した解析研究が注目されている[6]．本研究ではメトホルミン単独投与に比べ，SU薬単独，SU薬とメトホルミンの併用は心血管障害のアウトカムのハイリスクであると結論付けている．

まとめ

BG薬の使用は，かつては乳酸アシドーシスの多発により敬遠されていたが，現在では肥満合併の糖尿病患者にはその臨床的有効性が評価されている．また，他系統の薬剤との併用効果も確認されている．ただし，高齢者あるいは腎障害・肝障害を有した患者では，原則として使用は避けるべきであり，その適用に対しては十分な配慮が必要であることを強調して，稿を閉じたい．

文献

1) Musi N, Hirshman MF, Nygren J, et al.：Metformin increases AMP-activated protein kinase activity in skeletal muscle of subjects with type 2 diabetes. Diabetes 51：2074-2081, 2002

2) DeFronzo RA, Goodman AM : Efficacy of metformin in patients with non-insulin dependent diabetes mellitus. the Multicenter Metformin Study Group. N Engl J Med **333** : 541-549, 1995
3) Inzucchi SE, Maggs DG, Spollett GR, et al. : Efficacy and metabolic effects of metformin and troglitazone in type II diabetes mellitus. N Engl J Med **338** : 867-872, 1998
4) UK Prospective Diabetes Study (UKPDS) Group : Effect of intensive blood-glucose control with metformin on complications in overweight patients with type 2 diabetes (UKPDS 34). Lancet **352** : 854-865, 1998
5) Knowler WC, Barrett-Connor E, Fowler SE, et al. : Diabetes Prevention Program Research Group : Reduction in the incidence of type 2 diabetes with lifestyle intervention or metformin. N Engl J Med **346** : 393-403, 2002
6) Evans JMM, Ogston SA, Emslie-Smith A, et al. : Risk of mortality and adverse cardiovascular outcomes in type 2 diabetes.Diabetologia **49** : 930-936, 2006

5. チアゾリジン系薬

川原　順子
(富山赤十字病院　内科)

浦風　雅春　戸邉　一之
(富山大学医学部　第一内科)

- チアゾリジン系薬はPPARγを活性化しインスリン抵抗性を改善する．
- チアゾリジン系薬は，小型脂肪細胞を増加し，大型脂肪細胞を減少する．
- チアゾリジン系薬は，TNF-αやMCP-1を減少し，アディポネクチンを増加する．
- チアゾリジン系薬は，平滑筋の増殖抑制・血管の炎症抑制など抗動脈硬化作用を併せ持つ．
- 大血管障害の既往を有する2型糖尿病患者において，ピオグリタゾンは総死亡を含むsecondary endpointを低下させた．
- インスリン分泌が保たれインスリン抵抗性を有する2型糖尿病患者に有用性が高い．
- チアゾリジン系薬を投与中の患者では，体重増加，浮腫，心不全，肝障害などに注意する．

Key Words 2型糖尿病，チアゾリジン系薬，インスリン抵抗性改善作用，PPARγ，アディポネクチン，抗動脈硬化作用

　チアゾリジン系薬（以下，TZD）はインスリン抵抗性改善作用を持つ経口血糖降下薬である．TZDは主に脂肪細胞に作用し，脂肪細胞の分化・機能を修飾し，脂肪細胞から分泌されるアディポサイトカインの産生を調節し，糖・脂質代謝や動脈硬化に好影響をもたらすことが示唆されている．現在本邦で発売されているTZDはピオグリタゾンのみであるが，米国ではロシグリタゾンも発売されている．本邦初のTZDであるトログリタゾン（ノスカール®）は劇症肝炎の発生により発売中止になった．本稿では，TZDの作用機序，臨床試験成績，臨床使用上の注意点，などについて概説する．

作用機序

　TZDはPPARγ（peroxisome proliferators-activated receptor γ）に結合しこれを活性化させる．PPARγは核内受容体型転写因子で脂肪細胞分化に必須の遺伝子である．PPARにはα，β/δ，γの3つのアイソフォームがあり，PPARγは白色脂肪細胞，褐色脂肪細胞，血管内皮細胞，マクロファージ，膵β細胞に多く発現している．PPARαは主に肝臓に，PPARβ/δは主に骨格筋と褐色脂肪細胞に発現している．PPARγはリガンドと結合するとRXR（レチノイン酸Xレセプターα）とヘテロ2量体を形成し核内に移行し，標的遺伝子のプロモーター領域に結合し転写調節を行う．この標的遺伝子にはaP2（adipocyte fatty acid-binding protein），UCP（uncoupling protein），アディポネクチン，レプチン，レジスチンなど，脂肪酸代謝，熱産生，インスリン作用，食欲に関与する分子がある．特にアディポネクチンは，肝の糖新生を抑制する作用と，AMPKを活性化し細胞内への糖の取り込みを促進させる作用を有し，血糖を改善する善玉アディポカインと

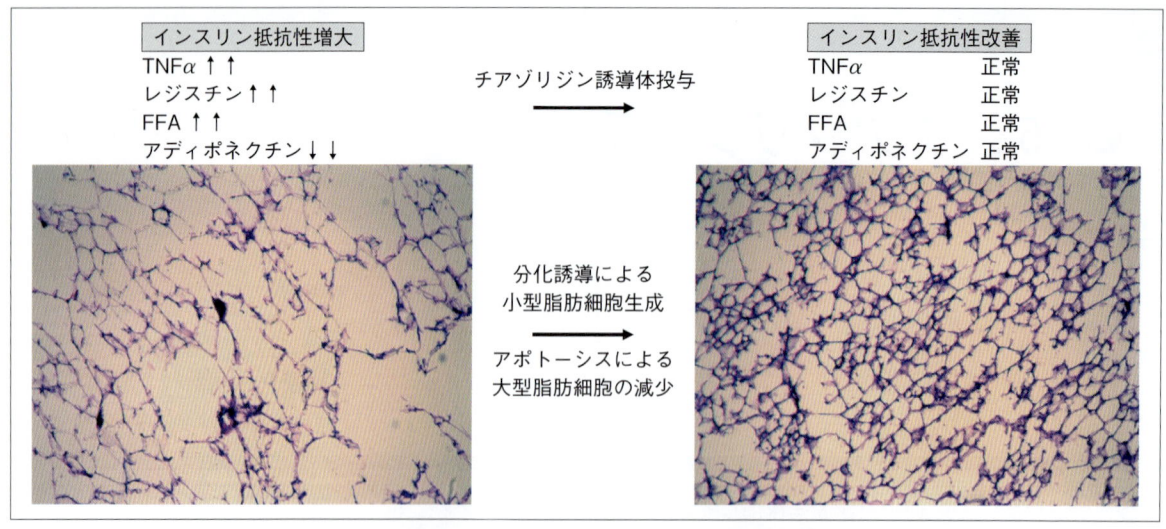

図1 チアゾリジン誘導体（TZD）によるインスリン抵抗性改善のメカニズム
(Yamauchi T, et al. J Biol Chem 276：41245-41254, 2001, Okuno A, et al. J Clin Invest 101：1354-1361, 1998 より)

されている．TZDはこのアディポネクチンの血中濃度を増加させるため[1]，TZDの耐糖能改善作用の一部はアディポネクチンを介していると考えられている．

PPARγヘテロ欠損マウスに高脂肪食を負荷した検討では，野生型に比べて体重増加の抑制，耐糖能の改善，脂肪細胞の小型化が報告されている[2]．また糖尿病モデルマウスであるZucker fatty ratにTZDを投与すると，インスリン抵抗性の改善がみられ，小型脂肪細胞が増加し，大型脂肪細胞が減少することも報告されている[3]．肥大化した脂肪細胞では炎症性サイトカインTNF-αやMCP-1などの産生が増大し，インスリン抵抗性を増大させることが明らかになっている（**図1**）．したがってTZDは前駆脂肪細胞を分化させることで小型脂肪細胞を増加，また，大型脂肪細胞をアポトーシスに誘導しその数を減少させることで，インスリン抵抗性を改善していると考えられる．

2型糖尿病患者にロシグリタゾンを投与し皮下脂肪を生検した臨床試験では，炎症やインスリン抵抗性に関与するIL-6，chemokine ligand 3，11β-HSD，レジスチンのDNAが減少し，中性脂肪の蓄積や糖の取り込みにかかわる分子のDNAが増加していたとの報告もある[4]．

またTZDの抗動脈硬化作用も報告されている．

アディポネクチンは肥満や2型糖尿病患者で低下しており，低アディポネクチン血症は，虚血性心疾患や脳梗塞の発症に強い相関があると報告されている．したがって，TZDの抗動脈硬化作用の主な機序としてアディポネクチン増加作用が示唆されている．そのほか，エンドセリン1発現の抑制，MCP-1発現の抑制，血管平滑筋細胞の増殖抑制などが推測されている[5]．また脂質に関する検討ではピオグリタゾンはトリグリセリドを低下させHDLコレステロールを上昇させ，small dense LDLの減少が報告されている[6]．ロシグリタゾンには，そのような好影響は報告されていない．

チアゾリジン系薬剤の臨床試験

PROactive試験（PROspective pioglitAzone Clinical Trial In macroVascular Events）は，大血管障害の既往を有する2型糖尿病患者（5,238例）でのピオグリタゾンとプラセボの二重盲検比較臨床試験である．Secondary end pointである総死亡，非致死性心筋梗塞，脳卒中の累積イベント発生率は16%低下した．また永続的なインスリン導入をHR 0.47で減少させた[7]．

ADOPT試験（A Diabetes Outcome Progression Trial）は，SU薬，ビグアナイド薬，チアゾ

リジン系薬（ロシグリタゾン）単剤で治療効果が持続するか5年間比較検討した試験である．ロシグリタゾンはtreatment failureの頻度がもっとも少なく，膵β細胞の機能消失速度を遅らせインスリン感受性を高めた．ロシグリタゾンンは5年間で4.8kgの体重増加をきたし，女性で骨折率が高かった[8]．

CHICAGO試験（Carotid intima-media tHICkness in Atherosclerosis using pioGlitazOne）ではSU薬のグリメピリドとの比較で72週での頸動脈エコーの内膜中膜複合体肥厚度（IMT）の進展を有意に抑制した[9]．

肝生検で診断されたnonalcoholic steatohepatitis（NASH）をもつIGTまたは2型糖尿病の患者にピオグリタゾンを6ヵ月投与した臨床試験では，ピオグリタゾンはsteatosisの肝細胞壊死，線維化を抑制した[10]．

1．用 法

ピオグリタゾン（アクトス®）朝1回 15mg～30mg，最大用量は45mgであるが，増量による直線的な血糖降下作用は得られにくい．単独投与ではHbA$_{1c}$で平均1～2%の低下が得られるとの報告がある．インスリン抵抗性が主体の患者ではHbA$_{1c}$が3%以上低下する著効例も経験される．インスリン分泌が枯渇した患者では追加投与しても効果を認めにくい．インスリン分泌が保たれインスリン抵抗性を有する患者に使用するのが望ましく，2型糖尿病の自然史を考慮すると早期から用いるべき薬剤であろう．早期動脈硬化への好影響があり，動脈硬化のリスク因子をもつ症例に積極的に考慮する．

2．副作用

肝機能障害，浮腫，心不全がある．市販後調査のPRACTICAL試験では，劇症肝炎や肝不全はなく重篤な肝・胆道系有害事象は0.08%であった[11]．

浮腫が生ずる機序は腎の集合管にPPARγが高発現しており，水貯留を促進するためである．集合管のNaチャンネルの発現も亢進し，Naの貯留も生ずる．心不全の既往があると増悪のリスクが4%あり，心不全患者への投与は禁忌となっている．また75歳以上ではTZDによる心不全発症の危険が1%で，それ以下の年齢では0.1～0.4%である．メトフォルミンと異なり高齢であること自体はTZD投与の禁忌ではないが，加齢自体でも拡張障害をきたし糖尿病による心機能障害が加わり注意を要する．心不全でなく浮腫が生じた場合，必ずしも投薬を中止する必要はなく，スピロノラクトンなど利尿剤の併用と塩分制限の指導で改善することもある．しかし，体重増加には厳重な注意が必要である．

TZDは前駆脂肪細胞を分化させ小型脂肪細胞の数を増加させる．食事療法が不十分な場合，数が増えた脂肪細胞が肥大化し肥満が悪化する．肥満はアディポネクチンを減少させレプチン抵抗性をもたらし，TZDの効果を減弱させる．投与開始するにあたり，食事療法のカロリー厳守と塩分制限については適切な患者教育を行う必要がある．

まとめ

肥満2型糖尿病はインスリン抵抗性が主たる病態である．TZDはこの病態を改善し，また抗動脈硬化作用も併せ持つ薬剤である．薬効持続のため食事療法と運動療法を十分に遵守する必要がある．現在，代謝に望ましい効果のみを発現させる選択的なPPAR modulatorや，PPARαとγの両方のアゴニストであるglitazar，3つのPPARを活性化するpanagonistなどが研究開発されており，今後の新しい糖尿病治療薬が期待される．

文 献

1) Miyazaki Y, et al.：Effect of Pioglitazone on Circulating Adipocytokine Levels and Insulin Sensitivity in Type 2 Diabetic Patients. J Clin Endocrinol Metab 89：4312-4319, 2004
2) Yamauchi T, et al.：The mechanisms by which both heterozygous peroxisome proliferator-activated receptor gamma (PPARgamma) deficiency and PPARgamma agonist improve insulin resistance. J Biol Chem 276：41245-41254, 2001
3) Okuno A, et al.：Troglitazone increases the number of small adipocytes without the change of white tissue mass in obese Zucker rats. J Clin Invest 101：1354-1361, 1998
4) Kolak M, et al.：Effects of Chronic Rosiglitazone Therapy on Gene Expression in Human Adipose Tissue in Vivo in Patients with Type 2 Diabetes. J Clin Endocrinol Metab 92：720-724, 2007
5) Marx N, et al.：Peroxisome proliferator-activated receptors and atherogenesis：regulators of gene expression in

vascular cells. Circ Res **94** : 1168-1178, 2004
6) Goldberg RB, et al. : A Comparison of Lipid and Glycemic Effects of Pioglitazone and Rosiglitazone in Patients With Type 2 Diabetes and Dyslipidemia. Diabetes Care **28** : 1547-1554, 2005
7) Dormandy JA, et al. : Secondary prevention of macrovascular events in patients with type 2 diabetes in the PROactive Study (PROspective pioglitAzone Clinical Trial In macroVascular Events) : a randomized controlled trial. Lancet **366** : 1279-1289, 2005
8) Kahn SE, et al. : Glycemic Durability of Rosiglitazone, Metformin, or Glyburide Monotherapy (ADOPT study). N Eng J Med **355** : 2427-2443, 2006
9) Mazzone T, et al. : Effect of Pioglitazone Compared With Glimepiride on Carotid Intima-Media Thickness in Type 2 Diabetes (CHICAGO study). JAMA **296** : 2572-2581, 2006
10) Belfort R, et al. : A placebo-Controlled Trial of Pioglitazone in Subjects with Nonalcoholic Steatohepatitis. N Eng J Med **355** : 2297-2307, 2006
11) Kawamori R, et al. : Hepatic safety profile and glycemic control of pioglitazone in more than 20,000 patients with type 2 diabetes mellitus : Postmarketing surveillance study in Japan (PRACTICAL study). Diabetes Res Clin Prac **76** : 229-235, 2007

6. 経口糖尿病薬の併用療法

佐藤　譲
（岩手医科大学医学部　糖尿病代謝内科）

- インスリン分泌促進薬（SU薬，グリニド薬），インスリン抵抗性改善薬（ビグアナイド薬，チアゾリジン薬），αグルコシダーゼ阻害薬などの経口血糖降下薬は個々の患者の2型糖尿病の成因・病態に応じて選択する．
- 単独療法でコントロール目標（HbA1c 6.5％未満）を達成できないとき，単剤（特にSU薬）を最大用量まで増量するよりは，作用機序の異なる薬剤を併用した方が効果的で副作用が少ない．
- 経口血糖降下薬は作用機序の異なるどの組み合わせも有効であるが，健康保険で認められていないものもあるので注意を要する．
- SU薬とグリニド薬の併用，食前追加インスリンとグリニド薬の併用は意味がない．インスリンとチアゾリジン薬の併用時には浮腫，心不全に注意する．
- 多剤併用療法でもコントロール目標を達成できず，HbA1c 7.5～8％以上が続くときはインスリンを導入する．

Key Words　経口血糖降下薬，インスリン分泌促進薬，インスリン抵抗性改善薬，αグルコシダーゼ阻害薬，併用療法

　糖尿病性合併症の発症・進展を防止ために血糖コントロールが最も重要であることに異論はない．血糖コントロールは正常に近い程よいが，良好なコントロールの目標値はHbA1cで6.5％未満である．

　血糖コントロールの方法は，2型糖尿病の場合，先ずは食事・運動療法を試み，それでもコントロール目標を達成できない場合には経口血糖降下薬の単独療法，併用療法，さらにインスリン療法へと段階的に進み，常にHbA1cで6.5％未満を目指す必要がある．

　本稿では経口糖尿病薬併用療法の原理と実際について概説する．

経口血糖降下薬併用療法の原理

　2型糖尿病の2大病態はインスリン分泌不全とインスリン抵抗性であり，前者にはインスリン分泌促進薬が，後者にはインスリン抵抗性改善薬が有効である．また，αグルコシダーゼ阻害薬（αGI）は2大病態にかかわらず食後高血糖を改善させる．

　経口血糖降下薬の第一選択薬は2大病態の寄与度によって決められるが，寄与度は個々の患者によって異なり，また大半の患者は2つの病態をさまざまな割合で保有しているため，単剤で十分な効果が得られる例は多くない．UKPDS研究によると単独療法で良好に血糖コントロールされているのは約50％であり，9年後には25％に減少している[1]．したがって，単独療法でコントロール目標を達成できないときは，作用機序の異なる薬剤を併用するのは理にかなっている．

　図1にインスリンを含む現在使用されている糖尿病治療薬を示した．いずれも作用機序が異なるので，併用療法においては2剤から多剤までほとんどの組み合わせが有効であるが，健康保険で認められていないものもあるので注意を要する．インスリンとチアゾリジン薬の併用は健康保険の

適応になったが，心不全や浮腫には注意が必要である．SU薬とグリニド薬の併用は作用機序が同一なので意味がない．また，食前の追加インスリン注射とグリニド薬の併用も意義は少ない．

本邦の糖尿病専門医における経口血糖降下薬の使用状況と血糖コントロール状況をみると（図2），2002年には，単剤ではスルホニル尿素（SU）薬が最も多く使用されているが（37.1%），同じ程度に（38.1%）SU薬を中心とした2剤または3剤の併用療法が行われていた[2]．肥満・インスリン抵抗性の2型糖尿病が多い欧米では第一選択薬としてメトホルミンが推奨されているが[3]，非肥満でインスリン低分泌が多い日本人ではSU薬が第一選択薬として使用されることが多い実態を表しているものと思われる．

いずれの薬剤の単独療法でも（他項を参照）2～3ヵ月程度を目安に効果を判定し，効果不十分の時は，増量または作用機序の異なる薬剤を併用する．

経口血糖降下薬併用療法の実際と効果

経口血糖降下薬併用療法に関する主な無作為化比較試験を表1に示す[4]．種々の組み合わせがあるが，SU薬へのメトホルミンの追加によってHbA$_{1c}$は0.6～1.6%低下し，同様に，SU薬またはメトホルミン，あるいは両者へのαGIの追加によって0.1～1.0%，SU薬またはメトホルミン，あるいは両者へのチアゾリジン薬の追加によって0.2～2.7%，メトホルミンまたはチアゾリジン薬への速効型インスリン分泌促進薬（グリニド薬）の追加によって0.6～1.3%のHbA$_{1c}$の低下がみられた．しかし，これらのほとんどは肥満の多い欧米人の臨床試験であり，非肥満の日本人に対する効果は多少異なると思われる．

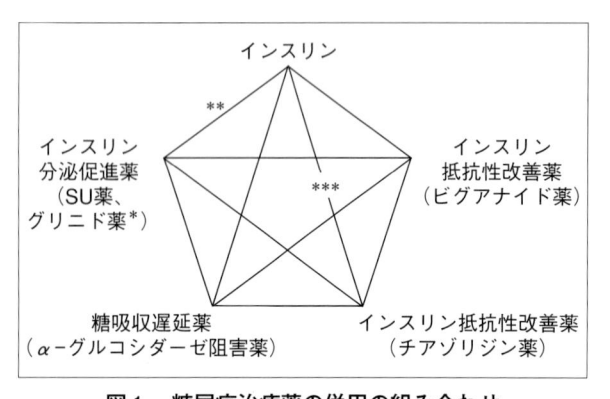

図1 糖尿病治療薬の併用の組み合わせ
*SU薬とグリニド薬の併用，および，**食前追加インスリンとグリニド薬の併用は意味がない
***浮腫，心不全に注意

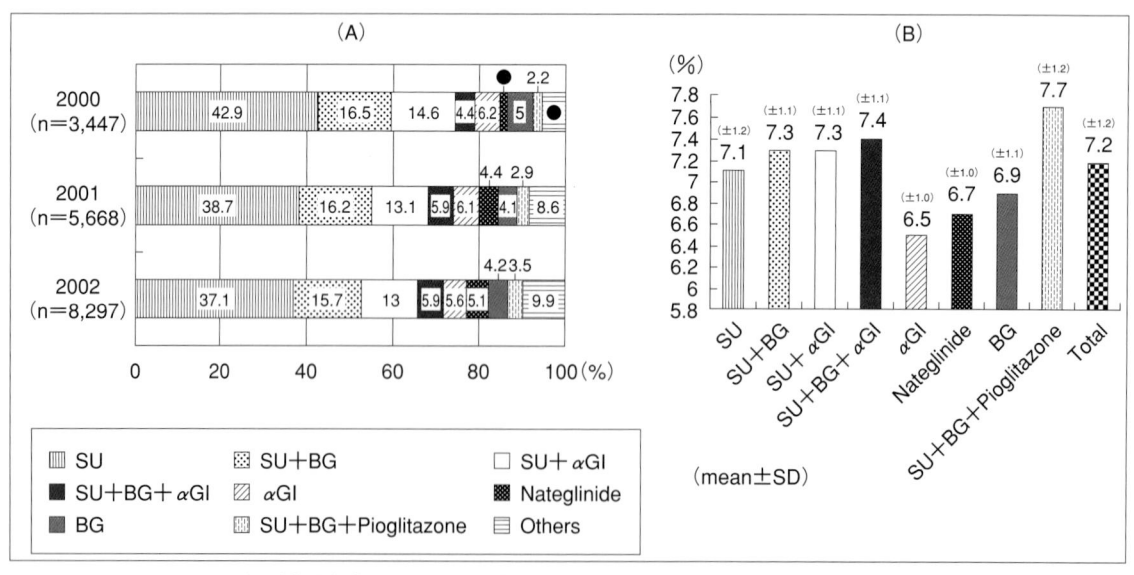

図2 日本の糖尿病専門医における経口血糖降下薬使用状況と血糖コントロール状況
（Kobayashi M, et al.：Diabetes Res Clin Pract 73：198-204, 2006 より引用）

表1 経口血糖降下薬併用療法の無作為化比較試験

	薬剤	症例数	試験期間	HbA₁c低下度（絶対%）	文献
1	Gliburide + MT vs gliburide + P	40	6 mo	1.0	Erle G：Acta Diabetol 36：61, 1999
2	SU + MT vs SU	591	3 y	0.6	UKPDS：Lancet 352：854, 1998
3	Gliburide + MT vs gliburide	632	29 wk	1.6	DeFronzo RA：N Engl E Med 333：541, 1995
4	MT/gliburide + miglitol vs MT/gliburide + P	154	24 wk	0.4	Standl E：Diabetes Res Clin Pract 51：205, 2001
5	SU + acarbose vs SU + MT vs SU + P	89	12 wk	1.0（+acarbose）, 1.2（+MT）	WillmsB：Diabet Med 16：755, 1999
6	Variety of treatments + acarbose vs variety of treatments + P	973	3 y	0.2	Holman RR：Diabetes Care 22：960, 1999
7	MT + acarbose vs MT + P	148	24 wk	0.7	Rosentock J：Diabetes Care 21：2050, 1998
8	Variety of treatments + acarbose vs variety of treatments + P	250	12 mo	0.1（P=NS）	Scorpiglione N：Eur J Clin Pharmacol 43：179, 1999
9	SU + miglitol vs SU + P	192	14 wk	0.8	Johnston PS：Diabetes Care 17：20, 1994
10	Glibenclamide + acarbose vs glibenclamide + P	65	6 mo	0.8	Costa B：Diabetes Res Clin Pract 38：33, 1997
11	Tolbutamide + acarbose vs either drug alone	290	24 wk	0.4（vs Tolu.）, 0.8（vs acarbose）	Coniff RF：Am J Med 98：443, 1995
12	MT or SU + acarbose vs MT or SU + P	354	1 y	0.8 to 0.9	Chiasson JL：Ann Intern Med 212：928, 1994
13	MT + SU + troglitazone vs MT + SU + P	200	1 y	1.4	Yale JF：Ann Intern Med 134：737, 2001
14	MT + pioglitazone vs MT + P	328	16 wk	0.8	Einhorn D：Clin Ther 22：1395, 2000
15	MT + rosiglitazone vs MT + P	348	26 wk	1.2	Fonseca V：JAMA 283：1695, 2000
16	SU + rosiglitazone vs SU + P	574	26 wk	1.0	Wolffenbuttel BH：Diabet Med 17：40, 2000
17	SU + troglitazone vs SU + P	259	16 wk	0.2	Buysschaert M：Diabet Med 16：147, 1999
18	Gliburide + troglitazone vs either drug alone	552	1 y	2.7	Horton ES：Diabetes Care 21：1462, 1998
19	SU + troglitazone vs SU + P	291	12 wk	0.9	Iwamoto Y：Diabet Med 13：365, 1996
20	Troglitazone + repaglinide vs either drug alone	256	22 wk	1.3 vs tro., 0.9 vs repa.	Raskin P：Diabetes Care 23：979, 2000
21	MT + repaglinide vs either drug alone	83	3 mo	1.1 vs MT., 1.0 vs repa.	Moses R：Diabetes Care 22：119, 1999
22	MT + nateglinide vs either drug alonse	701	24 wk	0.6 vs MT, 0.9 vs nate.	Horton ES：Diabetes Care 23：1660, 2000

MT：metformin, P：placebo, SU：sulfonylurea
(Inzucchi SE：JAMA 287：360-372, 2002 より引用改変)

1. インスリン分泌促進薬への併用

非肥満でインスリン抵抗性のあまり強くない（HOMA-R が約 2 未満），インスリン低分泌の患者にはグリニド薬や SU 薬が第一選択薬として使用されることが多い．

インスリン分泌促進薬は少量から投与し，コントロール目標に達しないときは増量するが，SU 薬は単剤を最大用量まで増量するよりは，他剤を併用した方が β 細胞に負担をかけずに良好なコントロールを得られることが多く，また，副作用が少ない．作用の比較的弱いグリニド薬は最大用量で効果不十分のとき他剤を併用する．

① SU 薬またはグリニド薬に αGI の併用

HbA_{1c} 7% 前後のコントロールをさらに良好にする場合は，空腹時血糖を低下させる治療よりは食後高血糖を是正した方が効果的であり[5]，αGI の併用によって HbA_{1c} は 0.2～1.0% 低下した（**表 1-4～6，9～12**）[6]．

② SU 薬またはグリニド薬にビグアナイド薬またはチアゾリジン薬の併用

インスリン分泌促進薬へのインスリン抵抗性改善薬の併用は肥満でインスリン抵抗性が強い程（HOMA-R 約 2.5 以上）効果を期待できるが，非肥満でも効果がみられる．SU 薬とメトホルミンの併用によって HbA_{1c} は 0.4～1.2% 低下し（**表 1-1～3，5），（7，8）**，チアゾリジン薬の併用によって 0.2～2.7% 低下した（**表 1-16～19**）．メトホルミンとの併用は SU 薬のみならずグリニド薬も有効であり[9]，HbA_{1c} は 0.6～1.1% 低下した（**表 1-21，22**）．日本でもメトホルミンとナテグリニドの併用が健康保険適応となった．

2. インスリン抵抗性改善薬への併用

日本人の 2 型糖尿病の特徴は欧米白人に比較してインスリン低分泌なことであるが，最近はインスリン抵抗性の肥満者が増えており，第一選択薬としてインスリン抵抗性改善薬が有効な症例も多い．欧米の 2 型糖尿病の第一選択薬はメトホルミンであり，単剤で HbA_{1c} 7% 以上のとき，2～3ヵ月以内に SU 薬やチアゾリジン薬などの経口薬やインスリンの併用を推奨している[3]．

メトホルミンとチアゾリジンは同じインスリン抵抗性改善薬でも作用機序が異なる．すなわち，メトホルミンは主に肝臓のブドウ糖新生を抑制し，チアゾリジンは主に筋肉・脂肪細胞におけるブドウ糖の取り込みを促進する．したがって，両者の併用によって相加的に血糖降下作用が増強し[10]，HbA_{1c} はさらに 0.8～1.4% 低下するが（**表 1-13～15**），低血糖を生じないのが特徴である．

メトホルミンと αGI の併用や，チアゾリジン薬とグリニド薬の併用も有効である（**表 1-20**）．

3. αグルコシダーゼ阻害薬への併用

日本では軽症糖尿病に第一選択薬として αGI が多用されているが，単独療法で効果不十分のときは，患者の成因・病態によってインスリン分泌促進薬かインスリン抵抗性改善薬を併用する．

●多剤併用療法

前述した 2 剤併用療法でコントロール目標を達成できないときは，αGI，インスリン抵抗性改善薬（ビグアナイド薬，チアゾリジン薬），インスリン分泌促進薬（SU 薬またはグリニド薬）など作用機序の異なるすべての薬剤の併用も医学的には可能であり，3 剤，4 剤の併用によってコントロール目標に達する症例もある．こられの多剤併用療法によっても不良な血糖コントロール（$HbA_{1c} \geq 7.5～8\%$）が続くときはインスリンの導入が必要である．

まとめ

作用機序の観点から効果的な併用療法を紹介したが，併用の組み合わせが健康保険で認められていないものもある．健康保険の審査基準は都道府県によって異なることがあるので注意されたい．また，本稿で紹介した併用療法は医療経済的な費用対効果を考慮していない．一般に，歴史の長い SU 薬とビグアナイド薬は安価で，比較的新しい薬物の αGI，グリニド薬，チアゾリジン薬などは高価である．さらに新薬として DPP-4 阻害薬が発売され，GLP-1 誘導体が上市されようとしている．特に SU 薬は血糖降下作用が強いわりには安価である．しかし，血糖降下作用からみた費用対効果の他に，多面的作用である抗酸化作用や抗動脈硬化作用などによる合併症予防効果を加味

した費用対効果を考えると，長期的にはどの薬物が総合的に有用であるのか，現在のところ明確なデータがなく，今後の課題である．

文献

1) Turner RC, et al.：Glycemic control with diet, sulfonylurea, metformin, or insulin in patients with type 2 diabetes mellitus：progressive requirement for multiple therapies (UKPDS 49). UK Prospective Diabetes Study (UKPDS) Group. JAMA **281**：2005-2012, 1999
2) Kobayashi M, et al.：Japan Diabetes Clinical Data Management Study Group. The status of diabetes control and antidiabetic drug therapy in Japan-a cross-sectional survey of 17,000 patients with diabetes mellitus (JDDM 1). Diabetes Res Clin Pract **73**：198-204, 2006
3) David M, et al.：Medical Management of Hyperglycemia in Type 2 Diabetes：A Consensus Algorithm for the Initiation and Adjustment of Therapy：A consensus statement of the American Diabetes Association and the European Association for the Study of Diabetes. Diabetes Care **32**：193-203, 2009
4) Inzucchi SE：Oral antihyperglycemic therapy for type 2 diabetes：Scientific review. JAMA **287**：360-372, 2002
5) Monnier L, et al.：Contributions of fasting and postprandial plasma glucose increments to the overall diurnal hyperglycemia of type 2 diabetic patients：variations with increasing levels of HbA (1c). Diabetes Care **26**：881-885, 2003
6) Scheen AJ：Clinical efficacy of acarbose in diabetes mellitus：a critical review of controlled trials. Diabetes Metab **24**：311-320, 1998
7) Hermann LS, et al.：Antihyperglycaemic efficacy, response prediction and dose-response relations of treatment with metformin and sulphonylurea, alone and in primary combination. Diabet Med **11**：953-960, 1994
8) 加来浩平，他：2型糖尿病におけるメトホルミン使用実態に関する観察研究（MORE study）．糖尿病 **49**：325-331, 2006
9) Horton ES, et al.：Efficacy and tolerability of initial combination therapy with nateglinide and metformin in treatment-naïve patients with type 2 diabetes. Curr Med Res Opin **20**：883-889, 2004
10) Inzucchi SE, et al.：Efficacy and metabolic effects of metformin and troglitazone in type II diabetes mellitus. N Engl J Med **338**：867-872, 1998

7. その他の新規経口糖尿病薬

前川　聡
（滋賀医科大学　内科学講座）

柏木　厚典
（滋賀医科大学附属病院長）

- 新規経口糖尿病薬としてナトリウム/グルコース共役糖輸送体（Na$^+$/glucose cotransporter, SGLT）の阻害薬の開発が進んでいる.
- SGLTにはSGLT1, SGLT2の2つのアイソホームがあり, SGLT1阻害薬は消化管および腎尿細管で糖再吸収を阻害し, SGLT2阻害薬は腎尿細管で糖再吸収を阻害する.
- 新規のインスリン分泌改善薬として, GPR40活性化薬やグルコキナーゼ活性化薬の開発が行われている.
- SIRT1活性化薬の開発が進んでいる.

Key Words ナトリウム/グルコース共役糖輸送体阻害薬, 糖毒性解除, GPR40, グルコキナーゼ, SIRT1活性化薬

近年，経口糖尿病治療薬としてナトリウム/グルコース共役輸送担体阻害薬をはじめ，新しい作用機構を有する多くの薬剤の開発が行われている．本稿ではこれら新規薬剤について概説する．

SGLT阻害薬

腎臓の糸球体でグルコースは100％濾過され，その後，近位尿細管ですべて再吸収される．このグルコース再吸収に関わる蛋白質がSGLTで，ヒト近位尿細管ではSGLT1とSGLT2が存在する（表1）．前者は高親和性低輸送能力で，近位

表1　Sodium Glucose Co-transporter Familyの特徴

a）SGLT Familyの基質と分布

Transporter	基質	mRNAの分布
SGLT1	グルコース　ガラクトース	腸　気管　腎臓　心臓　脳　精巣　前立腺
SGLT2	グルコース	腎臓　脳　肝臓　甲状腺　筋肉　心臓
SGLT3	グルコースセンサー	小腸　子宮　肺　甲状腺　精巣
SGLT4	グルコース　マンノース　果糖	腸　腎臓　肝臓　脳　肺　気管　子宮　膵臓
SGLT5	グルコース　ガラクトース	腎臓
SGLT6	ミオイノシトール　グルコース	脳　腎臓　腸

b）SGLT1とSGLT2の比較

Transporter	親和性	結合能	ナトリウム：グルコース比	腎尿細管の部位
SGLT1	High	Low	2：1	S3
SGLT2	Low	High	1：1	S1

尿細管S3セグメントに局在する．一方，SGLT2は，低親和性，高輸送能力を有し，近位尿細管S1セグメントに局在する．この2種類のSGLTの近位尿細管における局在が異なることが生理的に重要で，糸球体で濾過された尿成分液中のグルコースの大部分はS1セグメントの管腔側上皮にある低親和性SGLT2で再吸収され，残ったグルコースはS3セグメントの高親和性SGLT1で完全に再吸収される[1,2]．このグルコースの再吸収に共役して，ナトリウムの再吸収も行われる（図1）．

通常血漿グルコース濃度が170 mg/dl以上にならないと尿糖の出現は見られない．SGLT2の遺伝子異常を有する症例では腎性尿糖が出現することが報告されているが，これらの症例では，大きな腎機能異常は認められないと報告されている[3~5]．SGLT阻害薬は主に腎近位尿細管上皮の管腔面に局在する低親和性，高輸送能力であるSGLT2を阻害し，腎尿細管におけるグルコース再吸収を抑制し，体内から尿中にグルコースを排泄することによって高血糖を是正する薬剤である．また，SGLT1を阻害する薬剤，あるいは両方に作用する薬剤の開発も行われており，SGLT1阻害活性がある場合には消化管からの糖吸収を抑制する作用も認められる[6]．これらSGLT阻害薬は体内におけるグルコース代謝やインスリン分泌に直接的に作用しないが，高血糖を是正することによって，インスリン分泌の過剰負荷を軽減し，膵β細胞における糖毒性が解除され，さらにインスリン抵抗性の改善も期待される[7]．これまでの経口血糖降下薬とは作用機構が異なることから多くの製薬企業がその開発に取り組んでいる．

2型糖尿病ラットモデルで，食後高血糖の時期から腸管上皮における糖吸収能が亢進していること[8]，慢性高血糖を示すSTZ-ラット腸管上皮細胞では糖吸収は亢進し，SGLT1，GLUT2 mRNAの発現増加が関連すること[9]，腎近位尿細管のGLUT2遺伝子発現が増加して，再吸収が亢進していることが報告されている[10]．インスリン治療やフロリジン投与により高血糖を是正するとこれら遺伝子発現は改善する[11]．このように高血糖はそれ自体でSGLTやGLUT1, 2の発現を亢進し，その結果，消化管からの糖吸収の亢進，腎近位尿細管における糖再吸収の亢進をきたしていることが予想され，現在までの臨床治験による

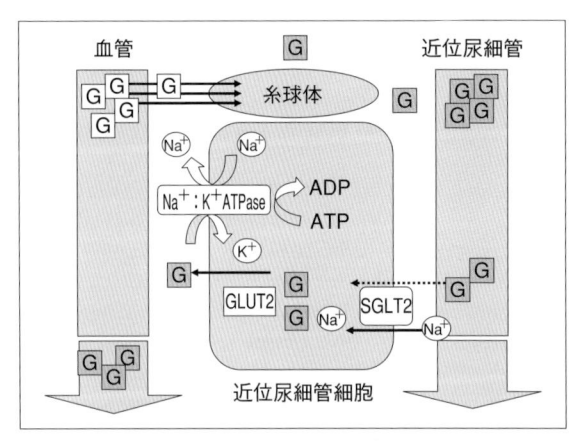

図1 腎臓近位尿細管におけるグルコースの再吸収機構

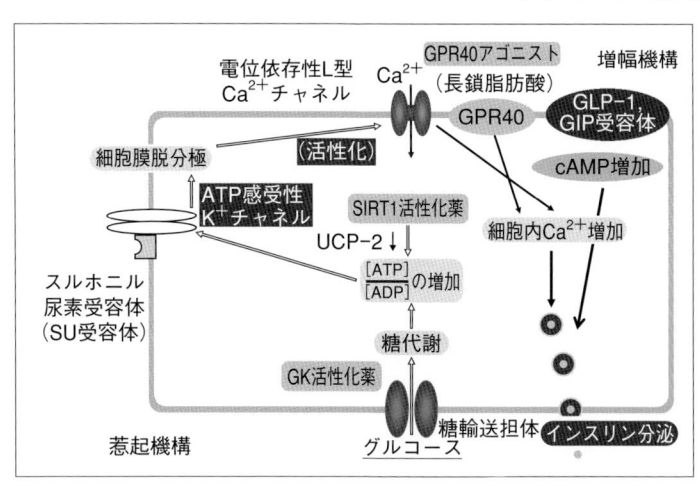

図2 異なるインスリン分泌促進薬の作用機構

C 経口糖尿病薬治療の現状と将来

と，SGLT阻害薬は，尿路感染，陰部感染症などの問題も指摘されているが，高血糖であるほどその臨床効果が大きいこと，また興味深いことに血圧降下作用が認められることから期待されている．

新規開発中のインスリン分泌促進薬（図2）

インスリン分泌に脂肪酸の受容体であるGPR40が関与することが発見され[12]，脂肪酸によるインスリン分泌促進作用が血糖値に依存性であるため，その活性化薬の開発が進んでいる[13]．しかし，慢性な脂肪酸刺激による高インスリン血症が，インスリン抵抗性を誘導し，β細胞機能を疲弊させる可能性も示唆され，議論を呼んでいる[14]．また，最近，膵臓のβ細胞量が注目されつつあるが，グルコキナーゼ活性化薬が濃度依存性にINS1細胞を増殖させ，IRS-2発現を上昇させること，また，高脂肪食マウスへの短期間投与により，膵β細胞の増殖能が亢進する個体を認めたと報告されていることから，興味深い薬剤であると考えられる[15]．

その他の有望な糖尿病治療薬

赤ワインに含まれているポリフェノール成分の1つ，レスベラトロールは，SIRT1という酵素を活性化する[16]．SIRT1は，げっ歯類の延命に関係していることがわかっている．MELAS症候群（ミトコンドリア性筋障害・脳症・乳酸アシドーシス・脳卒中様エピソード）の治療薬としてレスベラトロール（resveratrol）がアメリカFDAに希少薬指定されたと発表されており，さらに最近，天然由来のレスベラトロールよりも吸収率が5倍高いというレスベラトロール配合物SRT 501を服用した67人の糖尿病患者は，偽薬投与群に比べて血糖値が大幅に低下したと報告され，新規の糖尿病治療薬として期待されている．

文 献

1) Marsenic O : Glucose control by the kidney : an emerging target in diabetes. Am J Kidney Dis 53 : 875-883, 2009
2) Wright EM, Hirayama BA, Loo DF : Active sugar transport in health and disease. J Intern Med 261 : 32-43, 2007
3) Santer R, Kinner M, Lassen CL, et al. : Molecular analysis of the SGLT2 gene in patients with renal glucosuria. J Am Soc Nephrol 14 : 2873-2882, 2003
4) Kleta R, Stuart C, Gill FA, et al. : Renal glucosuria due to SGLT2 mutations. Mol Genet Metab 82 : 56-58, 2004
5) van den Heuvel LP, Assink K, Willemsen M, et al. : Autosomal recessive renal glucosuria attributable to a mutation in the sodium glucose cotransporter (SGLT2). Hum Genet 111 : 544-547, 2002
6) Jabbour SA, Goldstein BJ : Sodium glucose co-transporter 2 inhibitors : blocking renal tubular reabsorption of glucose to improve glycaemic control in patients with diabetes. Int J Clin Pract 62 : 1279-1284, 2008
7) Rossetti L, Giaccari A, DeFronzo RA : Glucose toxicity. Diabetes Care 13 : 610-630, 1990
8) Fujita Y, Kojima H, Kashiwagi A, et al. : Increased intestinal glucose absorption and postprandial hyperglycaemia at the early step of glucose intolerance in Otsuka Long-Evans Tokushima Fatty rats. Diabetologia 41 : 1459-1466, 1998
9) Miyamoto K, Hase K, Taketani Y, et al. : Diabetes and glucose transporter gene expression in rat small intestine. Biochem Biophys Res Comm 181 : 1110-1117, 1991
10) Kamran M, Peterson RG, Dominguez JH : Overexpression of GLUT2 gene in renal proximal tubules of diabetic Zucker rats. J Am Soc Nephrol 8 : 943-948, 1997
11) Freitas HS, Anhe GF, Melo FS, et al. : SGLT2 mRNA expression in kidney of diabetic rats correlates with glycemic levels : Involvement of HNF-1α expression and activity. Endocrinology 149 : 717-724, 2008
12) Itoh Y, Kawamata Y, Harada M, et al. : Free fatty acids regulate insulin secretion from pancreatic beta cells through GPR40. Nature 422 : 173-176, 2003
13) Nagasumi K, Esaki R, Iwachidow K, et al. : Overexpression of GPR40 in pancreatic beta-cells augments glucose-stimulated insulin secretion and improves glucose tolerance in normal and diabetic mice. Diabetes 58 : 1067-1076, 2009
14) Poitout W, Alquier T : GPR40 : Good Cop, Bad Cop? Diabetes 58 : 1035-1036, 2009
15) Nakamura A, Terauchi Y, Ohyama S, et al. : Impact of small-molecule glucokinase activator on glucose metabolism and beta-cell mass. Endocrinology 150 : 1147-1154, 2009
16) Milne JC, Lambert PD, Schenk S, et al. : Small molecule activators of SIRT1 as therapeutics for the treatment of type 2 diabetes. Nature 450 : 712-716, 2007
17) Finkel T, Deng CX, Mostoslavsky R : Recent progress in the biology and physiology of sirtuins. Nature 460 : 587-591, 2009

D
インスリン治療の現状と将来

1. インスリン療法の進歩
—MDI，CSII，SMBG，併用療法を含めて—

吉田　昌弘
（北海道大学大学院医学研究科　内科学講座免疫・代謝内科学分野・第二内科）
吉岡成人
（北海道大学病院　第二内科）

- インスリン強化療法での厳格な血糖管理による合併症の抑制効果が証明されている．
- 重症患者での厳格な血糖管理の予後への影響についての報告が相次いでいる．
- 持続皮下インスリン注入療法（CSII）は1型糖尿病患者の治療に適している．
- 自己血糖測定（SMBG）は患者教育などの面で臨床的に有用である．
- インスリンと経口糖尿病薬の併用療法についての知見が出揃ってきている．

Key Words　強化インスリン療法，持続皮下インスリン注入療法（CSII），自己血糖測定（SMBG），併用療法

糖尿病の病態は，インスリンの量・作用の不足による慢性高血糖を主徴とし種々の代謝異常を伴うもので，インスリン治療は最も効果が確実で生理的な糖尿病治療と考えることができる．近年，種々のインスリンアナログが開発され，注射デバイスも多様化している．2型糖尿病でのインスリン治療については，内因性インスリン分泌能がある程度残存しているうちに，より少ない注射回数で治療を開始するなど，新しい方法も注目を集めている．本稿ではインスリン頻回注射（MDI），持続皮下インスリン注入療法（CSII）などの強化インスリン療法，自己血糖測定（SMBG），インスリンと経口糖尿病薬の併用療法を含め，インスリン療法の進歩について概説する．

強化インスリン療法

1. 強化インスリン療法とは

強化インスリン療法とは，インスリン頻回注射（MDI）や後述する持続皮下インスリン注入療法（CSII）に血糖自己測定（SMBG）を併用し，良好な血糖コントロールをめざす治療法である．頻回注射では，超速効型（または速効型）・食直前3回＋持効型溶解（または中間型）・就寝前1回の，1日4回の注射が標準的な方法である．インスリン治療患者すべてに強化インスリン療法は適応となり得る．特に1型糖尿病，2型糖尿病の感染症合併時や二次無効，肝硬変合併例，ステロイド糖尿病，ケトーシス，高血糖昏睡，周術期，妊娠時，膵全摘後などは絶対的適応といえる．しかし強化インスリン療法には十分な患者教育が必須であり，低血糖などのトラブル対処，SMBGの管理をしっかり行えることを指導していくことが必要である．

2. 投与量の調整

1日の必要インスリンの総量は平均して1型糖尿病では1単位/kg，2型糖尿病では0.4～0.8単位/kg程度である．このうち40％を基礎分泌，60％を各食前に追加分泌として補充する．1型糖尿病の導入時は0.4～0.6単位/kgで，2型糖尿病の導入時は0.2～0.3単位/kgで開始する．2型糖尿病のうち基礎分泌が保たれている（尿中Cペプチド20 μg/日以上）患者では毎食前の3回注射から，基礎分泌が低下している患者では，こ

れに就寝前の基礎インスリン注射を加えた4回注射から行う．量の調整は，食前血糖値110〜130 mg/dl程度を目標に責任インスリン量を1〜4単位ずつ増減していく．基礎インスリンについては，1日2回に分割して投与する方法もある．

3．強化インスリン療法のエビデンス

DCCT (Diabetes Control and Complications Trial) Studyは，1型糖尿病患者において強化インスリン療法による血糖コントロールで糖尿病細小血管障害の一次・二次予防が可能であることを示した[1]．その後，さらに4年間観察を行ったDCCT/EDIC (Epidemiology of Diabetes Interventions and Complications) Studyでは，強化インスリン療法を打ち切り血糖コントロールが従来治療群と差がなくなっても細小血管障害の予防効果は続いていることがわかった．その後の17年間を追跡した報告で，大血管障害の発症についても，強化療法群では従来法に比べ42〜57%の有意な低下を認めた[2]．2009年の報告では強化療法群の細小血管障害・大血管障害の進展抑制効果は30年間の長期にわたり続いていることが示された[3]．

Kumamoto Studyでは，インスリン治療中の2型糖尿病患者を一次予防群（合併症なし）と二次介入群（合併症あり）に分け，従来インスリン療法群と強化インスリン療法群に無作為に割り付け，10年間追跡調査した．DCCTと同様に，2型糖尿病でも強化インスリン療法により細小血管障害，大血管障害の発症を抑制することが示された[4]．また，2008年に報告された2型糖尿病患者を20年間追跡したUKPDS (United Kingdom Prospective Diabetes Study)の続報では，最初の10年にインスリンを含む治療による厳格血糖管理を行った群では，その後の管理は標準群と同等になっていたにも関わらず，細小血管障害のみならず心筋梗塞など大血管障害の発症抑制を認めていた[5]．DCCT/EDIC研究やUKPDSでみられた早期からの血糖管理により後々の合併症の発症が予防されることは，レガシー効果と呼ばれている．

4．集中治療室における血糖管理のエビデンス

外傷，重症感染症などのICU患者でインスリン使用による厳格な血糖管理をした際の，臨床的予後への影響についての報告が相次いでいる．Van den Bergheらの報告では，ICU患者を強化治療群（PG 80〜110 mg/dl）と従来治療群（PG 150〜160 mg/dl）に分けて検討したところ，強化治療群は外科系ICU患者では生存率が有意に上昇[6]，内科系ICU患者では生存率に有意差はなかったが腎障害や人工呼吸器・ICUからの離脱が早まったという[7]．しかし，厳格すぎる血糖管理下では低血糖のリスクが増大するという批判もあり，その後の研究でも結論は一致していない．6,000人以上のICU患者を対象としたNICE-SUGAR研究では，強化治療群（PG 80〜110 mg/dl）と従来治療群（PG 140〜180 mg/dl）の比較で，死亡率（27.5% vs 24.9%）は強化治療群のほうが有意に高いという結果であった[8]．NICE-SUGAR研究の結果を含めた26の研究をまとめたメタアナリシスでは，強化治療は低血糖の危険が大きく死亡率の改善に寄与しないため推奨できないと結論づけている[9]．その他に，血糖値の平均値のみならず，同一患者における血糖値の変動が小さいことが死亡率の低下に重要であることを示した報告もされている[10]．2008年に改定された米国集中治療医学会および欧州集中治療医学会のSurviving Sepsis Campaign guidelines (SSCG) では，敗血症における血糖管理として，血糖値150 mg/dl未満を目標にインスリンの持続静脈注射を用いて調節を行い，血糖値の測定はインスリン投与速度が安定するまでは1〜2時間ごと，安定してからは4時間ごとに行うこと，ただし，毛細血管からの採血による測定値は動脈血や血漿でのグルコース濃度と解離しやすいことに注意すること，などを推奨している[11]．

5．スライディングスケールによる血糖管理

スライディングスケールとは，測定して得られた血糖値に対して，値に応じて事前に決めておいた量のインスリンを注射し血糖コントロールを行う方法である．病棟で入院患者に対し定型指示としてよく用いられる．その利点は，予測できない高血糖に対し簡便な指示で即座に対応できることである．スライディングスケールを用いることが適切と考えられるのは，シックデイ時，ケトーシス・ケトアシドーシスにおける高血糖，周術期，

表1　Sliding Scale によるインスリン皮下注射法

適応：血糖が予想できない場合に，原則としてごく短期間（2〜3日間）に限って使用する．
方法：頻回に血糖値をチェックし，その値に応じて（超）速効型インスリンを皮下注射する．

食事摂取状況	血糖測定	インスリン注射	備考
全く食事がとれない場合	6時，12時，18時，24時	6時，12時，18時，24時の1日4回	
食事がとれる場合	各食前	各食直前（超速効型）または30分前（速効型）の1日3回	
食事がとれるか否かはっきりしない場合	各食前	各食直後の1日3回	1/2未満の食事摂取の際は1/2のインスリン量で

使用インスリン：速効型インスリンまたは超速効型インスリン

| 血糖値 | 皮下注射インスリン量（単位） | | |
	ランクⅠ	ランクⅡ	ランクⅢ
〜80	0	0	0
81〜110	0	0	0
111〜150	0	0	2
151〜200	0	2	4
201〜250	2	4	6
251〜300	4	6	8
301〜350	6	8	10
351〜400	8	10	12
401〜	10	12	14

注意：インスリン1単位は量にすると0.01 ml．通常は何単位で表示する．

低血糖時
・血糖が70以下の時，また発汗，動悸，ふるえなど明らかな低血糖症状を認める時
　→ブドウ糖10 g（もしくは砂糖）
　　30分後に血糖値を再検し低ければ繰り返す．
・低血糖症状がいちじるしくて自分で経口摂取が困難な時
　→50％グルコース20 ml i.v.
　　10分後に血糖値を再検し低ければ繰り返す．

（北海道大学病院 医療安全管理部で作成したインスリン療法マニュアルから抜粋）

高カロリー輸液の施行時，ステロイド治療や化学療法による高血糖を呈した時などである．スライディングスケールの欠点は，他の要因を考慮せずその時点での血糖のみでインスリン量を決めてしまうことによる，血糖の不安定化である．欧米では古い時代に機械的なスライディングスケール指示によりかえって血糖の乱高下を招いたとして，安易なスケール使用が批判されてきた経緯がある[12,13]．スライディングスケールと対になる考え方がアルゴリズムであり，その時点の血糖値に最も影響の強い「責任インスリン」を軸に血糖の動きをとらえインスリン量を調整していく方法である．スライディングスケールの使用は一時的なものに留め，血糖変動のパターンが把握できた時点や患者の状態が安定した時点で，責任インスリンを考慮した固定単位へシフトしていくことが重要である．また，リスク管理の点からはスライディングスケールの指示は，個々の医療スタッフが利用しやすく，ある程度定型化された汎用できる形にしてあることが望ましい．多くの施設では指示のひな型を作成し対応している．当院の医療安全管理部で作成したインスリン療法マニュアルの中のスライディングスケールに関する部分を表1に示す．食事摂取状況により血糖測定・インスリ

D　インスリン治療の現状と将来

ン注射のタイミングを変え，インスリン抵抗性に応じて注射パターンを3段階用意している．低血糖時の対応，スケールの使用は短期間に限ることを併記してある．

6．強化インスリン治療の問題点

低血糖はインスリン治療を行う上で最も頻度の高い問題である．厳格な血糖管理を目指す強化インスリン療法では，他の治療法と比べて低血糖の頻度は特に高い．低血糖の初期には発汗，振戦，動悸など自律神経緊張による症状，重症になると異常行動など中枢神経系の症状をきたす．自律神経が障害されている例では，前者の症状がなく，突然中枢神経症状を起こす無自覚低血糖の危険があり，注意が必要である．後述のCGMSを用いて夜間の無自覚性低血糖が特に多いことを示した報告もある[14]．

また，インスリン治療での潜在的な副作用として体重増加がある．機序としては血糖改善によるエネルギー損失の減少，脂肪や筋肉に対する同化作用，低血糖時の補食，慢心による過食などが考えられる．食事療法が疎かになり体重減少を招かないよう，インスリン導入時には生活習慣の見直しも必須となる．

長期間にわたって，高血糖の状態であった患者が，インスリン治療による急速な血糖の改善後に，網膜症の増悪や治療後神経痛といった合併症の悪化を起こすことがある．こういった症例では血糖値の目標を高めに設定し，徐々に改善させていくことが望ましい．

最近，厳格な血糖管理による心血管イベント抑制を検討したACCORD[15]，ADVANCE[16]，VADT[17]の3つの臨床研究が発表され，話題になっている．いずれの論文でも心血管イベントは減る傾向であったが有意差はなく，ACCORDでは，厳格血糖管理群でむしろ総死亡率の上昇を認めた．血糖以外のリスク因子や観察期間の長さなどの問題もあるが，厳格な血糖管理の妥当性について議論されるようになっている．ACCORDの総死亡増加の原因としては低血糖や体重増加などの関連も指摘されており，インスリン治療における問題点を浮き彫りにしたとも考えられる．

●持続皮下インスリン注入療法（CSII）

1．CSIIとは

Continuous Subcutaneous Insulin Infusin（CSII）とは，携帯型のインスリン注入ポンプを用いて，腹壁の注射針からインスリンを24時間持続的に注入する方法である．ポンプからは，持続的にインスリンが注入され，食事の際にはボタン操作で必要量のインスリンを追加注入する仕組みである．インスリン頻回注射療法よりもさらに生理的に近いインスリン動態を実現し，基礎インスリン補充が安定化するメリットがある．血糖変動が抑えられ，食後の高血糖も是正しやすい．1970年代から主にインスリン分泌が枯渇した1型糖尿病患者に対して用いられている．

2．CSIIの有用性のエビデンス

インスリン頻回注射療法（MDI）とCSIIを比較したメタアナリシスでは，血糖管理はCSIIがMDIと同等かそれ以上に良好で，インスリン必要量は減少を認めている[18]．重症低血糖や夜間低血糖の発現についても，同等あるいは頻度が低下すると報告されている[19]．また，CSIIでの速効型vs超速効型のメタアナリシスでは，超速効型の使用でさらに血糖管理改善を認めている[20]．超速効型インスリンアナログの使用で，食後高血糖の是正が容易となり，さらに注入ルート閉塞が起こりにくくなることが期待される．よって現在ではCSIIには超速効型インスリンを選択することが望ましく，米国糖尿病学会もこれを推奨している[21]．インスリンリスプロとインスリンアスパルトではCSIIでの有効性に差はないと報告されている[22]．インスリングラルギンは当初，CSIIに匹敵する安定性・持続性を持つとされていたが，少なくとも1型糖尿病患者についてはCSIIの方が血糖管理能力に優れているようである[23]．

3．プレプログラマブルポンプ

従来機種では基礎インスリン注入量は一定であったが，近年，時間ごとに異なる基礎注入量の設定が可能なプレプログラマブルポンプが使用できるようになった．就寝前と早朝の血糖較差が大きい1型糖尿病の症例で，基礎注入量を就寝時〜午前3時までは減量，以降は増量するように調節

すると血糖変動が縮小したという．暁現象に対し適切な対応ができたものと考えられる．また，平日と休日で生活パターンに差がある場合は2種類以上の基礎注入パターンを切り替えることもできる．現在日本で使用可能なプレプログラマブルポンプは，MiniMed 712（Medtronic MiniMed），TOP-8100（トップ），SP-3PRO（ニプロ）となっている．特にMiniMed 712では normal bolus, square wave bolus, dual wave bolus の3種の追加注入パターンがあり，食事内容や摂取時間の長さに合わせたきめ細かい調整が可能であり，食後血糖値が改善することが報告されている[24]．

4．CSIIの問題点

ポンプは精密機器であり誤作動や故障は血糖管理悪化に直結する．針やチューブのトラブルによる注入ルートの途絶は糖尿病ケトアシドーシスなど重大な合併症を起こしうる．CSIIには超速効型インスリンの使用が推奨されているが，注入ルートの途絶が起きると速効型インスリンの使用時よりも急激に血糖が上昇する[25]ため，注意が必要である．また，皮下に注入チューブを留置するため，皮下感染や皮下硬結によるインスリン吸収障害を起こしやすく，注入部位をローテートすることも重要な点である．また，全世界では約20万人がCSIIを使用しているといわれているが，わが国ではまだ2,000〜3,000人規模と十分には広まっていない．普及の障壁として，ポンプ機器や消耗品が高価であること，十分な診療報酬上の扱いがされていないことなど経済的な面が大きい．今後，後述のCGMSとの連携などで発展が期待されるが，医療者側の指導・支援体制も必要である．

自己血糖測定（SMBG）

1．SMBGの歴史

簡易血糖測定法の歴史は，1964年の簡易血糖測定用試験紙Dextrostixの開発から始まった．1974年に簡易測定器Dexterが米国Ames社から発売され，その後，機器の小型化・簡素化が進んだ．最近の機器では，1〜5 μl 以下の少量の血液で5〜30秒程度の短い測定時間のうちに測定可能となっており，記憶したデータをコンピュータでグラフ表示できるものもある．

2．測定原理

SMBG機器の血糖測定原理は酵素比色法・酵素電極法が用いられている．酵素としてGODとGDHが使用されている．GOD法では，血液中の溶存酸素分圧が大きいほど血糖値は低く測定される．GDH法においては，補酵素としてピロロキノリンキノン（PQQ）が用いられたSMBG機器で，輸液中のマルトース，腹膜透析液中のイコデキストリンなどにより，誤って高い値が表示され，高血糖と誤った判断がされインスリンの過剰投与に至る事故があった．また，SMBG機器の精度には，従来から校正法の違いにより機種間差があることが知られている．今後は国際規格ISO15197の「糖尿病管理用自己血糖モニターシステムの必須事項」に沿うように統一されることで機種間差が少なくなると予測される．

3．SMBGの対象患者

SMBGの対象となるのは，インスリン強化療法が必須な1型糖尿病・膵全摘患者，インスリン治療を行っている2型糖尿病患者の他，糖尿病妊婦，低血糖のリスクが高い患者なども含まれる．最近ではインスリン非使用患者でもSMBGの使用を希望する者が増えている．健康保険適応は，インスリン自己注射を行っている患者に限り認められている．2008年の保険改訂では，血糖管理不良なインスリン非使用2型糖尿病患者に対して，年1回に限り，診療報酬点数に加算が認められるようになった．

4．SMBG測定値に関する注意

SMBGによる測定値は，静脈採血による検査室の結果と解離を認める．SMBGでは動脈全血，採血では静脈血漿を用いるが，血漿の血糖値は全血よりも約7%高く，動脈・静脈間では空腹時は差は少ないが食後では動脈血のほうが高く出る．また，穿刺時の検体の取り方や穿刺部位も影響する．血液量の不足や，無理に絞り出した時に混ざる組織液の影響などで偽低値を示すこともある．穿刺を行う部位は指先が推奨されてきたが，痛みの少ない手のひらや前腕で採血を可能にした機種もある．前腕での採血では低血糖や食後の高血糖の検出が遅延する可能性があり[26]，低血糖時には

指先で測るよう注意する必要がある.

5．SMBG 有用性のエビデンス

SMBG とインスリンの頻回注射が，血糖管理を改善し，長期的な合併症の予防と進展防止に役立つことは，1型糖尿病における DCCT，2型糖尿病における Kumamoto Study や UKPDS より明らかである．インスリン非使用患者においても SMBG は血糖管理の改善と患者教育に役立つことが証明されている[27]が，コストがかかるわりに QOL を低下させてしまい，血糖管理の改善には繋がらなかったと指摘する報告もある[28,29]．

6．SMBG と患者教育

SMBG は，ただ測るだけではなく，結果をインスリン調整や生活習慣改善にフィードバックしてこそ役に立つ．自己管理のモチベーションを上げ行動変容を促すには，SMBG の測定技術のみならず患者が主体的に SMBG を利用できるように導いていくことが重要である．臨床現場では，日本糖尿病協会が配布する自己管理ノートに日々の血糖を記載してもらい外来受診時に指導に役立てることが多い．こういったツールを媒介にして，患者自身が血糖値の改善，または悪化した因子を分析したり測定前に血糖値を予想してみる習慣をつけることなどが重要である．可能であれば責任インスリンやスライディングスケールの概念，シックデイ対応などを理解させ，ある程度のインスリン自己調節能力をつけることも患者のモチベーション維持や自己管理に役立つかもしれない．Cox らの提唱する「血糖認識トレーニング」では，1型糖尿病患者の無自覚低血糖の予防や QOL の改善に役立つ訓練を勧めている[30]．SMBG の申告値と実測値が異なる，あるいは悪い結果が故意に記載されていない，などの虚偽申告の問題が起こることがある．また，血糖測定に拘るあまり，1日に何度も測定してしまう SMBG 依存に陥る患者もいる．患者・医療者間の信頼関係のもとに正確な情報を共有し，個々の患者背景に応じた適切な指導を行っていくことが望まれる．

7．持続血糖測定システム（CGMS）

24 時間の血糖変動プロファイルを詳細に検討するためのシステムとして，持続血糖測定システム（Continuous glucose monitoring system, CGMS）がある[31]．グルコースセンサーを皮下に留置し，皮下組織中のグルコース濃度を5分間隔で最大 72 時間にわたって連続測定するものである．夜間の無自覚低血糖の検出と治療の最適化に有用である．本邦でも臨床研究が進んでいるが，データを電波で送信することの法律的な問題や，高価であること，定期的なメンテナンスの必要性などの問題があり，汎用されるようになるまでにはまだ時間がかかりそうである．

インスリンと経口糖尿病薬の併用療法

1．併用療法の位置づけ

糖尿病治療の内容は生活習慣の介入，経口糖尿病薬の使用，インスリン注射の使用と段階的に進んでいくが，インスリンの導入は医療者側にも患者側にも敷居が高く，概して導入の適切なタイミングが遅れてしまうことが多い．本邦の糖尿病専門施設のデータによると，処方変更時の患者の平均 HbA_{1c} は 8.0％，インスリン新規導入時の平均 HbA_{1c} は 8.5％であるという[32]．合併症予防の観点からは，より早期に血糖管理をつけることが望ましい．近年，経口薬からインスリン注射への切り替え時や，経口薬あるいはインスリンのみでは血糖コントロールが困難な場合に，両者の併用療法が行われるようになっている．また，これまで本邦では朝・夕食前に混合型インスリンを使う方法が多く用いられてきたが，経口薬に基礎インスリンを追加する BOT (basal supported oral therapy) が注目されてきている．米国糖尿病学会と欧州糖尿病学会の共同声明による糖尿病治療アルゴリズムでは，生活習慣介入とメトホルミン単剤で血糖コントロールがつかない患者の次の治療の選択肢の1つとして，基礎インスリン補充を推奨している[33]．BOT を含む経口薬・インスリンの併用療法は，方法によっては外来診療で導入しやすく，インスリン単独使用と比較して低血糖や体重増加などを起こしにくいこともあり，糖尿病診療において今後さらに重要な位置を占めてくると考えられる．

2．各種経口糖尿病薬とインスリンの併用

スルフォニル尿素薬（SU）の二次無効例に中

間型インスリンなどを1日1回投与する方法が欧米では広く行われている．SU薬を中止してインスリンを導入するよりも，中止せず両者を併用していくほうがより短期間かつ少ないインスリン投与量で良好な血糖管理を達成できるという報告がある[34]．特にグリメピリドはインスリン抵抗性改善作用も併せ持ち，インスリン減量効果が期待できる．

αグルコシダーゼ阻害薬（αGI）は，インスリン治療のみでは食後高血糖を認める場合に併用を検討する．インスリン量の減量や低血糖頻度の減少というメリットがある[35,36]．1型糖尿病でも同様の効果が報告されている[37]．

ビグアナイド薬（BG）は肥満の2型糖尿病患者がよい適応となるが，インスリンとの併用時は体重増加を抑える効果やインスリン量の減量が認められる[38]．インスリンリスプロとBGの併用は，血糖改善効果はリスプロとNPH併用に匹敵するとの報告もある[39,40]．

インスリン抵抗性改善薬であるチアゾリジン薬（TZD）は，インスリンとの併用でインスリン量の減量，脂質代謝の改善などが報告されており[41,42]，有用性が高いと考えられる．浮腫の発現には注意が必要である．

インスリン治療中の患者で血糖管理の悪化を認めた際，生活習慣の見直しに加え薬物治療変更の選択肢として，インスリン増量だけでなくBGやTZD等の追加を考慮してもよいかもしれない．

3．インスリンアナログ製剤を用いた併用療法のエビデンス

近年，経口薬で血糖コントロール不良な2型糖尿病患者を対象にしたインスリンアナログの併用療法についての臨床データが数多く報告されている．基礎インスリンを追加するBOTは特に注目されており，NPH追加群とグラルギンまたはデテミル追加群を比較する報告が多い．グラルギン・デテミルともにNPHよりも夜間低血糖の発現リスクが低い[43,44]．グラルギンを注射するタイミングは寝る前よりも朝のほうが血糖をより改善させるという報告もある[45]．経口薬のみの2型糖尿病患者にグラルギンあるいはデテミルを追加し1年間経過を追った研究では，血糖改善効果に差はなかったが，デテミルは投与量が多く1日2回注射を必要とする例が多かった[46]．グラルギンとデテミルの比較では，それぞれに異なった利点がある．グラルギンは投与量が少なく1日1回の注射で十分である一方，デテミルは低血糖リスクおよび体重増加の抑制もあり[47]，投与ごとの血糖降下作用のばらつきが小さい[48]．

基礎インスリン以外についてもさまざまな報告が出されている．The 1-2-3 Studyは注射回数を段階的に増やしていくという方法を検討した臨床試験である．二相性インスリンアスパルト70/30（ノボラピッド®30ミックス）を1日1回夕食前の投与から導入し，HbA$_{1c}$ 6.5%以下を達成するまで1日1回（夕）→1日2回（朝・夕）→1日3回（朝・昼・夕）と段階的に注射回数を増やしていった．各段階でそれぞれ21%，52%，60%の患者でHbA$_{1c}$ 6.5%以下のコントロールを達成できた[49]．我々は日本人で「Sapporo 1-2-3 Study」として同様の方法を検討したところ，5.1%，19.5%，20.6%の患者でHbA$_{1c}$ 6.5%以下のコントロールとなった[50]．達成率の違いには肥満度やインスリン用量の影響もあるかと考えられる．外来で導入しやすく，簡便かつ安全に良好なコントロールを達成できる方法であり興味深い．

4T（Treating To Target in Type 2 diabetes）Studyは併用療法に用いる各種インスリン製剤の違いによる影響を検討した臨床試験である．二相性インスリンアスパルト70/30（ノボラピッド®30ミックス）の2回注射，超速効型インスリン（ノボラピッド®）の3回注射，持効型インスリン（レベミル®）の1回注射の3群で比較したところ，HbA$_{1c}$の低下では前2者が勝っていたが，低血糖の頻度や体重増加においては持効型インスリンのほうが良好な結果であった[51]．

APOLLO Studyは，2型糖尿病患者を対象に超速効型インスリン（ヒューマログ®）の3回注射と持効型インスリン（ランタス®）の1回注射を比較した試験であるが，持効型インスリン群では低血糖のリスクは低下し，HbA$_{1c}$の低下も超速効型に劣っていなかった[52]．同様の趣旨の臨床研究をまとめたメタアナリシスでは，2型糖尿病での基礎インスリン補充による治療は，従来の二相

性インスリンや速効型あるいは超速効型インスリンに比較して，血糖改善効果ではやや引けをとるが，低血糖リスクや体重増加，投与量が少なくすむ面などで優れているとしている[53]．

4．併用療法の問題点

併用療法には，経口薬単独よりもよい血糖管理を達成でき，インスリン量の節減にもなるなどの利点ばかりではなく，問題点もある．併用療法の適応となる患者の特徴が明確でない点，長期予後のエビデンスが不十分である点などは今後の課題である．また，医療コストの上昇も見込まれる．さらなる有用性の検討が必要である．

まとめ

糖尿病の薬物治療ではさまざまな経口薬がありインクレチン製剤なども登場しているが，依然としてインスリンはその中心にあり，切り札的な存在である．臨床現場では，糖尿病以外の疾患で入院した患者の血糖管理や，経口薬で二次無効となっている通院患者のインスリン導入に難渋する場面が多々ある．患者数の増加に伴い，非専門施設でもこのような機会がどんどん増えてくると考えられる．近年，新しいアナログ製剤が続々登場し，デバイスの改良も進んでいるが，インスリンをどのように効果的に安全に使用していくのか，治療の方法についても進歩が望まれる．

文献

1) The Diabetes Control and Complications Trial Research Group：The effect of intensive treatment of diabetes on the development and progression of long-term complications in insulin-dependent diabetes mellitus. N Engl J Med 329(14)：977-986, 1993
2) Nathan DM, Cleary PA, Backlund JY, et al.：Intensive diabetes treatment and cardiovascular disease in patients with type 1 diabetes. N Engl J Med 353(25)：2643-2653, 2005
3) Nathan DM, Zinman B, Cleary PA, et al.：Modern-day clinical course of type 1 diabetes mellitus after 30 years' duration：the diabetes control and complications trial/epidemiology of diabetes interventions and complications and Pittsburgh epidemiology of diabetes complications experience（1983-2005）. Arch Intern Med 169(14)：1307-1316, 2009
4) Shichiri M, Kishikawa H, Ohkubo Y, et al.：Long-term results of the Kumamoto Study on optimal diabetes control in type 2 diabetic patients. Diabetes Care 23 Suppl 2：B21-29, 2000
5) Holman RR, Paul SK, Bethel MA, et al.：10-year follow-up of intensive glucose control in type 2 diabetes. N Engl J Med 359(15)：1577-1589, 2008
6) Van den Berghe G, Wouters P, Weekers F, et al.：Intensive insulin therapy in the critically ill patients. N Engl J Med 345(19)：1359-1367, 2001
7) Van den Berghe G, Wilmer A, Hermans G, et al.：Intensive insulin therapy in the medical ICU. N Engl J Med 354(5)：449-461, 2006
8) Finfer S, Chittock DR, Su SY, et al.：Intensive versus conventional glucose control in critically ill patients. N Engl J Med 360(13)：1283-1297, 2009
9) Griesdale DE, de Souza RJ, van Dam RM, et al.：Intensive insulin therapy and mortality among critically ill patients：a meta-analysis including NICE-SUGAR study data. CMAJ 180(8)：821-827, 2009
10) Egi M, Bellomo R, Stachowski E, et al.：Variability of blood glucose concentration and short-term mortality in critically ill patients. Anesthesiology 105(2)：244-252, 2006
11) Dellinger RP, Levy MM, Carlet JM, et al.：Surviving Sepsis Campaign：international guidelines for management of severe sepsis and septic shock：2008. Crit Care Med 36(1)：296-327, 2008
12) Kitabchi AE, Nyenwe E：Sliding-scale insulin：more evidence needed before final exit? Diabetes Care 30(9)：2409-2410, 2007
13) Hirsch IB：Sliding scale insulin-time to stop sliding. JAMA 301(2)：213-214, 2009
14) Weber KK, Lohmann T, Busch K, et al.：High frequency of unrecognized hypoglycaemias in patients with Type 2 diabetes is discovered by continuous glucose monitoring. Exp Clin Endocrinol Diabetes 115(8)：491-494, 2007
15) Gerstein HC, Miller ME, Byington RP, et al.：Effects of intensive glucose lowering in type 2 diabetes. N Engl J Med 358(24)：2545-2559, 2008
16) Patel A, MacMahon S, Chalmers J, et al.：Intensive blood glucose control and vascular outcomes in patients with type 2 diabetes. N Engl J Med 358(24)：2560-2572, 2008
17) Duckworth W, Abraira C, Moritz T, et al.：Glucose control and vascular complications in veterans with type 2 diabetes. N Engl J Med 360(2)：129-139, 2009
18) Weissberg-Benchell J, Antisdel-Lomaglio J, Seshadri R：Insulin pump therapy：a meta-analysis. Diabetes Care 26(4)：1079-1087, 2003
19) Fatourechi MM, Kudva YC, Murad MH：Clinical review：Hypoglycemia with intensive insulin therapy：a systematic review and meta-analyses of randomized trials of continuous subcutaneous insulin infusion versus multiple daily injections. J Clin Endocrinol Metab 94(3)：729-740, 2009
20) Retnakaran R, Hochman J, DeVries JH, et al.：Continu-

ous subcutaneous insulin infusion versus multiple daily injections : the impact of baseline A1c. Diabetes Care 27(11) : 2590-2596, 2004

21) American Diabetes Association : Continuous subcutaneous insulin infusion. Diabetes Care 27 Suppl 1 : S110, 2004

22) Bode B, Weinstein R, Bell D, et al. : Comparison of insulin aspart with buffered regular insulin and insulin lispro in continuous subcutaneous insulin infusion : a randomized study in type 1 diabetes. Diabetes Care 25(3) : 439-444, 2002

23) Hirsch IB, Bode BW, Garg S, et al. : Continuous subcutaneous insulin infusion (CSII) of insulin aspart versus multiple daily injection of insulin aspart/insulin glargine in type 1 diabetic patients previously treated with CSII. Diabetes Care 28(3) : 533-538, 2005

24) Lee SW, Cao M, Sajid S, et al. : The dual-wave bolus feature in continuous subcutaneous insulin infusion pumps controls prolonged post-prandial hyperglycaemia better than standard bolus in Type 1 diabetes. Diabetes Nutr Metab 17(4) : 211-216, 2004

25) Guerci B, Meyer L, Salle A, et al. : Comparison of metabolic deterioration between insulin analog and regular insulin after a 5-hour interruption of a continuous subcutaneous insulin infusion in type 1 diabetic patients. J Clin Endocrinol Metab 84(8) : 2673-2678, 1999

26) Kovatchev BP, Otto E, Cox D, et al. : Evaluation of a new measure of blood glucose variability in diabetes. Diabetes Care 29(11) : 2433-2438, 2006

27) Welschen LM, Bloemendal E, Nijpels G, et al. : Self-monitoring of blood glucose in patients with type 2 diabetes who are not using insulin : a systematic review. Diabetes Care 28(6) : 1510-1517, 2005

28) Farmer A, Wade A, Goyder E, et al. : Impact of self monitoring of blood glucose in the management of patients with non-insulin treated diabetes : open parallel group randomised trial. BMJ 335(7611) : 132, 2007

29) Simon J, Gray A, Clarke P, et al. : Cost effectiveness of self monitoring of blood glucose in patients with non-insulin treated type 2 diabetes : economic evaluation of data from the DiGEM trial. BMJ 336(7654) : 1177-1180, 2008

30) Cox DJ, Gonder-Frederick L, Polonsky W, et al. : Blood glucose awareness training (BGAT-2) : long-term benefits. Diabetes Care 24(4) : 637-642, 2001

31) Mazze RS : Making sense of glucose monitoring technologies : from SMBG to CGM. Diabetes Technol Ther 7(5) : 784-787, 2005

32) 小林 正, 他 : CoDic®データ解析からみた糖尿病専門施設における治療実態. 糖尿病診療マスター 5(2) 5401-5406, 2007

33) Nathan DM, Buse JB, Davidson MB, et al. : Medical management of hyperglycemia in type 2 diabetes : a consensus algorithm for the initiation and adjustment of therapy : a consensus statement of the American Diabetes Association and the European Association for the Study of Diabetes. Diabetes Care 32(1) : 193-203, 2009

34) Riddle MC, Schneider J : Beginning insulin treatment of obese patients with evening 70/30 insulin plus glimepiride versus insulin alone. Glimepiride Combination Group. Diabetes Care 21(7) : 1052-1057, 1998

35) Coniff RF, Shapiro JA, Seaton TB, et al. : A double-blind placebo-controlled trial evaluating the safety and efficacy of acarbose for the treatment of patients with insulin-requiring type II diabetes. Diabetes Care 18(7) : 928-932, 1995

36) Kelley DE, Bidot P, Freedman Z, et al. : Efficacy and safety of acarbose in insulin-treated patients with type 2 diabetes. Diabetes Care 21(12) : 2056-2061, 1998

37) Riccardi G, Giacco R, Parillo M, et al. : Efficacy and safety of acarbose in the treatment of Type 1 diabetes mellitus : a placebo-controlled, double-blind, multicentre study. Diabet Med 16(3) : 228-232, 1999

38) Yki-Jarvinen H, Ryysy L, Nikkila K, et al. : Comparison of bedtime insulin regimens in patients with type 2 diabetes mellitus. A randomized, controlled trial. Ann Intern Med 130(5) : 389-396, 1999

39) Altuntas Y, Ozen B, Ozturk B, et al. : Comparison of additional metformin or NPH insulin to mealtime insulin lispro therapy with mealtime human insulin therapy in secondary OAD failure. Diabetes Obes Metab 5(6) : 371-378, 2003

40) Kokic S, Bukovic D, Radman M, et al. : Lispro insulin and metformin versus other combination in the diabetes mellitus type 2 management after secondary oral antidiabetic drug failure. Coll Antropol 27(1) : 181-187, 2003

41) Mattoo V, Eckland D, Widel M, et al. : Metabolic effects of pioglitazone in combination with insulin in patients with type 2 diabetes mellitus whose disease is not adequately controlled with insulin therapy : results of a six-month, randomized, double-blind, prospective, multicenter, parallel-group study. Clin Ther 27(5) : 554-567, 2005

42) Berhanu P, Perez A, Yu S : Effect of pioglitazone in combination with insulin therapy on glycaemic control, insulin dose requirement and lipid profile in patients with type 2 diabetes previously poorly controlled with combination therapy. Diabetes Obes Metab 9(4) : 512-520, 2007

43) Yki-Jarvinen H, Dressler A, Ziemen M : Less nocturnal hypoglycemia and better post-dinner glucose control with bedtime insulin glargine compared with bedtime NPH insulin during insulin combination therapy in type 2 diabetes. HOE 901/3002 Study Group. Diabetes Care 23(8) : 1130-1136, 2000

44) Philis-Tsimikas A, Charpentier G, Clauson P, et al. : Comparison of once-daily insulin detemir with NPH insulin added to a regimen of oral antidiabetic drugs in poorly controlled type 2 diabetes. Clin Ther 28 (10) : 1569-1581, 2006

45) Fritsche A, Schweitzer MA, Haring HU : Glimepiride combined with morning insulin glargine, bedtime neutral protamine hagedorn insulin, or bedtime insulin glargine in patients with type 2 diabetes. A randomized, controlled trial. Ann Intern Med 138(12) : 952-959, 2003

46) Rosenstock J, Davies M, Home PD, et al. : A randomised, 52-week, treat-to-target trial comparing insulin detemir with insulin glargine when administered as add-on to glucose-lowering drugs in insulin-naive people with type 2 diabetes. Diabetologia 51(3) : 408-416, 2008

47) Meneghini LF, Rosenberg KH, Koenen C, et al. : Insulin detemir improves glycaemic control with less hypoglycaemia and no weight gain in patients with type 2 diabetes who were insulin naive or treated with NPH or insulin glargine : clinical practice experience from a German subgroup of the PREDICTIVE study. Diabetes Obes Metab 9(3) : 418-427, 2007

48) Klein O, Lynge J, Endahl L, et al. : Albumin-bound basal insulin analogues (insulin detemir and NN344) : comparable time-action profiles but less variability than insulin glargine in type 2 diabetes. Diabetes Obes Metab 9(3) : 290-299, 2007

49) Garber AJ, Wahlen J, Wahl T, et al. : Attainment of glycaemic goals in type 2 diabetes with once-, twice-, or thrice-daily dosing with biphasic insulin aspart 70/30 (The 1-2-3 study). Diabetes Obes Metab 8(1) : 58-66, 2006

50) Yoshioka N, Kurihara Y, Manda N, et al. : Step-up therapy with biphasic insulin aspart-70/30--Sapporo 1-2-3 study. Diabetes Res Clin Pract 85(1) : 47-52, 2009

51) Holman RR, Thorne KI, Farmer AJ, et al. : Addition of biphasic, prandial, or basal insulin to oral therapy in type 2 diabetes. N Engl J Med 357(17) : 1716-1730, 2007

52) Bretzel RG, Nuber U, Landgraf W, et al. : Once-daily basal insulin glargine versus thrice-daily prandial insulin lispro in people with type 2 diabetes on oral hypoglycaemic agents (APOLLO) : an open randomised controlled trial. Lancet 371(9618) : 1073-1084, 2008

53) Lasserson DS, Glasziou P, Perera R, et al. : Optimal insulin regimens in type 2 diabetes mellitus : systematic review and meta-analyses. Diabetologia 52(10) : 1990-2000, 2009

2. ヒトインスリンアナログ製剤について

長谷田文孝（大阪医科大学第一内科　糖尿病代謝・内分泌内科）
今川　彰久（大阪大学大学院医学系研究科　内分泌・代謝内科学）
花房　俊昭（大阪医科大学第一内科　糖尿病代謝・内分泌内科）

- ヒトインスリンアナログ製剤は，より生理的なインスリン分泌動態の模倣を可能とする．
- ヒトインスリンアナログ製剤により，従来より厳格な血糖コントロールが得られるようになってきている．また，糖尿病患者のQOLの向上も認めている．
- インスリン製剤はヒトインスリンアナログ製剤を含め多種類存在するが，糖尿病患者の多様な病態や生活スタイルに応じて上手く使い分けていく必要がある．

Key Words　ヒトインスリンアナログ，インスリンアスパルト，インスリンリスプロ，インスリングラルギン，インスリンデテミール

　糖尿病治療の目的は，良好な血糖コントロールの維持により急性および慢性合併症の発症，再発を予防し，健常人と同等のQOL（Quality of life）を保持することである．現在までに多くの大規模介入試験が行われ，糖尿病患者のQOL改善における血糖管理の重要性が示されてきた．それらは，より厳格な血糖コントロールによって糖尿病性慢性合併症の発症・進展阻止が期待できることを強く示唆するものであった．多くの治療薬のなかでもとりわけインスリンは，血糖管理に多大な貢献を果たしてきており，近年の遺伝子工学の進歩はヒトインスリン製剤の安定供給を可能にした．しかし，既存のヒトインスリン製剤では，生理的インスリン分泌動態の再構築による厳格な血糖管理をインスリン療法の理想と考えた場合，必ずしも十分とはいえない．そこで既存製剤の問題点を解消すべく，最新の遺伝子組換え技術によりヒトインスリンアナログ製剤が開発され，われわれが理想とするインスリン注射による基礎，および追加インスリン分泌の完全補充の実現に向けて大きな期待が寄せられている．ここではインスリン製剤の進歩，ヒトインスリンアナログ製剤について，将来の治療・管理のあり方を含めて概説する．

インスリン製剤の歴史と進歩

　1921年にBantingとBestにより発見されたインスリンは，その翌年（1922年）には早くも人体への投与がなされている（最初の臨床症例として1型糖尿病の若年男性に投与された）．当初のインスリン製剤は純度が低く，また速効型に相当するもののみで，1日3～6回の頻回注射が必要であった．このため，持続時間の長い製剤の開発が求められていた．1936年にHagedornがプロタミンをインスリンに加えると沈澱物を形成することを発見し，プロタミンインスリン，プロタミン亜鉛インスリン，さらにはNPH（Neutral protamine Hagedorn）インスリンが開発され，また1953年には亜鉛を高濃度に含むレンテインスリンが開発され，1日1回の注射が定着していった．1960年代に入り，インスリン測定が可能になったことから，インスリン薬物動態が解析され，糖尿病におけるインスリン分泌不全という重要な病態の解明が進んだ．1970年にはインスリン精製度の向上により不純物のほとんどないMC（Monocomponent）インスリンが開発され，不純物によるアレルギー反応などは著明に減少し

たが，ウシ，ブタといった動物インスリンを原料としていたため，資源的な問題は解決されないままであった．1979年には，ブタインスリンのB鎖30番目のアミノ酸であるアラニンをスレオニンに変換した半合成ヒト型インスリンが開発された．さらに遺伝子組み換えによる生合成ヒト型インスリンが作成され，長く望まれていたヒトインスリン製剤の安定供給が可能となった．その後，超速効型や持続型溶解などのインスリンアナログ製剤も開発され，現在では種々の作用発現および作用時間を有するインスリン製剤が使用可能となりインスリン治療は新しい時代に入ってきている．

インスリン製剤の種類と特徴

わが国では非常に多くのインスリン製剤が市販されている（表1）．各製剤の作用特性としては，その作用発現時間，作用のピークの時間，持続時間が重要である．現在日本で市販されているインスリン製剤の含有量は，医療事故を防ぐ意味もあり1ml中にインスリン100単位（100 unit/ml, U-100）に統一されている．1単位とは24時間絶食させた約2kgのウサギの血糖を3時間以内にけいれんレベルまで下げ得る量と定義され，ヒトインスリン国際標準単位では1mgあたり26単位である．

既存インスリン製剤の問題点

ヒトインスリンアナログ製剤が開発される以前のヒトインスリン製剤は，前述したように生理的インスリン分泌動態の再構築による厳格な血糖管理をインスリン療法の理想と考えた場合，必ずしも十分とはいえなかった．それには次のような問題点があったからである．速効型インスリンに関しては，①食前30分に注射する必要があり，患者のQOLを損なう，②作用発現に時間を有するため，食後の高血糖を十分に是正できない，③逆に食間や次の食前の低血糖を誘発する可能性があるなどの問題点がある．中間型・持続型インスリンに関しては，①中間型インスリンでは作用のピークが注射後4～12時間にあり，この時点で低血糖を誘発する危険性がある，②作用の持続時間が十分でなく，就寝時に投与しても早朝高血糖を抑制できない可能性がある，③吸収にばらつきがある，④非溶解の結晶であり，注射前に十分な攪拌が必要などの問題点がある（表2）．ヒトインスリンアナログ製剤はこれらの問題点を補うために開発され，外因性のインスリンの基礎補充と追加補充による生理的なインスリン分泌動態を可能にした．

ヒトインスリンアナログ製剤の利点と問題点

1．利　点

アナログ製剤は，何よりもインスリンの時間—作用プロフィールの細密化を可能にする．超速効型製剤の食直前注射は患者のQOLとコンプライアンスの向上に貢献し，食後血糖過上昇の抑制は1日の血糖変動幅を小さくすることに貢献する．また，低血糖の頻度も減少する．水溶性持続性インスリン製剤の利点は何よりも，なだらかな血中インスリン濃度の維持にある．一定した吸収により血中ピークはほとんどみられず，基礎補充に適したものといえる．また，注射時に攪拌する必要がないことも利便性を高める（表3）．

2．問題点

有効性の面からヒトインスリンアナログ製剤の問題点を挙げるとすれば，二相性製剤において昼食後の追加分泌補充が不十分になる点である．従来のペンフィル30R製剤とインスリン・アスパルトMix30製剤を1日2回（朝，夕）注射した際の薬物動態の比較[1]では，後者において朝食後，夕食後の速やかな上昇と，それに対応した食後血糖の抑制をみたが，昼食後の血糖抑制は前者が勝っており，臨床応用には工夫が必要である．持続型製剤においても，当初考えられていたよりも持続時間がやや短い点が指摘されており，満足な基礎補充を得るうえで考慮すべき点と思われる．また，糖尿病合併症改善の確立したevidenceはない．

ヒトインスリン製剤と異なり，アナログ製剤では安全性についてとりわけ慎重な配慮がなされるべきである．動物を用いた毒性実験においては特

表1 インスリン製剤の種類

分類	形態	商品名	単位数/用量	発現時間	最大作用時間	持続時間
超速効型	カートリッジ	ノボラピッド注ペンフィル	300/3 ml	10〜20分	1〜3時間	3〜5時間
		ヒューマログ注カート	300/3 ml	15分以内	0.5〜1.5時間	3〜5時間
		アピドラ注カート	300/3 ml	15分以内	0.5〜1.5時間	3〜5時間
	キット	ノボラピッド注フレックスペン	300/3 ml	10〜20分	1〜3時間	3〜5時間
		ヒューマログ注ミリオペン	300/3 ml	15分以内	0.5〜1.5時間	3〜5時間
		アピドラ注ソロスター	300/3 ml	15分以内	0.5〜1.5時間	3〜5時間
	バイアル	ノボラピッド注100単位/ml	1,000/10 ml	10〜20分	1〜3時間	3〜5時間
		ヒューマログ注100単位/ml	1,000/10 ml	15分以内	0.5〜1.5時間	3〜5時間
		アピドラ注100単位/ml	1,000/10 ml	15分以内	0.5〜1.5時間	3〜5時間
速効性	カートリッジ	ペンフィルR注	300/3 ml	約30分	1〜3時間	約8時間
		ヒューマリンR注カート	300/3 ml	30分〜1時間	1〜3時間	5〜7時間
	キット	ノボリンR注フレックスペン	300/3 ml	約30分	1〜3時間	約8時間
		ヒューマリンR注キット	300/3 ml	30分〜1時間	1〜3時間	5〜7時間
		イノレットR注	300/3 ml	約30分	1〜3時間	約8時間
	バイアル	ノボリンR注100単位/ml	1,000/10 ml	約30分	1〜3時間	約8時間
		ヒューマリンR注100単位/ml	1,000/10 ml	30分〜1時間	1〜3時間	5〜7時間
中間型	カートリッジ	ペンフィルN注	300/3 ml	約1.5時間	4〜12時間	約24時間
		ヒューマリンN注カート	300/3 ml	1〜3時間	8〜10時間	18〜24時間
	キット	ノボリンN注フレックスペン	300/3 ml	約1.5時間	4〜12時間	約24時間
		イノレットN注	300/3 ml	約1.5時間	4〜12時間	約24時間
		ヒューマログN注ミリオペン	300/3 ml	30分〜1時間	2〜6時間	18〜24時間
		ヒューマリンN注キット	300/3 ml	1〜3時間	8〜10時間	18〜24時間
	バイアル	ノボリンN注100単位/ml	1,000/10 ml	約1.5時間	4〜12時間	約24時間
		ヒューマリンN注100単位/ml	1,000/10 ml	1〜3時間	8〜10時間	18〜24時間
持効型	カートリッジ	レベミル注ペンフィル	300/3 ml	1時間	1〜4時間	約24時間
		ランタス注オプチクリック	300/3 ml	1〜2時間	ピークなし	約24時間
		ランタス注カート	300/3 ml	1〜2時間	ピークなし	約24時間
	キット	レベミル注フレックスペン	300/3 ml	1時間	1〜4時間	約24時間
		ランタス注ソロスター	300/3 ml	1〜2時間	ピークなし	約24時間
混合型	カートリッジ	ノボラピッド30ミックス注ペンフィル	300/3 ml	10〜20分	1〜4時間	約24時間
		ペンフィル30R〜50R	300/3 ml	約30分	2〜8時間	約24時間
		ヒューマログ25ミックス注カート	300/3 ml	15分以内	30〜6時間	18〜24時間
		ヒューマログ50ミックス注カート	300/3 ml	15分以内	30〜4時間	18〜24時間
		ヒューマリン3/7注カート	300/3 ml	30分〜1時間	2〜12時間	18〜24時間
	キット	ノボラピッド30ミックス注フレックスペン	300/3 ml	10〜20分	1〜4時間	約24時間
		ヒューマログ25ミックス注ミリオペン	300/3 ml	15分以内	30分〜6時間	18〜24時間
		ヒューマログ50ミックス注ミリオペン	300/3 ml	15分以内	30分〜4時間	18〜24時間
		ヒューマリン3/7注キット	300/3 ml	30分〜1時間	2〜12時間	18〜24時間
		イノレット10R〜50R注	300/3 ml	約30分	2〜8時間	約24時間
	バイアル	ノボリン30R注100単位/ml	1,000/10 ml	約30分	2〜8時間	約24時間
		ヒューマリン3/7注100単位/ml	1,000/10 ml	30分〜1時間	2〜12時間	18〜24時間

(日本糖尿病学会 編:糖尿病治療ガイド 2008-2009. 文光堂, pp52-54, 2008より改変)

D インスリン治療の現状と将来

表2　既存ヒトインスリン製剤の問題点

□速効型インスリン製剤
- 作用発現が遅い　→食後高血糖の抑制が不十分
　　　　　　　　　→食事30分前に注射が必要
　　　　　　　　　　（QOL，コンプライアンス低下）
- 作用時間が長い　→食前，食間に低血糖を起こす可能性

- 持続皮下注射療法（CSII）に必ずしも適さない

□中間型・持続型インスリン製剤
- 作用にピークがある→夜間低血糖の可能性
- 持続時間が不足　→早朝高血糖の可能性
- 吸収が一定しない　→コントロールが不安定
- 使用時に攪拌混和が必要
- ペン型注入機の使えない製剤がある

表3　ヒトインスリンアナログ製剤の利点

□超速効型インスリン
- 食後のインスリン追加分泌を再現できる
- 皮下でのインスリン失活が少なくなる
- 食直前注射によりQOL，コンプライアンスが向上する
- 低血糖の頻度が低下する
- CSIIに適する
- 携帯小型人工膵に応用できる

□水溶性持続型インスリン
- インスリン基礎補充に適している
- 夜間低血糖の減少
- ペン型注入機が使用できる
- 安定した吸収が得られる

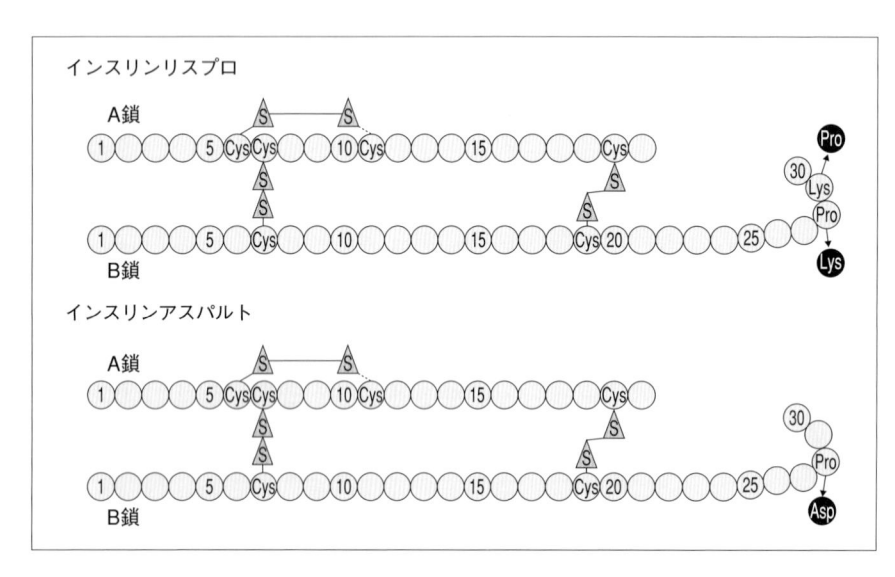

図1　ヒトインスリンと超速効型インスリンの構造式の相違点
（武藤達也：インスリン製剤の吸収部位と体内動態．薬局55（12）：3014，2004より引用）

に問題なく，免疫原性，生殖毒性，遺伝毒性，染色体異常についても何ら問題は指摘されていない．しかし，ヒトインスリンを修飾した製剤であることから長期使用における安全性の確認は重要である．

超速効型ヒトインスリンアナログ製剤

1．特徴

　ヒトインスリンアナログ製剤である超速効型インスリンには，ヒトインスリンB鎖28位のプロリンをリジンに，B鎖29位のリジンをプロリンに入れ替えたインスリンリスプロ製剤と，B鎖28番プロリンをアスパラギン酸残基に置換したインスリンアスパルト製剤がある（図1）．速効型と超速効型インスリンの作用時間に差が生じるメカニズムを理解するには，まず，インスリンの皮下吸収について知る必要がある（図2）．インスリン分子は自己会合しやすく，2量体，あるいは2量体が3つ集まり亜鉛イオンを中心に安定な6量体を形成する．インスリンはβ細胞内のインスリン分泌顆粒のなかでも6量体として存在するが，β細胞から分泌された後は濃度が低下するた

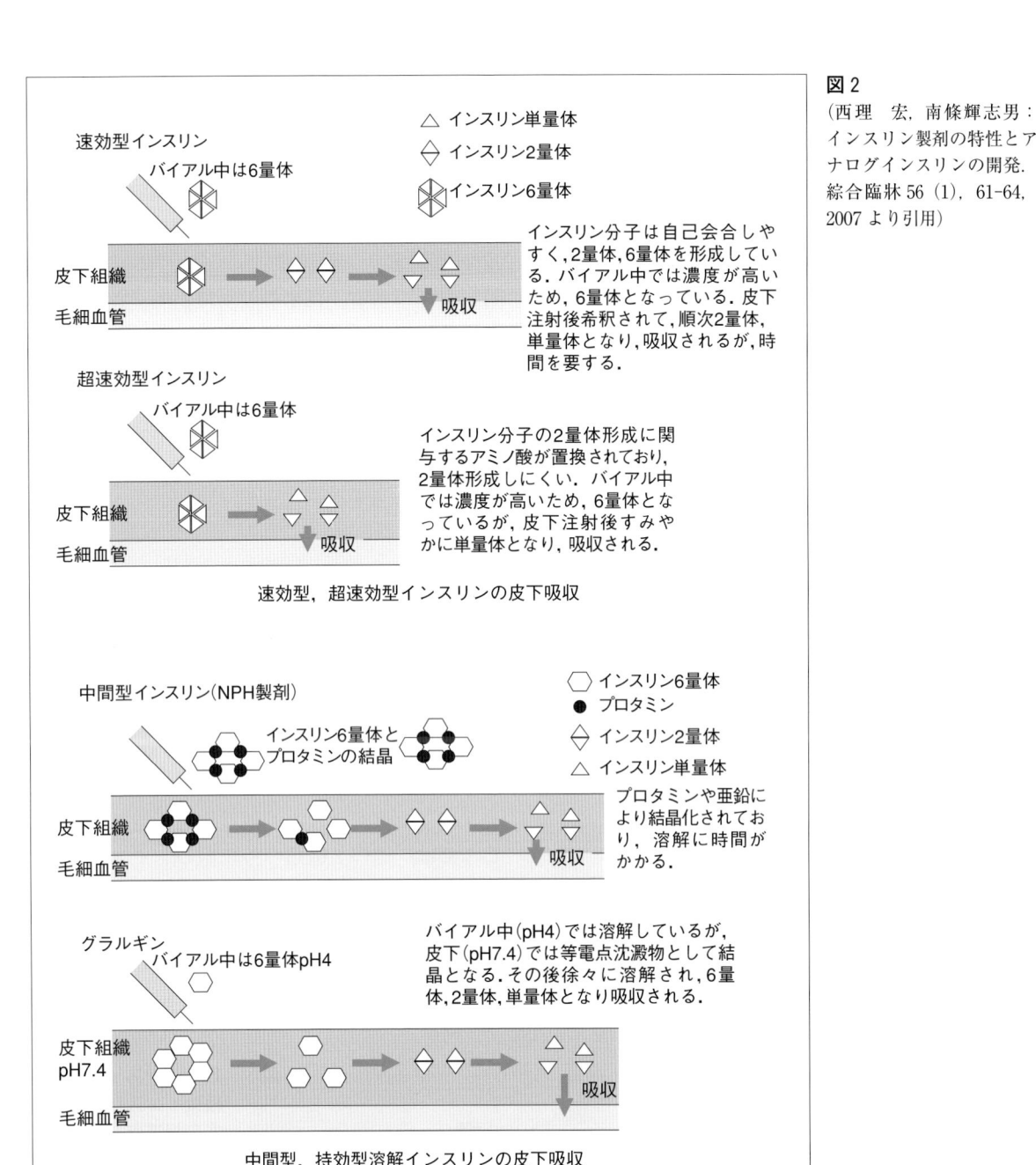

図2
(西理 宏, 南條輝志男：インスリン製剤の特性とアナログインスリンの開発. 綜合臨牀 56 (1), 61-64, 2007 より引用)

速効型，超速効型インスリンの皮下吸収

中間型，持効型溶解インスリンの皮下吸収

め単量体となる．通常の速効型インスリン製剤は，バイアル中では濃度が高いため6量体として存在しており，皮下注射後希釈され徐々に2量体，単量体となり吸収される．このため速効型インスリンといえども効果開始には約30分を要する．一方，超速効型インスリンは，上記のようにインスリン分子の2量体形成に重要なB鎖C末端近くのアミノ酸を改変しており，インスリン分子の自己会合が減少し，皮下注射後6量体から速やかに単量体となり吸収される．吸収が速やかで約15分で効果が発現し，1〜2時間で効果が最大となり，効果持続時間は3〜4時間と短い．速効型インスリンに比べ，生理的な食後のインスリン追加分泌動態により類似したパターンを得ることが可能である．

また，最近になって，超速効型インスリンアナ

D インスリン治療の現状と将来

ログ製剤であるアピドラ（インスリン　グルリジン®）が発売となった．ヒトインスリンのB鎖3位のアスパラギンをリジンに，B鎖29位のリジンをグルタミン酸に置換することにより単量体としてより安定的に存在し，かつ単量体から2量体へ，さらに2量体から6量体への会合形成も抑制されている．さらにグルリジンは組成中に亜鉛を含まず，製剤中において単量体として存在する割合が大きく，皮下投与後，速やかに血流に到達する．そのために他の超速効型インスリンに比べ，より効果発現が速く，より作用時間が短いという特徴を有している．

2．臨床における有用性

超速効型インスリン使用により，食事時間の拘束から解放，また低血糖への不安の減少などがみられており，精神面での負担や日常生活における悪影響の減少に結びついている．このように速効型ヒトインスリンと比較して，患者QOLの向上が認められている[2]．

日本で行われた臨床試験で，インスリンリスプロと速効型ヒトインスリン製剤を比較した試験では，HbA_{1c}の変化に有意差は認めなかった．しかしインスリンリスプロは速効型ヒトインスリン製剤と比較し，食後2時間血糖値の有意な低下を認めた[3]．また，海外ではインスリンの投与量，投与間隔の最適化を検討した試験で，低血糖発現の増加なく，HbA_{1c}を有意に低下させ得ることが示されている．低血糖発現率には両群で差はないものの，良好な血糖コントロール群（HbA_{1c}＜6.0％）での低血糖発現率はインスリンリスプロ群で有意に少なかった[4~6]．

また，超速効型インスリンアナログは，持続型皮下インスリン注入療法（CSII）に用いた際に特に有用である．従来の速効型製剤でときに発生したルート内での凝集は，超速効型においてリスクが低く，国内外でCSIIにおける超速効型インスリンアナログの有効性と安全性が報告されている．超速効型インスリンアナログは速効型インスリンに比して，メタアナリシスでCSIIに適合することが確認されている[7]．

●持続型ヒトインスリンアナログ製剤

最近，遺伝子組み換え技術によって新しい持続型溶解ヒトインスリンアナログ製剤が開発され，従来の中間型（NPHインスリン）・持続型製剤の欠点を補足するものと期待されている．わが国ではインスリングラルギンが使用可能である．また，インスリンデテミールも最近使用可能となった．ここでは，その2種類の持続型ヒトインスリンアナログ製剤について説明する．

1．インスリングラルギン

グラルギンはA鎖21位のアミノ酸であるアスパラギンをグリシンに置換し，また，B鎖のC

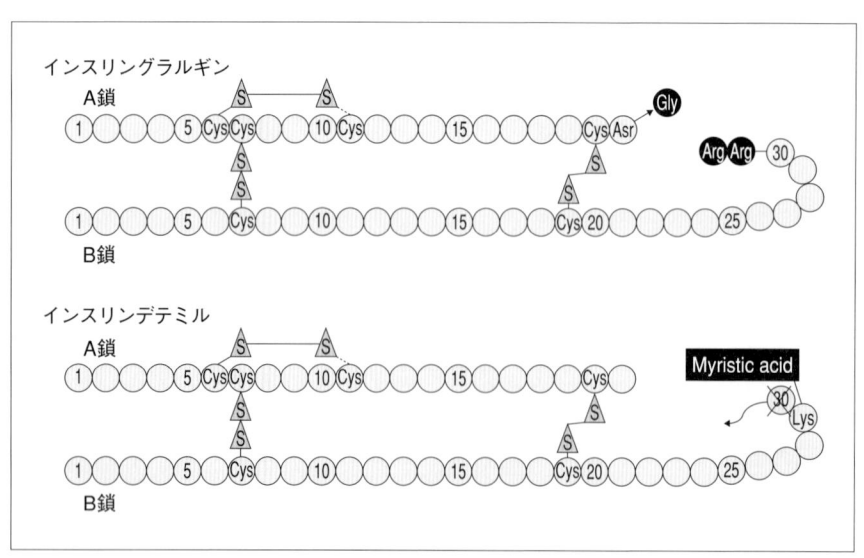

図3　ヒトインスリンと超持続型インスリンの構造式の相違点
（武藤達也：インスリン製剤の吸収部位と体内動態．薬局55（12）：3015，2004より引用）

端にアルギニンを2個加えた製剤である（**図3**）．この変異により等電点がpH7.0となる．本製剤はpH4.0の水溶性酸性製剤であり，効果のばらつきは少ない．皮下注射後は生理的pH7.4の皮下組織内で等電点沈澱をきたし結晶化する．pH7.4の皮下では溶解性が低いため，徐々に溶解して吸収される（**図2**）．このため作用のピークを有さず，約24時間にわたり効果が持続する．わが国の第Ⅱ/Ⅲ相臨床試験で，1型糖尿病患者におけるグラルギンとNPHヒトインスリンの比較において，NPHヒトインスリンと比べ有意にHbA$_{1c}$，空腹時血糖値を低下させ，1日血糖プロファイルを改善させている[8]．早朝空腹時高血糖については，投与終了時にNPHヒトインスリンでは血糖上昇を認めたが，インスリングラルギンでは認めなかった．また，夜間低血糖の頻度については半減していた．以上の結果から，インスリングラルギンは，1型糖尿病患者の頻回注射において，眠前投与により夜間低血糖の危険を減らし，早朝空腹時血糖の上昇を抑え，基礎インスリン分泌補充のためのインスリン製剤として，十分な効果を有する薬剤であることがわかる．しかし，当初考えられていたよりも持続時間が短い点，妊婦への安全性がエビデンスとして確立されていない点など，今後の検討課題もある．

2．インスリンデテミール

本剤はヒトインスリンB鎖30位のスレオニンを除失し，29位のリジンに14個の炭素を有する脂肪酸（ミリスチン酸）を結合させたヒトインスリンアナログである（**図3**）．ミリスチン酸を介して皮下組織，血中のアルブミンと結合し持効性を発揮する．作用時間はグラルギンよりやや短いようであるが，ばらつきはグラルギンより少ないと報告されている．また，中性であるため，酸性のグラルギンより注射時の痛みが少ない可能性がある．海外での健常人に対するグルコースクランプ試験をみても，NPHヒトインスリンと比較して，グルコース注入率は同等であるが，NPHヒトインスリンでみられる投与3〜4時間での血中インスリンのピークは認められていない[9]．このことからも，デテミールは基礎インスリン分泌補充において，低血糖のリスクを減少させ，十分な効果を発揮することが期待される．

まとめ

新しいヒトインスリンアナログ製剤が開発されたことで，より生理的なインスリン分泌動態の模倣が可能となり，従来より厳格な血糖コントロールが得られるようになってきている．また，糖尿病患者のQOLの向上も認めている．

ここで紹介したヒトインスリンアナログ製剤が，従来のインスリン製剤に100％とって代わるものではないと思われるが，糖尿病患者の多様な病態や生活スタイルに応じて上手く使い分けていく必要がある．

文　献

1) 加来浩平：インスリン製剤の進歩．Diabetes Frontier 12（5）：569-575, 2001
2) 石井　均，大橋靖雄，葛谷　健，他；日本における1型および2型糖尿病患者の頻回注射療法におけるインスリンリスプロと速効型ヒトインスリン製剤患者のQOLに与える影響の比較．臨床医薬16：1631-1647, 2000
3) 葛谷　健，小坂樹徳，赤沼安夫，他：日本における1型および2型糖尿病患者の頻回注射療法におけるインスリンリスプロと速効型ヒトインスリン製剤の比較．臨床医薬16：1613-1630, 2000
4) Ebeling P, Jansson PA, Smith U, et al.：Strategies towards improved control during insulin lispro therapy in IDDM：importance of basal insulin. Diabetes Care 20：1287-1289, 1997
5) Jansson PA, Ebeling P, Smith U, et al.：Improved glycemic control can be better maintained with insulin lispro than with human regular insulin. Diab Nutr Metab 11：194-199, 1998
6) Del Sindaco P, Cofetta M, Lalli C, et al.：Use of the short-acting insulin analogue lispro in intensive treatment of type 1 diabetes mellitus：Importance of appropriate replacement of basal insulin and time-interval injection-meal. Diabet Med 15：592-600, 1998
7) Retnakaran R, et al.：Continuous subcutaneous insulin infusion versus multiple daily injection：the impact of baseline A1c. Diabetes Care 27：2590, 2004
8) 河盛隆造，岩本安彦，門脇　孝，他：強化インスリン療法を実施中の1型糖尿病患者におけるインスリングラルギンとNPHヒトインスリンの比較—国内第Ⅱ/Ⅲ相臨床試験—．臨床医薬19：423-444, 2003
9) Markussen J, et al.：Soluble, fatty acid acylated insulins bind to albumin and show protracted action in pig. Diabetologia 39：281-288, 1996

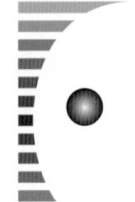

3. インスリン治療の現状と将来
―インスリンデバイスの進歩―

浜口　朋也
(兵庫医科大学　先進糖尿病治療学)

難波　光義
(兵庫医科大学　内科学糖尿病科)

- 2型糖尿病患者で長期かつ安全に良好な血糖管理を保持するためには現状よりも早期からのインスリン治療導入が望ましい．
- インスリン治療システムには，注射針の侵襲性や煩雑性などの点で患者の側に抵抗があり，その欠点を補う目的でペンシステムの改良が続けられてきた．
- 簡便なインスリン代替投与経路の確立を目指して以前より種々の試みがなされているが，いまだ本邦では実用化に至っていない．
- 持続皮下インスリン注入療法は，従来の基礎インスリン補償を確実に行う利点に加えて，食後血糖上昇の正常化を目指した追加注入法の改良が行われている．
- 2010年4月に保険適応された持続血糖モニターシステムは，治療の最適化に有効性が期待されるほか，持続皮下インスリン注入療法との組み合わせによる人工膵の開発も試みられている．

Key Words　膵β細胞機能，代替経路，持続皮下インスリン注入療法（CSII），暁現象（dawn phenomenon），持続血糖モニター（CGM）

良好な血糖管理とインスリン治療

2型糖尿病の増加が世界規模で続いている．国際糖尿病連盟（IDF）によれば1999年に全世界で2億人に達した患者数は，2030年には4億3840万人まで増加するのではないかと推計されている．糖尿病患者数の激増は，糖尿病に関連した合併症の増加にもつながっており，いままさに糖尿病の発症予防，合併症の進展予防が緊急の課題となっている．すでに2型糖尿病患者において，糖尿病合併症のうち細小血管合併症に関しては，良好な血糖管理が発症・進展を予防することが以前より明らかにされていたが[1]，さらに早期からの良好な血糖コントロールを目指すことによって，大血管合併症の予防にもつながることが示されるに至った[2]．特に大規模臨床試験の長期にわたる観察から，2型糖尿病において緩徐に進行する膵β細胞機能低下が示されている（**図1**）[3]ことより，良好な血糖管理の維持にはできるだけ膵β細胞機能を温存する治療戦略も重要と考えられる．従来からのインスリン分泌促進薬の多用は現在，見直しを迫られており，最近，インスリン抵抗性改善系の薬剤を活用した併用療法や，GLP-1作動薬やDPP-4阻害薬などの新しい作用機序を有する薬剤における臨床での活用法が模索されている．

しかしながら，膵β細胞機能がある水準よりも低下した症例では，経口糖尿病薬を用いた治療には限界があり，現在よりも早い段階から血糖自己測定を含むインスリン治療を導入することで血糖コントロールが容易となり，長期的には患者にとって得策ではないかと考えられている．特に現在臨床応用されているインスリンアナログ製剤は，

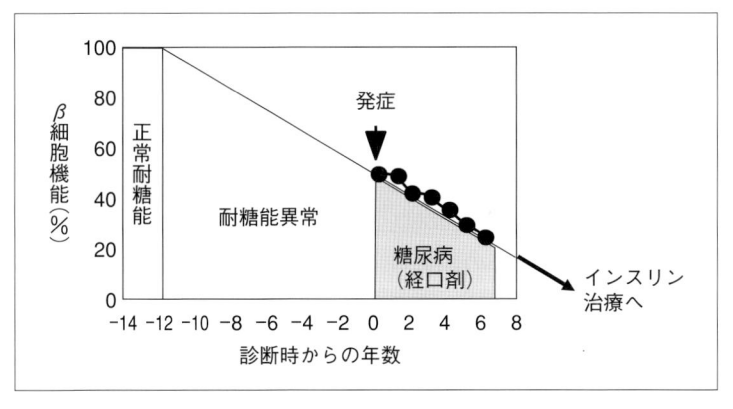

図1　2型糖尿病患者における進行性の
　　　β細胞機能障害
（U. K. Prospective Diabetes Study Group：
Diabetes 44：1249-1258, 1995[3]より改変）

従来のヒトインスリン製剤に比べてより生理的変動に近い血中インスリン動態を模倣しつつ，低血糖や体重増加を軽減して，いっそう効果的で安全なインスリン治療を実現しつつある[4]．そのため近年では円滑にインスリンを導入する目的で，経口糖尿病薬を用いながら持効型インスリンアナログ製剤も併用するBOT（Basal-supported Oral Therapy）や二相性インスリンを柔軟に用いた種々のStep-up therapyが試みられるようになっている．

このような趨勢にも関わらず，DAWN-Japan研究では臨床の現場において，まだまだ低血糖や体重増加といったインスリン治療に不可避な副作用以外にもインスリン治療導入を阻害する要因が数多く存在することが指摘されている．確かに，皮下注射器具ひとつをとってみても順次改良が施されて，簡便なディスポーザブルのキット製剤も臨床応用されている．これらは以前のインスリンバイアル製剤とシリンジの組み合わせから考えれば格段に扱いやすくなっており，またカートリッジ式の製剤と比較しても，導入時の指導がしやすいメリットがある．それでもなお，注射針による侵襲性や，自己注射に関連する一連の操作の煩雑性を嫌う患者の声は根強く，インスリン治療の導入を妨げる要因のひとつとなっている．本邦において，いまだインスリン皮下投与方法以外の非侵襲で，簡便な代替経路が実用化されていない現状では，現有のデバイスを上手に使いこなし，さらなる改良を加えていくことが求められている．

ディスポーザブル・キット製剤のデバイスの改良

糖尿病網膜症などにより視力の障害された患者では，従来のペン型注射器の単位表示が見にくく，日々の単位設定の際に困難を感じることが指摘されていた．実際の臨床現場では，ルーペなどの補助器具を用いて単位設定にミスをきたさないように指導している．さらには，単位設定の表示の見やすさに特化したイノレットも選択肢のひとつとして挙げられる．最近，新たに超速効型と持効型の2つの製剤が使用できるようになり，治療の選択幅が広げられた．ただ，本デバイスは単位設定の点では非常に見やすく，設定ミスの少ない仕様となっているが，高齢者，特に手の小さい患者などでは，器具が大きくて把持しにくく，また注入ボタンが押しにくいとの声も聞かれる．このことはペン型注射器においても同様であり特に口径の細い注入針を用いた場合，注入圧がかかりすぎて，注入しづらいとの意見も聞かれた．最後まで注入ボタンを十分に押し切っていない場合，設定した単位数がきちんと注入できたかどうかが不確実となり，血糖コントロールが乱れる原因ともなっていた．現在までに各社とも以前と比較して注入圧が軽減できるよう，ペン型デバイスの改良が施されている．

経口，経鼻，経粘膜，経肺インスリン

非侵襲的な代替経路からのインスリン投与法の開発は，かなり以前から種々試みられていた．その主なものは経粘膜経路である．経口や経鼻，さ

らには経直腸粘膜経路（座薬）などがその候補であったが，インスリン分子のような高分子の生体膜透過性の低さが隘路となって実用化に至らなかった．しかし近年，ナノテクノロジーがより粘膜透過性の高い担体を可能としたことで，経口，経鼻インスリンの実現も夢ではなくなりつつある．口腔内へのインスリンスプレーによる投与もそのひとつである[5]が，効果の安定性を確保しながら，刺激性や局所粘膜の増殖などの副作用を克服する必要が残されている．そのほか非侵襲的という点では，パッチ製剤による経皮的インスリン投与法も試みられている．インスリンの皮膚を介した透過率は格段に不良であるため，イオントフォレーシスや超音波などを用いて種々の皮膚透過性を高める試みなどがなされているが，いまだ実用的な段階には至っていないようである．

一方，末梢循環への投与ではなく，より生理的なインスリン供給経路として腸管吸収による経門脈的なインスリン補償を模索する試みもある．たとえば「飲むインスリン（内服インスリン）」の試みはメディアでも紹介され，しばしば一般の患者からもその実現性を尋ねられるほど，多く期待が寄せられている．たとえば腸管で崩壊し，吸収されるようにしたインスリンの徐放化製剤の試みが報告されている[6]．小腸から吸収されたインスリンは，門脈を経由して肝臓で最初の代謝を受けることになり，従来のインスリン治療で認められていた末梢での高インスリン血症を回避しうる生理的な方法となりうる．インスリン製剤以外でも，インスリン様の生理活性，たとえばインスリン受容体に作用してチロシンリン酸化を促進させるなどの，インスリンシグナル活性を有する化合物の開発も視野に入れられている[7]．しかしこれらの試みは，血糖降下作用の安定性や細胞増殖促進などに関する安全性の問題で未だ臨床応用されるに至っておらず，今後の改良が期待されている．

経肺経路からのインスリン治療については，いったん欧米で臨床応用され，本邦でも治験が実施された経緯がある．実用化された手法によれば，ヒトインスリンを60%含有する微細なドライパウダーの粒子径はおよそ3 μm と，効率よく肺胞内へ吸入されて，肺胞上皮で貪食を受けるのに最適な大きさである．所定の用量が収められた小さなブリスターを，専用のデバイスを用いて吸入すると，そのおよそ40%が患者の肺胞内まで到達し，インスリン分子が肺胞上皮から末梢循環内に吸収される[8]．口腔内の残留分や嚥下された薬剤などは血糖降下作用を示さないため，皮下投与と同等の血糖降下作用を得るために約10倍量のインスリン製剤を吸入させる必要があった．本剤は効果発現が早く，また簡便性が期待されたが，一方では制約も多く，経済性にも優れていなかったため，現在までのところ，臨床応用の試みは中断されている．

E. 持続皮下インスリン注入療法（CSII）デバイスの進歩

他項にもあるとおり，CSII（continuous subcutaneous insulin infusion）自体はすでに約30年の歴史を有するが，特に90年代以降に顕著となる米国での普及を受けて，近年，そのデバイスの進歩が著しい．機器が小型化されて使いやすくなっただけではなく，もともとCSIIに用いられるポンプは，少量の基礎注入（ベーサル）を着実に補充する点で皮下注射療法に対して優れていた．最近のプログラム制御されたポンプではさらに以下に示す種々のオプションが整備されている．

①夜半から明け方にかけてのベーサル注入量を時間ごとに適切に設定することで，早朝の血糖上昇，いわゆる暁現象（dawn phenomenon）に対応することができる（**図2A**）．

②いくつかのベーサル注入パターンを予め設定しておくことで，仕事日と休日など，生活の変化によって使い分けができる．

③激しい運動時などに，一時的にベーサル注入量を減量することで，運動中の低血糖を予防できるほか，追加で補食を摂取する必要性を減らすことができる．

そのほか，各種アラームや食事に対する追加注入（ボーラス）量のプログラミング機能でも機能面の向上が図られている．たとえばMiniMed社のパラダイム712では，

①指示量のインスリンを速やかに注入する「ノーマル」ボーラス

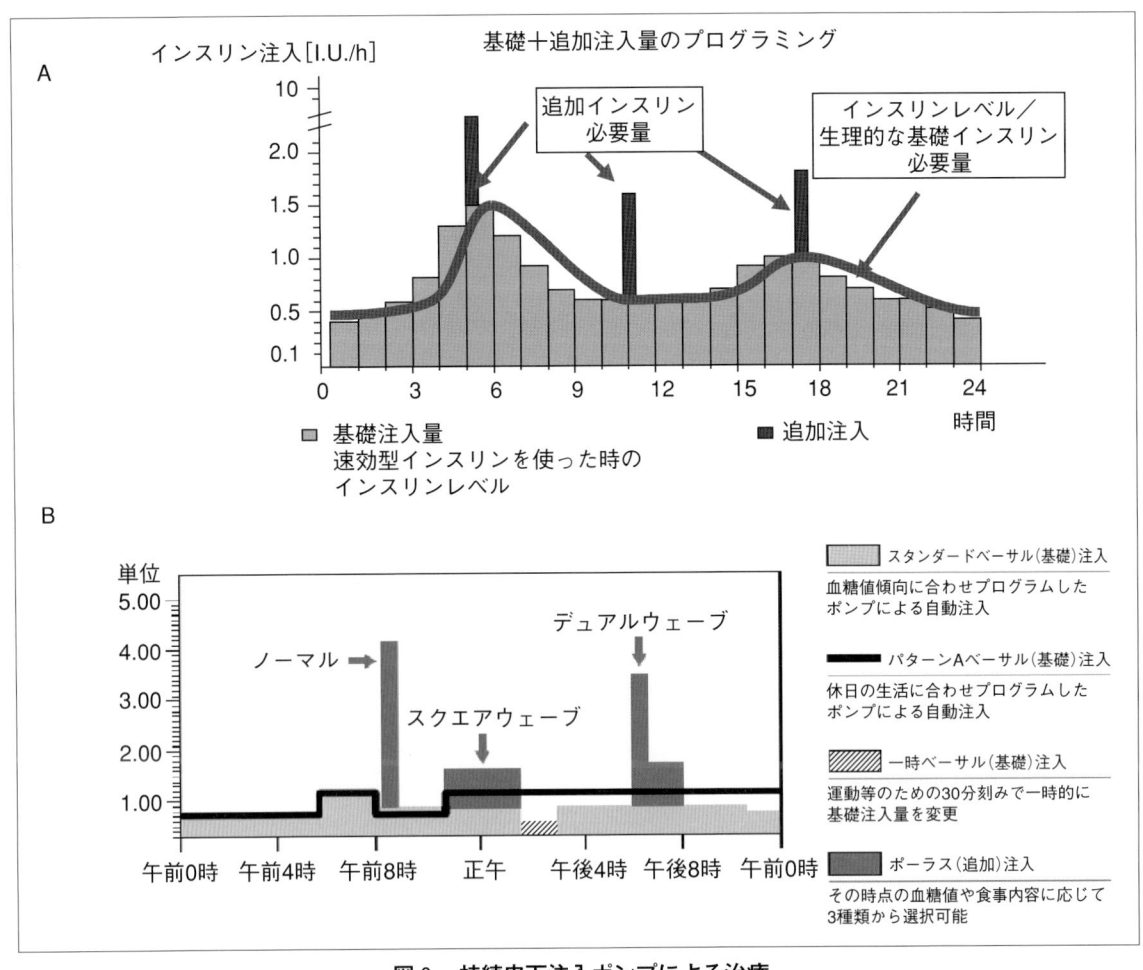

図2 持続皮下注入ポンプによる治療
A：基礎と追加に分けたインスリン注入法，B：さまざまなオプション注入法

②ゆっくりと規定量のボーラスを注入する「スクエアウエーブ」

③ノーマルとスクエアウエーブを合わせた「デュアルウエーブ」

があり，糖質や脂質の組成など食事の内容や食事時間に合わせた投与方法を指示できるようになっている（**図2B**）．特に，糖質の摂取量に基づいてインスリン投与量を決定するカーボカウント法と組み合わせることによって，実際のインスリン需要にいっそう近似したインスリン補償が可能となっている[9]．このように，CSII機器の操作効率や機能性を向上させる努力は絶えず続けられており，総合的な患者のQOL向上に寄与する点でもCSIIの評価が高まってきている．

持続血糖モニター（CGM）を用いた血糖コントロールとその将来

経口糖尿病薬やインスリン治療，さらにはCSII機器の特性を最大限に活用するためには夜間や食後の血糖変動を詳細にモニターして，治療へフィードバックすることが不可欠となる．現行の指先穿刺による血糖自己測定（SMBG）ではどうしても不足する情報量を補うため，血糖を連続測定するCGM（Continuous Glucose Monitoring）が保険適用され，ダイナミックな血糖変動をモニターできるようになっている．頻回注射療法では適切な血糖コントロールが得られなかった1型糖尿病患者のうち，CGMを用いることで暁現象の開始するタイミングが正確に捉えられた症例（**図3**）や，SMBGでは検出できなかった夜

D インスリン治療の現状と将来

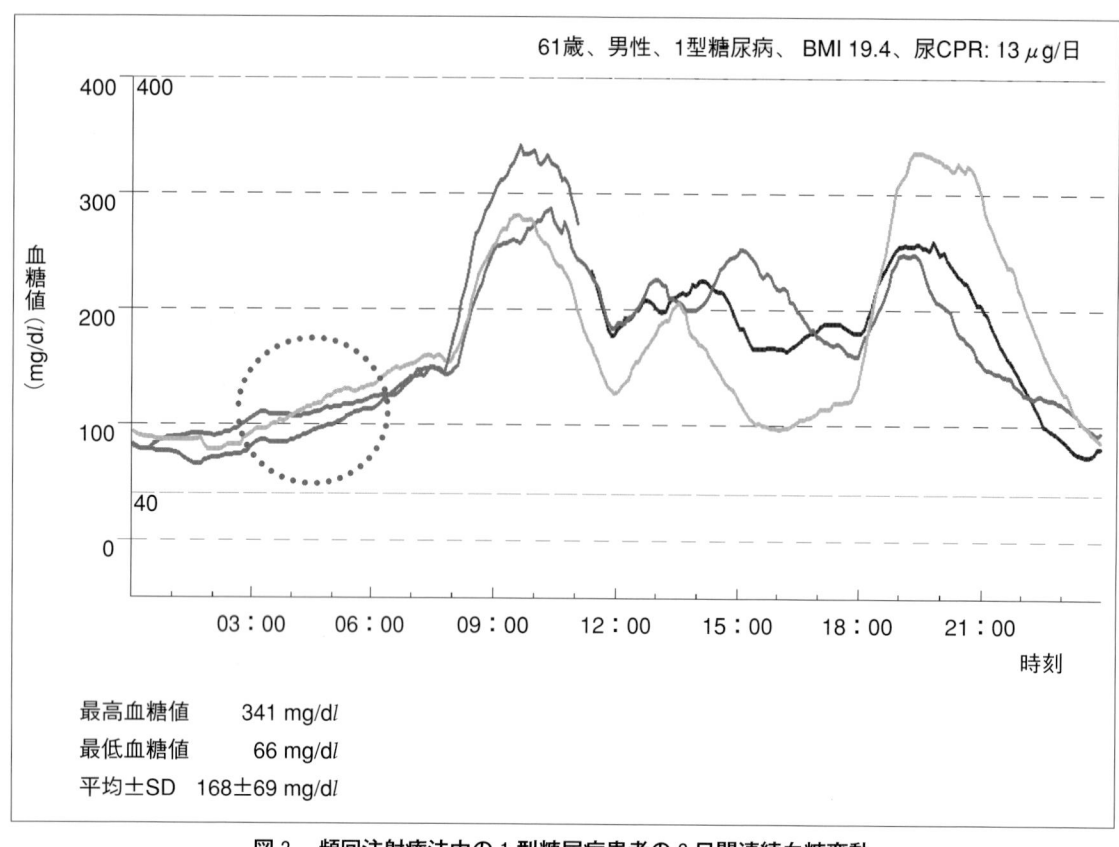

61歳、男性、1型糖尿病、BMI 19.4、尿CPR: 13μg/日

最高血糖値	341 mg/d*l*
最低血糖値	66 mg/d*l*
平均±SD	168±69 mg/d*l*

図3 頻回注射療法中の1型糖尿病患者の3日間連続血糖変動

間や食直後の血糖低下が確認できた症例を多く経験している．こうした詳細な血糖変動の検討から，使用するインスリン製剤の種類の切り替えやCSIIの導入，あるいはCSII時のボーラス注入法の切り替えなどによって，治療法をより最適化して，血糖コントロールの改善につなげることができた．ただし現在，本邦で承認されているCGM機種はリアルタイムに血糖が表示されない旧タイプであり，患者本人が装着時の血糖値をその場で確認できない欠点がある．既に米国ではリアルタイムに血糖が表示される新しいCGM機種が活用されている．ダイナミックな血糖変動を患者自身が実感し，摂食量やインスリン投与量などの治療にフィードバックすることで，初めて血糖変動幅の縮小や血糖コントロールが安定する効果が確認されており[10]，本邦での臨床応用が待たれる．

すでにCGMSとCSIIとを連動させる作業も試みられている．米国ではCGMSで計測した血糖値がトランスミッターを介してインスリンポンプ本体に送信され，推奨されるインスリン注入量を計算する機種が応用されるまでに至っている．いわゆるセミクローズドのループを形成するシステムであるが，そのプロトタイプを用いた検討で，夜間の血糖変動が従来のCSIIに比べてもさらに改善するとの成績が報告され（図4），1型糖尿病患者に朗報となっている[11]．さらに，食事や運動による日中の血糖変動への対応など，まだまだシステム化に向けて解決すべき問題点は多いが，CGMSとCSIIとの協動により半ば自動的に血糖コントロールがなされる人工膵に近似したシステムも今後開発されうるのではないかと期待される．

文献

1) UK Prospective Diabetes Study (UKPDS) Group : Intensive blood-glucose control with sulphonylureas or insulin compared with conventional treatment and risk of complications in patients with type 2 diabetes (UKPDS 33). Lancet 352 : 837-853, 1998
2) Holman RR, Paul SK, Bethel MA, et al. : Long-term

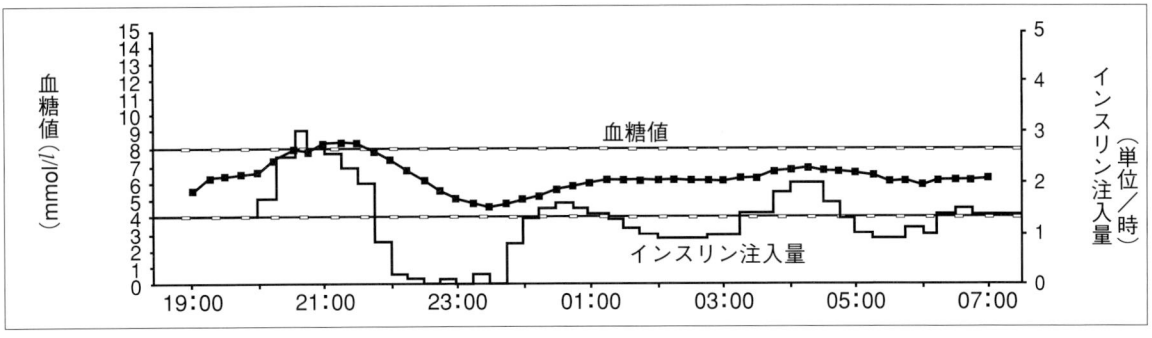

図4 小児1型糖尿病患者へのマニュアルクローズドループ・インスリンデリバリー
(Hovorka R, et al.：Lancet 375：743-751, 2010 より引用)

follow-up after tight control of blood pressure in type 2 diabetes. N Engl J Med 359：1565-1576, 2008
3) U. K. Prospective Diabetes Study Group：U. K. prospective diabetes study 16. Overview of 6 years' therapy of type Ⅱ diabetes：a progressive disease. Diabetes 44：1249-1258, 1995
4) Hirsch IB：Insulin analogues. N Engl J Med 352：174-183, 2005
5) Ichikawa H, Fukumori Y：Design of nanohydrogel-incorporated microcapsules for appropriate controlled-release of peptide drugs. Yakugaku Zasshi 127：813-823, 2007
6) Wajcberg E, Miyazaki Y, Triplitt C, et al.：Dose-response effect of a single administration of oral hexyl-insulin monoconjugate 2 in healthy nondiabetic subjects. Diabetes Care. Dec；27：2868-2873, 2004
7) Zhang B, Salituro G, Szalkowski D, et al.：Discovery of a small molecule insulin mimetic with antidiabetic activity in mice. Science 284：974-977, 1999
8) McMahon GT, Arky RA：Inhaled insulin for diabetes mellitus. N Engl J Med 356：497-502, 2007
9) Bergenstal RM, Johnson M, Powers MA, et al.：Adjust to target in type 2 diabetes：comparison of a simple algorithm with carbohydrate counting for adjustment of mealtime insulin glulisine. Diabetes Care 31：1305-1310, 2008
10) Yates K, Milton AH, Dear K, et al.：Continuous glucose monitoring-guided insulin adjustment in children and adolescents on near-physiological insulin regimens：A randomized controlled trial. Diabetes Care 29：1512-1517, 2006
11) Hovorka R, Allen JM, Elleri D, et al.：Manual closed-loop insulin delivery in children and adolescents with type 1 diabetes：a phase 2 randomised crossover trial. Lancet 375：743-751, 2010

E
インクレチン治療の現状と将来

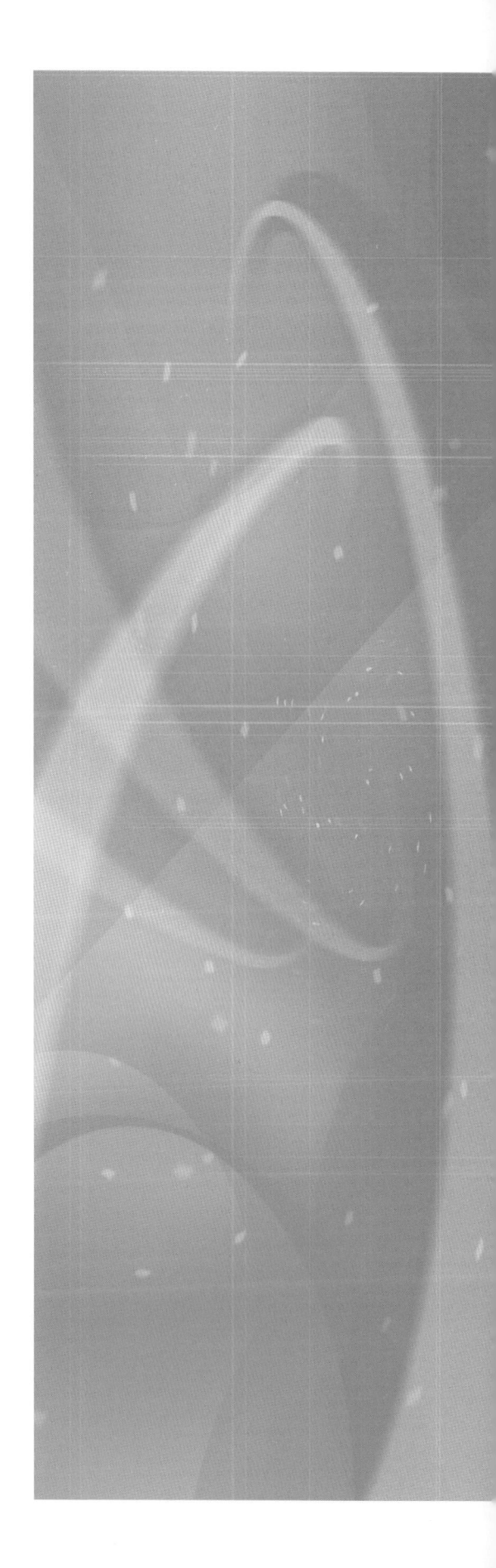

1. インクレチンの抗糖尿病作用

山田祐一郎
(秋田大学大学院医学系研究科　内分泌・代謝・老年内科学講座)

- インクレチンは，食事の摂取とともに消化管から分泌される消化管ホルモンである．
- その実体は GLP-1 と GIP であり，生体内では DPP-4 によって分解され不活性型となる．
- 膵作用として，SU 薬とは異なる機序でのインスリン分泌促進ならびに膵 β 細胞増加による血糖降下が期待される．膵外作用として，GLP-1 による体重減少作用が注目されている．
- インクレチンに関連した薬剤として，DPP-4 によって分解されない GLP-1 受容体作動薬（インクレチン・ミメチック）と内因性のインクレチン活性を増強する DPP-4 阻害薬（インクレチン・エンハンサー）があり，海外ではすでに臨床応用されている．
- わが国の 2 型糖尿病は膵 β 細胞数が少ないと考えられており，インクレチン関連薬を用いた治療の開始は，糖尿病診療を care から cure に向ける転換点になるかもしれない．

Key Words インクレチン，インクレチン・ミメチック，インクレチン・エンハンサー，GLP-1，GIP

インクレチンとは

グルコースを静脈内に注射するより経口で投与したほうがインスリン分泌が亢進していることがわかり，消化管で産生されるインクレチンが，食事摂取に伴い分泌し，膵 β 細胞に作用しインスリン分泌を促進すると想定された（図1）．

小腸上部に存在する K 細胞で産生される GIP (gastric inhibitory polypeptide または glucose-dependent insulinotropic polypeptide とも称される)，ならびに小腸下部の L 細胞で産生される GLP-1 (glucagon-like peptide-1) がインクレチンであり，栄養素摂取後早期のインスリン分泌に生理的な役割を有していることは，筆者ら，あるいはカナダの Drucker らのグループが作製した GIP や GLP-1 の受容体を欠損したマウスを解析し，わかった[1~3]．インクレチン作用が内因性にあることがインクレチン関連薬の第一の特徴である．

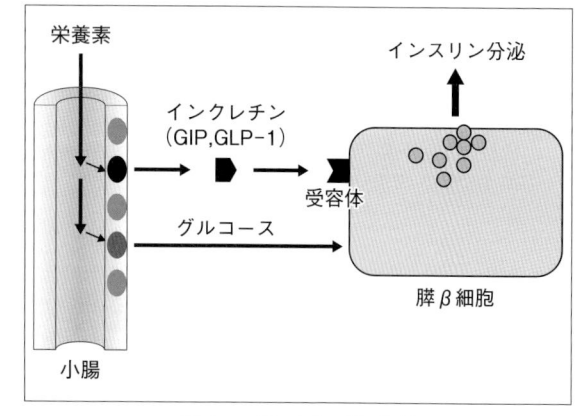

図1 インクレチンとは
食事の摂取に伴い上昇するグルコースによる直接的なインスリン分泌促進作用に加えて，消化管から分泌されるインクレチン（GIP や GLP-1）が膵 β 細胞からのインスリン分泌を促進する．

GLP-1 とは

下部小腸に存在する L 細胞において，グルカゴン遺伝子が転写・翻訳を受けると前駆蛋白質

（プログルカゴン）が生成され，さらに PC1 (prohormone convertase 1) という蛋白切断酵素によって 31 個のアミノ酸からなる GLP-1（7-37），あるいは C 端がアミド化され 30 個のアミノ酸からなる GLP-1（7-36）amide が生成される（**図 2 上**）．GLP-1（7-37）と GLP-1（7-36）amide は，ほとんど同じ生理作用を有する活性型 GLP-1 である．血中の半減期は約 2 分と短く，ペプチド分解酵素 dipeptidyl peptidase-4（DPP-4）によって速やかに分解され，N 端のアミノ酸 2 残基分短くなった GLP-1（9-37）あるいは GLP-1（9-36）amide が生成される（**図 2 下**）．これらには活性がなく，逆に弱い受容体拮抗作用がある．

●インクレチンのインスリン分泌促進作用

　代表的な経口糖尿病薬であるスルホニル尿素（SU）薬は，膵 β 細胞の ATP 感受性カリウムチャネルに直接的に作用する．このチャネルの閉鎖と引き続き起こる細胞膜の脱分極，電位依存性カルシウムチャネルの開口によって上昇する細胞内 Ca^{2+} 濃度がインスリン分泌のトリガーとなっている（**図 3**）．一方，インクレチンは膵 β 細胞に存在する G 蛋白共役受容体に作用する．その結果として活性化されるアデニル酸シクラーゼによって上昇する細胞内 cAMP 濃度がインスリン分泌のトリガーとなっており（**図 3**），インクレチンと SU 薬はまったく異なる経路でインスリン分泌を促進する．cAMP シグナルは単独ではインスリン分泌を惹起しないが，Ca 刺激が同時にあるときインスリン分泌を増強させる．したがって，血糖値が低い状態では細胞内の Ca^{2+} 濃度が上昇しないため，インクレチンを投与してもインスリン分泌は増加せず，血糖値が高くなってはじめてインスリン分泌を促進する．このような cAMP 上昇を介する（したがって，SU 薬とは異なる機序で，かつグルコース濃度依存性の）インスリン分泌促進作用がインクレチン関連薬の第二の特徴である．

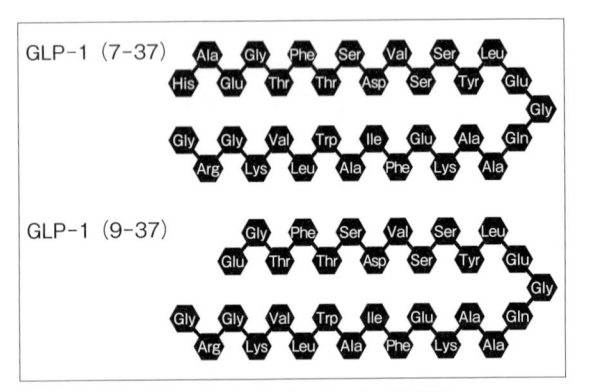

図 2　GLP-1 ならびにその誘導体
活性型 GLP-1 である GLP-1（7-37），不活性型 GLP-1 である GLP-1（9-37）のアミノ酸配列を示す．

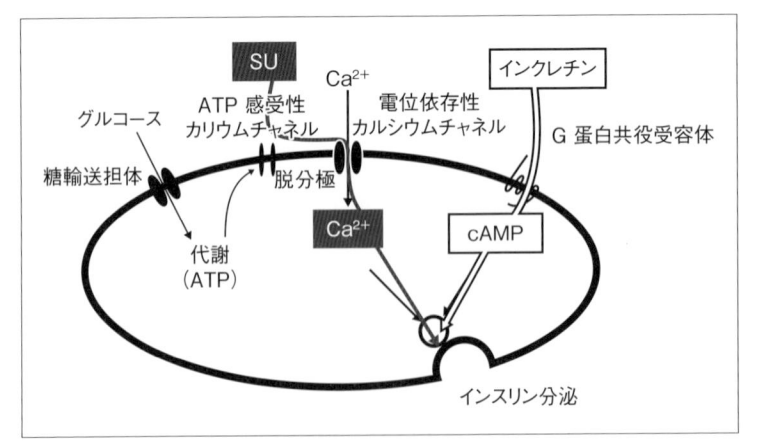

図 3　膵 β 細胞からのインスリン分泌
SU 薬によるインスリン分泌は細胞内 Ca^{2+} の上昇，インクレチンによるインスリン分泌は細胞内 cAMP の上昇がトリガーとなっている．

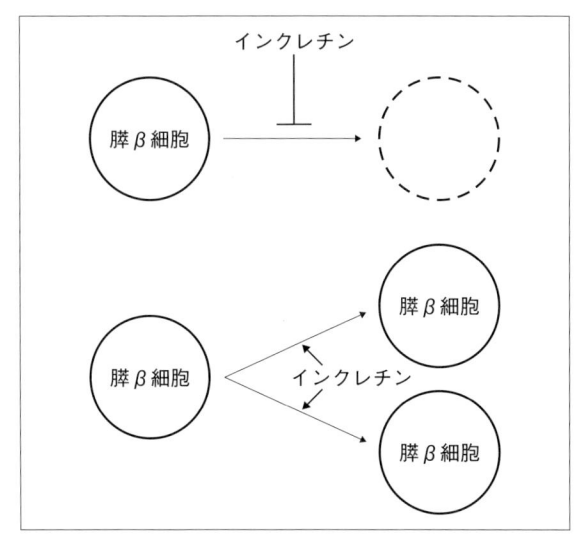

図4 インクレチンの膵β細胞数への効果
インクレチンは膵β細胞のアポトーシスの抑制（上）や，増殖の促進（下）によって膵β細胞数を増加させる．

インクレチンによる膵β細胞数の増加作用

2型糖尿病でも，経年的にインスリン分泌能は低下し膵β細胞数が減少することが，UKPDSの結果から示唆されている．また，経口糖尿病薬の単剤投与で徐々に血糖降下作用が低下する1つの要因に膵β細胞数の減少が示唆されている．したがって，膵β細胞数を増やすことは糖尿病の治療に直結するが，現時点では血糖を十分にコントロールし糖毒性を解除することしかできない．
インクレチン膵作用の第三の特徴は，膵β細胞の細胞死（アポトーシス）を抑制する，あるいは増殖を促進することである（図4）．このことは，細胞株や単離膵β細胞で示されてだけではなく，db/db マウス，Zucker 糖尿病ラット，STZ マウスなどの糖尿病モデル動物に投与した研究でも明らかにされている．さらに，単離したヒト膵島においても，GLP-1 の投与によって膵β細胞死が抑制されることが確認されている[4]．受容体刺激によって上昇した細胞内 cAMP 濃度が転写因子 CREB（cAMP-responsive element binding protein）が活性化し，IRS-2（insulin receptor substrate-2）の遺伝子発現が上昇する．その結果，膵β細胞のマスター転写因子である Pdx-1 の発現が上昇する機構の関与が示唆されているが，これだけで説明できるかは不明である．

GLP-1 の膵外作用

GLP-1 受容体は脳，心臓，腎臓，消化管など比較的広範囲に発現しており，GLP-1 は上述した膵作用以外に，膵外作用も有している（図5）．
例えば，GLP-1 は胃排泄を抑制する[5]．その結果，αグルコシダーゼ阻害薬とは異なる機序で食後の急峻な血糖が起こりにくくなり，食後血糖の低下に繋がっている．
GLP-1 には食欲抑制作用がある[6]．これは，①中枢神経内で産生された GLP-1 が，神経伝達因子あるいは神経伝達調節因子として作用する，②消化管など末梢で産生された GLP-1 が血液脳関門を通過し視床下部に作用する，③消化管など末梢で産生された GLP-1 が末梢の自律神経などに作用しその情報が視床下部に伝達される，の3つの機序が想定されている．生理的にはそれぞれある程度の割合で貢献していると考えられるが，この作用も体重低下を介し血糖降下に寄与している．このような膵外作用が第四の特徴である．

GLP-1 を用いた糖尿病治療

GLP-1 は，上述した膵作用ならびに膵外作用によって糖尿病を改善させると期待されるため，糖尿病薬として開発が進められてきた．分解酵素 DPP-4 によって不活化され血中半減期が2分と非常に短いことが最大の問題点であるため，1つは DPP-4 によって分解されない GLP-1 受容体作動薬（インクレチン作用を模倣することから，インクレチン・ミメチックと称される）の開発，もう1つは DPP-4 そのものを阻害する薬剤（内因性のインクレチン活性を増強することから，インクレチン・エンハンサーと称される）の開発である[7]（図6）．すでに海外では市販され，日本でも 2009 年度から一部の薬剤の臨床応用が可能となった．特に日本人2型糖尿病では膵β細胞数が少ないことから，GLP-1 が本当に膵β細胞量を増加させるなら，日本人の糖尿病治療において，

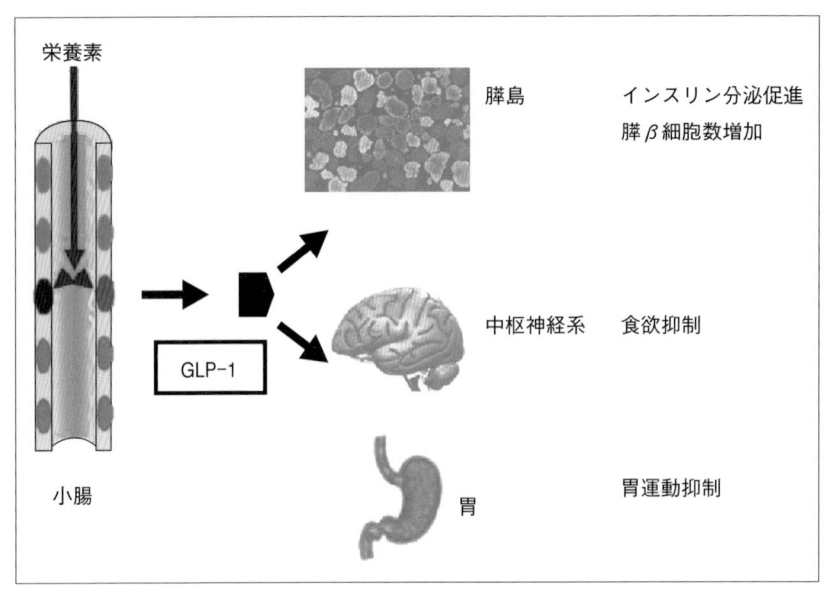

図5　GLP-1の膵作用ならびに膵外作用
GLP-1は膵作用ならびに膵外作用によって血糖を低下させる．

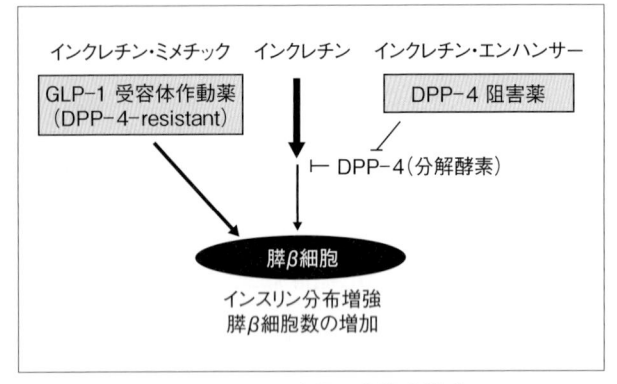

図6　GLP-1を用いた治療戦略
詳細は本文参照．

careからcureへの大きな転換となることが期待される．

文献

1) Scrocchi LA, Brown TJ, MaClusky N, et al.：Glucose intolerance but normal satiety in mice with a null mutation in the glucagon-like peptide 1 receptor gene. Nat Med **2**：1254-1258, 1996
2) Miyawaki K, Yamada Y, Yano H, et al.：Glucose intolerance caused by a defect in the entero insular axis：a study in gastric inhibitory polypeptide receptor knockout mice. Proc Natl Acad Sci USA **96**：14843-14847, 1999
3) Hansotia T, Baggio LL, DelmeireD, et al.：Double incretin receptor knockout（DIRKO）mice reveal an essential role for the enteroinsular axis in transducing the glucoregulatory actions of DPP-IV inhibitors. Diabetes **53**：1326-1335, 2004
4) Farilla L, Bulotta A, Hirshberg B, et al.：Glucagon-like peptide 1 inhibits cell apoptosis and improves glucose responsiveness of freshly isolated human islets. Endocrinology **144**：5149-5158, 2003
5) Nauck MA, Niedereichholz U, Ettler R, et al.：Glucagon-like peptide 1 inhibition of gastric emptying outweighs its insulinotropic effects in healthy humans. Am J Physiol **273**：E981-E988, 1997
6) Turton MD, O'Shea D, Gunn I, et al.：A role for glucagon-like peptide-1 in the central regulation of feeding. Nature **379**：69-72, 1996
7) Amori RE, Lau J, Pittas AG：Efficacy and safety of incretin therapy in type 2 diabetes：systematic review and meta-analysis. JAMA **298**：194-206, 2007

2. 新規経口糖尿病薬——DPP-4阻害薬

松田　昌文
(埼玉医科大学　内分泌・糖尿病内科)

重藤　誠
(川崎医科大学　糖尿病・代謝・内分泌内科)

- DPP-4阻害薬は経口投与が可能な糖尿病治療薬である．
- GLP-1の分解を阻害することにより，その作用を増強する．
- 既存血糖降下薬と異なる機序の血糖降下作用を有し，単独で低血糖を起こすことはない．
- SU薬との併用で低血糖を惹起する以外では副作用はほとんどないとされている．
- 現時点では安全性が高いとされているが，長期的な副作用は検討されていない．

Key Words　DPP-4阻害薬，GLP-1

　GLP-1（glucagon like peptide-1）はインスリン分泌促進，グルカゴン分泌抑制，消化管運動抑制，食欲抑制などの多彩な作用をもつ消化管ホルモンで糖尿病治療に有用であることが明らかになっている[1]．GLP-1についての詳細はGLP-1関連製剤の項目を参照いただきたい．優れた抗糖尿病作用をもつGLP-1だが，生体内ではDPP-4（dipeptidyl peptidase-4）により速やかに分解されるため血中半減期は1～1.5分と短い．DPP-4阻害薬はGLP-1の分解を阻害することによりGLP-1の作用を高め，糖尿病治療に利用しようというコンセプトの薬剤である．ここではDPP-4阻害薬の臨床的な長所，短所について概説し，既に使用されているsitagliptin（MK-0431），vildagliptin（LAF-237）の臨床データを中心に紹介する．

DPP-4阻害薬の長所

　まず経口投与が可能な点が挙げられる．GLP-1アナログはペプチドという性質上，経口投与では分解されてしまうため皮下注射が必要になるが，DPP-4阻害薬は経口投与により内因性のGLP-1効果を増強することが出来る．しかも血中半減期中が長く，1日1回投与も可能なことから[2]（図1）患者の負担，コンプライアンスの面で有利である．
　安全性についても評価が高い．単剤で低血糖を起こさず，消化器症状なども現在までの報告ではあっても軽症である．長期的な副作用は不明だが，

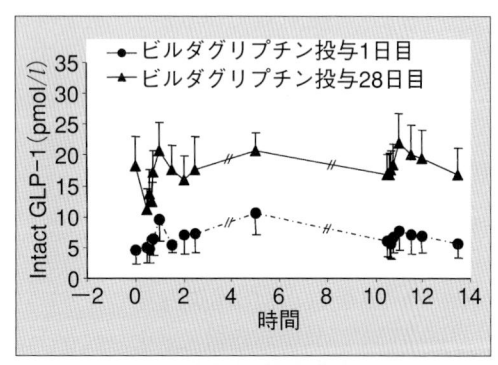

図1　2型糖尿病（薬剤未投与）9人における血中GLP-1濃度

投与前（●），vildagliptin（100 mgを1日2回）で28日治療後（▲）
(Bo Ahrén: Diabetes Care 30: 1344-1350, 2007より引用)

今のところ安全性についても既存の治療薬に引けを取らないといえる.

また既存の如何なる薬剤とも作用機序が異なっており,併用による効果が期待できる.既にメトホルミン,チアゾリジンとの併用では有意な血糖降下作用が示されており[3,4],他の薬剤についても理論上は有効と考えられる.

●DPP-4阻害薬の短所

現在までの報告ではDPP-4阻害薬による重篤な副作用は報告されておらず,消化器症状のほかには頭痛,鼻閉,掻痒感,咽頭痛などの比較的軽いものがみられるのみだった.しかし以下の理由から長期的な安全性についての検討が不十分であることには注意が必要である.

DPP-4は全身に広く存在する蛋白であり,GLP-1以外にも代謝,神経などに関わるさまざまなペプチドの分解を行っているため,理論上は全身への副作用が起こりうる.DPP-4はTリンパ球の増殖に関わっているCD26としても知られており[5],現時点での報告はないものの,長期的なDPP-4の阻害により免疫系に影響をおよぼす可能性がある.また,糖尿病治療薬以外との併用についても十分に検討されているとはいえず,合併症を持つ例に対して使用する場合は特に注意が必要であろう.長期の安全性を証明する報告が待たれる.また糖尿病患者ではGLP-1の効果が減弱していることが知られているが[6],DPP-4阻害薬の場合,病歴の長いインスリン分泌が枯渇したような症例では効果が得られない可能性がある.特に病歴の長い糖尿病では,細小血管障害により内因性GLP-1分泌そのものも低下している可能性が高い(注 内因性GLP-1濃度は健常人でも数pMと非常に低いため,糖尿病患者でさらに分泌が低下していることを証明するのは難しい).明確なエビデンスがあるわけではないが,長期間血糖コントロール不良な症例にはDPP-4阻害薬が効きにくいと考えられる.

またsitagliptin 50 mgが185.7円と若干高価であり,費用対効果を吟味することも場合により必要かもしれない.

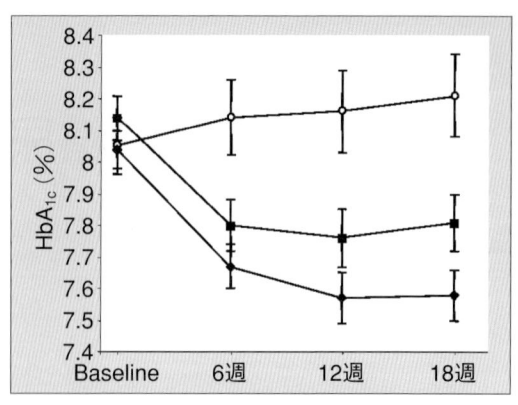

図2 Sitagliptin 100 mg (◆), 200 mg (■) 投与によるHbA1cの推移
コントロール (○), Mean (±SEM)
(Rosenstock J, et al.: Clin Ther 28 (10): 1556-1568, 2006より引用)

●Sitagliptin

2006年8月に糖尿病治療薬としてFDAに認可され,欧州でも2007年に承認された.国内では2009年12月より商品名Januvia®あるいはGlactive®として販売されている.1日100 mg投与まで認められているが,GFRが30〜50 ml/minでは50 mg/日までとし,通常は25 mg/日に減量する.2008年の売り上げは,メトホルミンとの合剤(Janumet®)を含めると1700万ドルを超えており,現時点で最も広く使用されているDPP-4阻害薬である.

治療前の平均HbA1c 8.1%の2型糖尿病に対してsitagliptin 100 mgを投与したランダム化試験では,18週の観察期間でHbA1cがプラセボ群と比べ0.6%低下した.体重,低血糖,消化器症状はプラセボ群と差が無かった[7](図2).

741人の2型糖尿病患者にsitagliptin 100 mgないし200 mgを投与した24週の試験では,いずれのsitagliptin投与群においても空腹時血糖,HbA1cの改善を認めた.治療前の平均HbA1c 9%以上の群のほうがHbA1c 8%以下の群と比べてHbA1c低下が大きかった(−1.52% vs −0.57%).この試験では低血糖については各群で差が無かったが,消化器症状についてはsitagliptin投与群で発現頻度が高かった(16.4% vs 11.5%)[8].

メトホルミンでコントロール不十分な2型糖尿病701人に対して行った24週の観察においてsitagliptinは空腹時，食後血糖いずれも改善させ，HbA_{1c}を0.6%低下させた．消化器症状についても投与群，プラセボ群で差が無かった[3]．

ピオグリタゾンでコントロール不十分な2型糖尿病353人に対して行った観察期間24週のランダム化試験でもsitagliptinは空腹時血糖を低下させ，HbA_{1c}を0.85%低下させた．消化器症状はsitagliptin投与群で有意に発現頻度が高かった（13.7% vs 6.2%）[4]．

● Vildagliptin

vildagliptinは現在，欧州を中心とした数ヵ国で販売されている．FDAでは現在「承認可能通知」の段階であり，正式な承認は「腎機能障害のある患者における忍容性を確認するための追加臨床試験」のデータが提出される予定の2009年以降になるものと思われる．国内では，2010年4月より商品名Equa®として販売されている．通常容量は100mgで50mgを1日2回，朝，夕に投与する．

2型糖尿病に対してvildagliptinを投与した観察期間12週のランダム化試験では50mg投与群，100mg投与群でHbA_{1c}低下がみられた（−0.43%，−0.40%）[9]．

メトホルミン投与中の2型糖尿病107例について行った二重盲検試験では，50mgを加えた群のHbA_{1c}がメトホルミン単剤と比較し，観察期間12週で0.6%，40週で1.1%低下した[2]．また544例による観察期間24週のランダム化試験ではvildagliptin 50mg，100mgの投与によりプラセボ群と比しHbA_{1c}を各々−0.7%，−1.1%低下させたことが示されている[10]．

最大量のpioglitazon（45mg）への併用でも有意にHbA_{1c}低下作用が認められた[11]．なお，副作用でアンギオテンシン変換酵素阻害剤を併用している患者で血管浮腫の発現の報告があるが，頻度やその機序は不明である．vildagliptinの血糖降下作用は服用後数時間後まで持続し，これはインスリン分泌促進作用よりもグルカゴン分泌抑制作用が中心となっている可能性がある．

● Saxagliptin

米国FDAは2009年7月にOnglyza®を承認した．心血管系障害のリスクについての評価を行いFDAの新基準を満たし認可されたことが注目された．投与量は2.5mgか5mgの1日1度の投与で血糖改善効果が確認されている．

● Alogliptin

2010年2月に国内での承認がなされているが，FDAからは2009年6月に「心血管系リスク評価に関する追加試験実施が必要」として承認が延期となった．追加試験には少なくとも数年必要と考えられる．国内ではNesina®として2010年6月からの販売となっている．

武田薬品工業がFDAに提出した，世界220施設，2,000人以上の2型糖尿病を対象とした6本の第Ⅲ相臨床試験結果によると，26週の観察期間において，12.5mg投与群で0.56%のHbA_{1c}低下，25mg投与群で0.59%のHbA_{1c}低下が認められ，単独療法，インスリンを含む他剤との併用療法において，低血糖頻度が少なく，体重を増加させないことが示された．他のDPP-4阻害薬と比較し酵素阻害の特異性が良いとされる．

その他linagliptinの他に開発コードでPSN-9301，T-6666，DSP-7238，KRP-104，PF-734200，SYR-472，R1579など多くのDPP-4阻害薬が開発中である．

まとめ

GLP-1アナログ，DPP-4阻害薬は低血糖を起こすことなく血糖を改善させ，安全性も高いことが示されている．それに加え，従来の糖尿病治療薬には無いさまざまな効果も期待されている．例えば，専門家でも治療が難しい，病歴が長くてインスリン自己分泌が枯渇した糖尿病を治療する際に，「β細胞量を増やす」という効果は非常に魅力的に感じられる．しかしβ細胞の増殖を促進したというデータは生体外での現象で，しかも

数～数百 nM という高濃度を曝露したときのデータである．DPP-4 阻害薬により上昇する血中 GLP-1 濃度は，せいぜい 20pM 程度と生体外で行われた実験データと比べてはるかに低く，臨床でこの効果が期待できるかどうかについては今後の課題であろう．

DPP-4 阻害薬は幅広い症例に対し効果が期待でき，内服薬という性質上，医師にとっても患者にとっても比較的抵抗無く使用できる．近い将来，糖尿病治療の有力な選択枝となることに疑いがなく，切り札になり得る薬剤といってもよいだろう．それゆえ使用する側が情報を吟味する必要がある．

文　献

1) Todd JF, Bloom SR. Incretins and other peptides in the treatment of diabetes. Diabet Med 24(3): 223-232, 2007
2) Bo Ahrén: Dipeptidyl Peptidase-4 Inhibitors. Diabetes Care 30: 1344-1350, 2007
3) Charbonnel B, Karasik A, Liu J, et al.: Efficacy and safety of the dipeptidyl peptidase-4 inhibitor sitagliptin added to ongoing metformin therapy in patients with type 2 diabetes inadequately controlled with metformin alone. Diabetes Care 29(12): 2638-2643, 2006
4) Rosenstock J, Brazg R, Andryuk PJ, et al.: Efficacy and safety of the dipeptidyl peptidase-4 inhibitor sitagliptin added to ongoing pioglitazone therapy in patients with type 2 diabetes: a 24-week, multicenter, randomized, double-blind, placebo-controlled, parallel-group study. Clin Ther 28(10): 1556-1568, 2006
5) Demuth HU, McIntosh CH, Pederson RA: Type 2 diabetes--therapy with dipeptidyl peptidase Ⅳ inhibitors. Biochim Biophys Acta 1751(1): 33-44, 2005
6) Nauck M, Stockmann F, Ebert R, et al.: Reduced incretin effect in type 2 (non-insulin-dependent) diabetes. Diabetologia 29(1): 46-52, 1986
7) Raz I, Hanefeld M, Xu L, et al.: Efficacy and safety of the dipeptidyl peptidase-4 inhibitor sitagliptin as monotherapy in patients with type 2 diabetes mellitus. Diabetologia 49(11): 2564-2571, 2006
8) Aschner P, Kipnes MS, Lunceford JK, et al.: Effect of the dipeptidyl peptidase-4 inhibitor sitagliptin as monotherapy on glycemic control in patients with type 2 diabetes. Diabetes Care 29(12): 2632-2637, 2006
9) Ristic S, Byiers S, Foley J, et al.: Improved glycaemic control with dipeptidyl peptidase-4 inhibition in patients with type 2 diabetes: vildagliptin (LAF237) dose response. Diabetes Obes Metab 7(6): 692-698, 2005
10) Bosi E, Camisasca RP, Collober C, et al.: Effects of vildagliptin on glucose control over 24 weeks in patients with type 2 diabetes inadequately controlled with metformin. Diabetes Care 30(4): 890-895, 2007
11) Garber AJ, Schweizer A, Baron MA, et al.: Vildagliptin in combination with pioglitazone improves glycaemic control in patients with type 2 diabetes failing thiazolidinedione monotherapy: a randomized, placebo-controlled study. Diabetes Obes Metab 9(2): 166-174, 2007

3. エクセナチド

山内　孝哲　　池上　博司
（近畿大学医学部　内分泌・代謝・糖尿病内科）

- 遠位小腸および大腸を中心に存在するL細胞から分泌されるインクレチンであるglucagon-like peptide-1（GLP-1）は，血糖降下作用を有し食後インスリン分泌刺激を生じる．
- エクセナチドはヒトGLP-1と同一のアミノ酸配列を53%有し，N末端第2位がアラニンからグリシンにアミノ酸置換されているためDPP-4抵抗性があり，消失半減期が長い．
- エクセナチドはスルホニル尿素（SU）薬やメトホルミンとの併用および単独投与にて有意に血糖コントロールを改善し，体重減少を起こす．
- 用法用量は1日朝夕食前に5μgまたは10μgを皮下注射で投与する．
- 主な副作用は悪心，嘔吐，下痢，イライラ感，めまい，頭痛，消化不良で，いずれも軽度～中等度であり，単独およびメトホルミンとの併用では低血糖はプラセボ群と比較して有意差がなかった．

Key Words　glucagon-like peptide-1，GLP-1，exendin-4，インクレチン，エクセナチド，バイエッタ，Byetta，dipeptidyl peptidase-4，DPP-4

　糖尿病はインスリン作用不足による慢性の高血糖状態を主徴とする代謝疾患群であり，慢性的な高血糖状態や代謝異常は，網膜症・腎症といった細小血管症を発症・進展させるとともに全身の動脈硬化症を促進させて脳梗塞や心筋梗塞のリスクを高める．さらに，神経障害，白内障などの合併症も起こし，患者の生活の質（QOL）をいちじるしく低下させる．

　糖尿病治療にはスルホニル尿素（SU）薬，ビグアナイド薬，αグルコシダーゼ阻害薬，チアゾリジン薬，速効型インスリン分泌促進薬という経口血糖降下薬があり，広く使用されている．従来，食事療法・運動療法に加えてこれらの薬剤を投与しても良好なコントロールが得られない糖尿病患者に対する治療法としては，インスリン療法が唯一の治療法であった．2005年4月29日に米国食品医薬品局（FDA）によって承認され，アメリカや欧州で臨床使用されているglucagon-like peptide-1（GLP-1）関連製剤エクセナチド（Byetta®，バイエッタ）は，従来の薬剤とは異なった作用機序で血糖コントロールを改善する新たな薬剤として注目されている．以下，エクセナチド（Exenatide）に関して解説する．

発見の経緯

　以前より経口投与したグルコースは，静脈投与した場合と比較してインスリン分泌をより強力に促進し，血糖上昇抑制作用がより顕著であることが知られていた．これには摂食時に腸管から分泌され，インスリン分泌を増強するインクレチンと呼ばれる消化管ホルモンが関与していることが知られている[1]．これまでの研究の結果，インクレチンの本体はglucagon-like peptide-1（GLP-1）とglucose-dependent insulinotropic polypeptide（GIP）の2つが主たるものであると考えられている．GLP-1は遠位小腸および大腸を中心に存在するL細胞から分泌され，GIPは胃，十二指

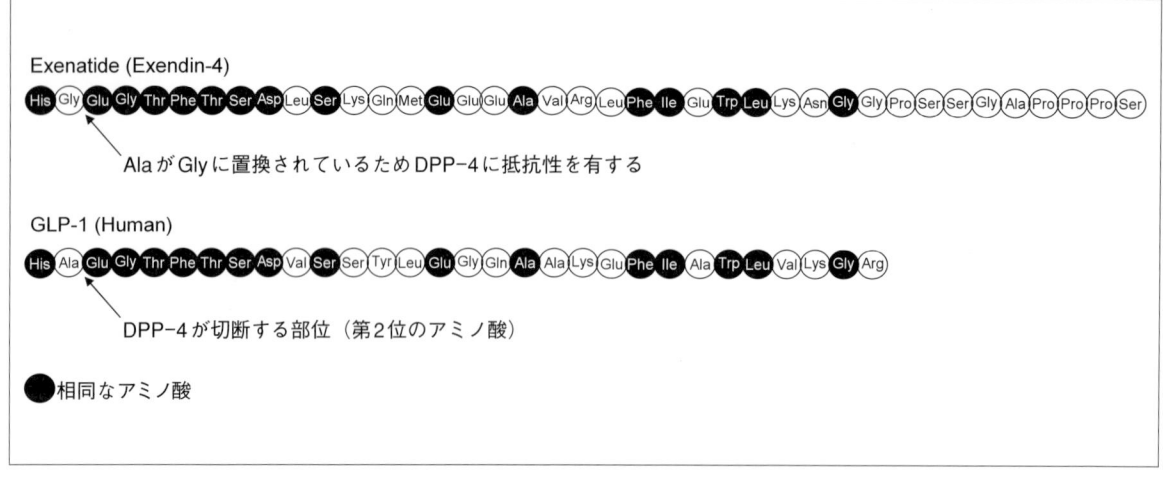

図1　ExenatideとGLP-1のアミノ酸配列
(Nauck MA, et al.：Regulatory Peptides 128：135-148, 2005より引用, 改変[4])

腸および近位小腸を中心に存在するK細胞から分泌される.

2型糖尿病患者においては食後の高血糖が1つの特徴であるが, その主たる原因であるインスリン初期分泌反応の低下にインクレチンの作用低下が関与することが知られている. GLP-1とGIPは同じような過程でインスリン分泌を促進するが, 2型糖尿病患者において経静脈的にインクレチンを投与した報告では, GIPに対するインスリン分泌促進反応は低下していたが, GLP-1に対するインスリン分泌促進反応は保たれていた. これらのことから2型糖尿病患者に対してGLP-1を投与することにより血糖コントロールを改善できる可能性が示唆された[2,3].

構造と作用

GLP-1は膵β細胞に対してグルコース依存性インスリン分泌促進作用を示すことに加えて, グルカゴン分泌抑制, 胃排泄遅延, β細胞特異的遺伝子発現とβ細胞に対する分化・増殖作用, 視床下部を介した摂食抑制作用を有することから, 2型糖尿病の病態改善に有用であることが示唆されてきた. しかしながら, GLP-1は腸管や血管内皮から分泌されるdipeptidyl peptidase-4 (DPP-4) によるN末端分解のため血中からの消失半減期が短く, 持続的に経静脈投与しなければ血糖を低下させることが困難であった. その欠点を克服するものがアメリカオオトカゲ (Heloderma suspectum：Gila monster) の唾液成分から見出されたexendin-4というペプチドである.

Exendin-4は, ヒトGLP-1とアミノ酸配列の相同性が53%, N末端第2位がアラニンからグリシンにアミノ酸置換された構造を有する (図1). DPP-4の蛋白分解活性に抵抗し, ヒトGLP-1に対して1,000倍以上のGLP-1受容体結合能を有し, ヒトGLP-1と同様のインスリン分泌刺激・血糖降下作用が6〜8時間持続することから臨床応用されることとなった.

臨床応用

このexendin-4を人工的に合成した化合物がエクセナチド (AC2993；Amylin Pharmaceuticals Inc., San Diego, CAおよびEli Lilly and Company, Indianapolis, IN) である. エクセナチドは皮下投与後, 約2時間後に最高血中濃度に到達する. 半減期は2.4時間で, 主として腎からの糸球体濾過により排泄される. エクセナチドはGLP-1と共通する血糖調節作用を持っており, 高血糖状態でインスリン分泌を増強するとともに, 過剰なグルカゴン分泌の抑制, 胃排出速度の低下,

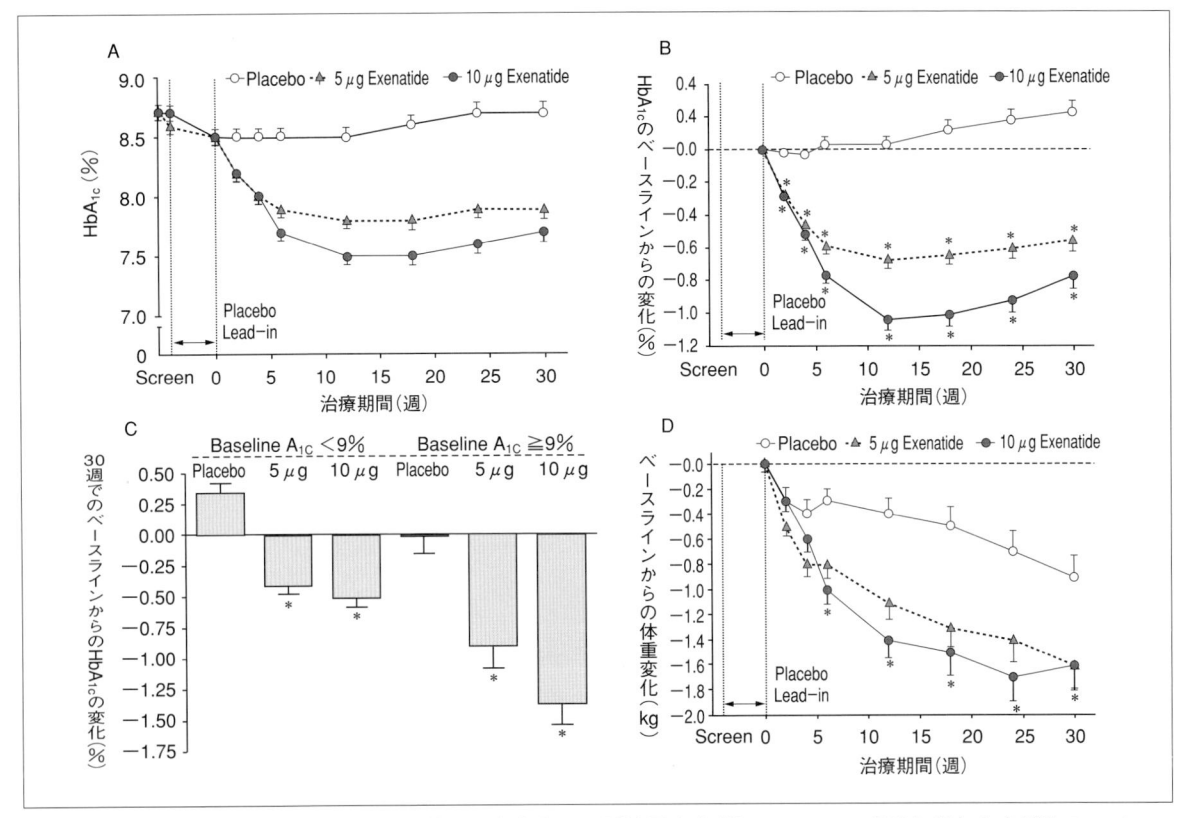

図2 メトホルミンとスルホニル尿素薬にて治療中の2型糖尿病患者にExenatideを追加投与した群とPlaceboを追加投与した群での血糖コントロール

A：治療期間中のHbA1c絶対値，B：ベースラインからのHbA1cの変化（＊p＜0.0001 vs Placebo），C：HbA1c＜9%とHbA1c≧9%の被験者における30週でのベースラインからのHbA1cの変化（HbA1c＜9%群：＊p＜0.0001，HbA1c≧9%群：＊p≦0.0002，各々 vs Placebo），D：ベースラインからの体重変化（＊p≦0.01 vs Placebo）

(Kendall DM, et al.：Diabetes Care 28：1083-1091, 2005[7]より引用，改変)

視床下部を介した摂食抑制作用を示す．2型糖尿病患者において低下しているインスリン初期分泌反応を改善させ，糖尿病モデル動物における in vitro および in vivo 両者の研究で，β細胞増殖および前駆細胞からの膵島新生を促進することが報告されている[5]．またエクセナチドは80mg/dl以下の血糖値ではインスリン分泌作用を示さないため低血糖をきたす可能性が低いとされている．

現在の欧米における承認はSU薬，メトホルミンあるいはそれらの併用療法によってもコントロール不良の高血糖患者を対象にしたエクセナチドとプラセボの無作為化比較試験の結果に基づいている[5〜7]．承認用量と用法は1回5μgまたは10μgを朝夕食前に大腿部・腹部・上腕部のいずれかに皮下注射で投与する．ペン型注射器に1.2mlまたは2.4mlがあらかじめ充填されたものが発売されており，それぞれ5μgまたは10μgで60回分となっている．初回の投与量は副作用軽減のため5μgが推奨されており，1ヵ月たてば必要に応じて10μgまで増量可能である．

血糖コントロールと体重減少に対する効果は上記試験の結果から，エクセナチドとSU薬併用ではHbA1cが5μg群で－0.46±0.12%，10μg群で－0.86±0.11%とプラセボ群に比し有意に低下した（p≦0.0002）．体重はプラセボ群と比較してエクセナチド10μg＋SU薬併用群で－1.6±0.3kg（p≦0.05）と有意に減少，エクセナチド5μg＋SU薬併用群では－0.9±0.3kgと有意でないものの減少傾向を示した[6]．エクセナチドとメトホルミンの併用ではHbA1cが5μg群で－0.4±

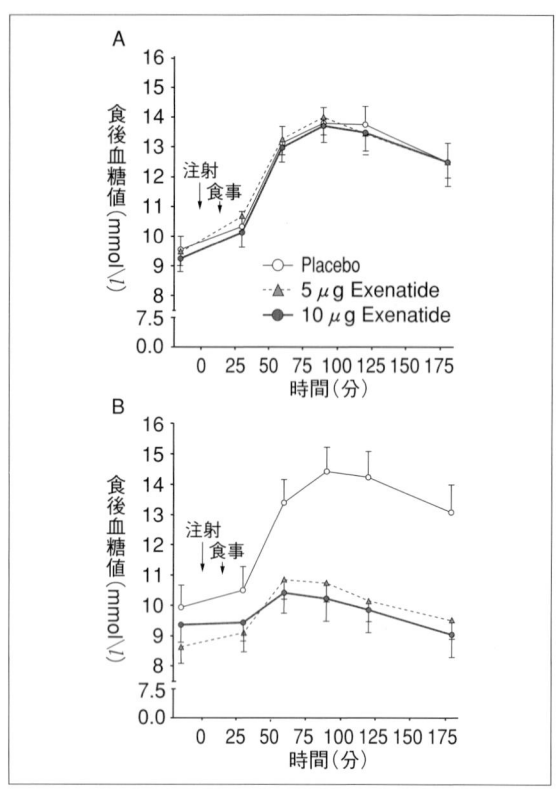

図3 Exenatide 投与群と Placebo 投与群間での食事負荷試験における食後血糖濃度の変化の比較

A：標準化食負荷後の食後血糖濃度（第1日目）．すべての被験者はプラセボを投与されており，各群間で食後血糖値の変化に有意差はなかった．
B：標準化食負荷後の食後血糖濃度（第30週目）．Exenatide 投与群では 5 μg 群（p＝0.0009 vs Placebo）と 10 μg 群（p＝0.0004 vs Placebo）はともに有意差を持ってプラセボ投与群よりも食後血糖値の低下がみられた．
(Kendall DM, et al.：Diabetes Care 28：1083-1091, 2005[7])より引用，改変)

0.1％，10 μg 群で−0.8±0.1％とプラセボ群に比して有意に減少した（p＜0.001）．体重はエクセナチドとメトホルミン併用では 5 μg 群で−1.6±0.4 kg（p≦0.05），10 μg 群で−2.8±0.5 kg（p＜0.001）といずれも有意に減少した[7]．最後にエクセナチドと SU 薬とメトホルミンとの 3 者併用では HbA₁c が 5 μg 群で−0.55±0.07％，10 μg 群で−0.77±0.08％とプラセボ群に比して有意に減少した（p＜0.0001）．体重は 5 μg 群，10 μg 群ともに−1.6±0.2 kg（p≦0.01）とプラセボ群と比較して有意に減少した[8]（図2）．このように，エクセナチドは食後血糖値を有意に減少させることが証明されている（図3）．また持効型溶解型インスリンアナログである glargine（ランタス®）との比較では，エクセナチドと glargine 両者ともに同程度の血糖コントロール改善効果を示し，glargine では体重増加（26 週で 1.8 kg）を生じたのに対して，エクセナチドでは，有意な体重減少（26 週で−2.3 kg）を認めた．副作用として消化管有害事象（悪心，嘔吐，上腹部痛，便秘など）が glargine に比し，エクセナチドで有意に多かった[9]．

副作用は，SU 薬との併用では SU 薬の用量依存的に低血糖が増加したが，メトホルミンとの併用では発現率が低く，プラセボ群と差を認めなかった．低血糖以外の副作用で 5％以上の発現率を示したものは，悪心，嘔吐，下痢，イライラ感，めまい，頭痛，消化不良で，いずれも軽度〜中等度であった．悪心はエクセナチドの用量に依存して増加したが，投与継続にて発現頻度と重症度は低下した．

また，2009 年 7 月 7 日に徐放型エクセナチド（long-acting release form of exenatide）の米国 FDA への承認申請受理が発表されており，認可が通れば 1 週間に 1 回（半減期はエクセナチドが 2.4 時間であるのに対して，徐放型エクセナチドは約 14 日間）での治療が可能となる．そして徐放型エクセナチドを週に 1 回皮下投与する群とエクセナチドを 1 日に 2 回皮下投与する群を比較した場合，体重減少に関しては両群で同等（−3.7±0.5 kg vs −3.6 kg±0.5 kg, intention to treat, p＝0.89）であったが，HbA₁c に関して徐放型エクセナチド群は，エクセナチド群よりも有意に改善（−1.9％±0.1％ vs −1.5％±0.1％, intention to treat, p＝0.0023）を認めており，HbA₁c 7.0％以下への達成率も有意に高く（77％ vs 61％, p＝0.0039），しかも副作用の悪心の発現率に関して徐放型エクセナチド群は，エクセナチド群よりも低かった（26.4％ vs 34.5％）[10]．以上のことから徐放型エクセナチドによる糖尿病治療は患者に対する負担が大きく減少し，quality of life の改善が期待できる．

アメリカでの臨床使用開始からいまだ 4 年程度

であり，チアゾリジン薬との併用も2006年12月より認可されたばかりである．今後の評価が待たれるところではあるが，摂食抑制や体重減少作用があり，低血糖頻度が比較的少なく，確実な血糖コントロール改善効果を示すため，2型糖尿病患者に対する薬剤としては有用性の高いものと考えられ，本邦での承認と臨床使用開始が待たれる．

文献

1) Elrck H, Stimmler L, et al.：Plasma Insulin Responses to Oral and Intravenous Glucose Administration. J Clin Endocr 24：1076-1082, 1964
2) Gutniak M, Orskov C, Holst JJ, et al.：Antidiabetogenic effect of glucagon-like peptide-1 (7-36) amide in normal subjects and patients with diabetes mellitus. N Engl J Med 326：1316-1322, 1992
3) Nauck MA, Heimesaat MM, Orskov C, et al.：Preserved Incretin Activity of Glucagon-like Peptide 1 [7-36 Amide] but Not of Synthetic Human gastric Inhibitory Polypeptide in Patients with Type-2 Diabetes Mellitus. J Clin Invest 91：301-307, 1993
4) Nauck MA, Meier JJ：Glucagon-like peptide 1 and its derivatives in the treatment of diabetes. Regulatory Peptides 128：135-148, 2005
5) Nielsen LL, Young AA, Parkes DG：Pharmacology of exenatide (synthetic exendin-4)：a potential therapeutic for improved glycemic control of type 2 diabetes. Regul Pept 117：77-88, 2004
6) Buse JB, Henry RR, Han J, et al.：Effects of Exenatide (Exendin-4) on Glycemic Control Over 30 Weeks in Sulfonylurea-Treated Patients With Type 2 Diabetes. Diabetes Care 27：2628-2635, 2004
7) DeFronzo RA, Ratner RE, Han J, et al.：Effects of Exenatide (Exendin-4) on Glycemic Control and Weight Over 30 Weeks in Metformin-Treated Patients With Type 2 Diabetes. Diabetes Care 28：1092-1100, 2005
8) Kendall DM, Riddke MC, Rosenstock J, et al.：Effects of Exenatide (Exendin-4) on Glycemic Control and Over 30 Weeks in Patients With Type 2 Diabetes Treated With Metformin and a Sulfonylurea. Diabetes Care 28：1083-1091, 2005
9) Heine RJ, Van Gaal LF, Johns D, et al.：Exenatide versus Insulin Glargine in Patients with Suboptimally Controlled Type 2 Diabetes, Ann Intern Med 143：559-569, 2005
10) Drucker DJ, Buse JB, Taylor K, et al.：Exenatide once weekly versus twice daily for the treatment of type 2 diabetes：a randomized, open-label, non-inferiority study. Lancet 372：1240-1250, 2008

4. リラグルチド

加来　浩平
(川崎医科大学　糖尿病・代謝・内分泌内科)

- ヒト GLP-1 アナログ製剤リラグルチドは，DPP-4 耐性であり作用時間が長い．
- 1 日 1 回投与（皮下注射）で臨床的有効性が得られる．
- 用量依存性に血糖改善がみられ，低血糖や体重増加をきたさない．
- 主な副作用は消化器症状であるが，漸増投与で軽減できる．
- 欧米に比し，少ない臨床用量で同等以上の有効性が得られる．
- 糖尿病における膵 β 細胞機能を改善する．
- 動物実験で膵 β 細胞増殖効果が認められている．

Key Words　ヒト GLP-1 アナログ，リラグルチド，膵 β 細胞機能改善，体重減少，消化器症状

GIP（glucose-dependent insulinotropic peptide）とともにインクレチンの代表的存在である GLP-1（glucagon like peptide-1）は腸管粘膜上皮細胞に存在する L 細胞から分泌され，生体内では DPP-4（dipeptidyl peptidase-4）により速やかに分解される（血中半減期は 1〜1.5 分）．GLP-1 はグルコース濃度依存性にインスリン分泌促進とグルカゴン分泌抑制に働く．また胃内容排出抑制による空腹感の減少や中枢神経作用としての食欲抑制効果を発揮する．さらには動物実験レベルであるが膵 β 細胞増殖作用も報告されている．これら GLP-1 についての詳細は他項に譲り，本項では GLP-1 アナログ製剤であるリラグルチドについて基礎的，臨床的データについて紹介する．

製剤学的特性および薬理作用

リラグルチド（Liraglutide：開発コード：NN2211）は，GLP-1（アミノ酸 7-37）の 34 位がアルギニンに置換され，26 位のリジンの e-アミノ基に N-パルミトイル-グルタミン酸を結合させた化合物，Arg^{34}Lys^{26}-(N-e-(g-Glu (N-a-hexadecanoyl))-GLP-1 [7-37] である[1]（図 1）．分子式は $C_{171}H_{261}N_{43}O_{52}$，分子量は 3751.2Da である．前述したように GLP-1 そのものの作用時間は極めて短く（静脈内投与後の消失半減期は 1.5 分未満），糖尿病治療薬として適さない．脂肪酸を付加することでアルブミンとの親和性を高めた GLP-1 アナログ製剤リラグルチドは，DPP-4 耐性を獲得するとともに，代謝の遅延や注射部位からの吸収遅延がみられ，消失半減期は約 13 時間と長い．作用時間が長いことから 1 日 1 回投与が可能であり，1 日 2 回投与を必要とするもう一つの GLP-1 アナログであるエクセナチドよりも，血中濃度の維持に優れ，利便性も高いと言えよう．さらに本製剤はヒトへの投与の際の抗体価上昇がほとんどみられていない．これはヒト GLP-1 との相同性が 97％と高いことが理由として挙げられよう．

糖尿病モデルマウスにリラグルチドを投与し，代謝改善効果および膵 β 細胞機能への効果を検討した成績が我々の報告も含めて多くみられる[2〜4]．本製剤投与により血糖改善効果とともに

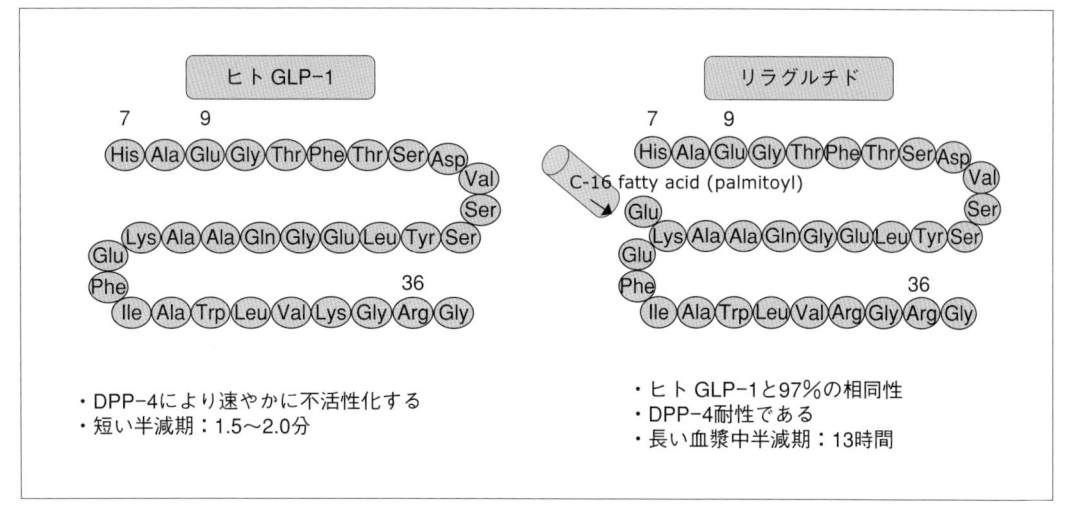

図1 リラグルチドの製剤的特徴：ヒトGLP-1との比較

ヒトGLP-1
- DPP-4により速やかに不活性化する
- 短い半減期：1.5～2.0分

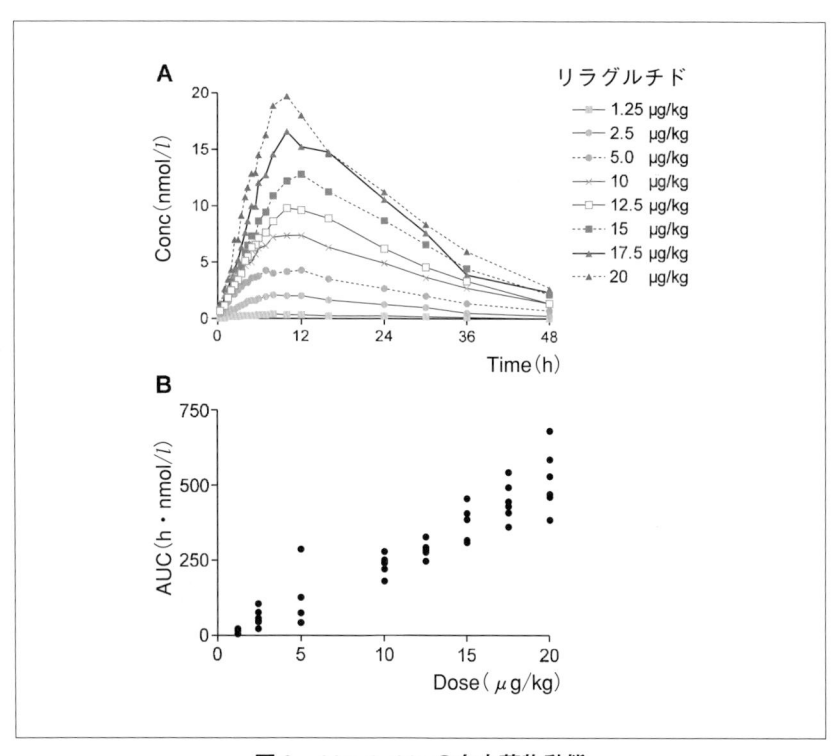

リラグルチド
- ヒトGLP-1と97％の相同性
- DPP-4耐性である
- 長い血漿中半減期：13時間

図2 Liraglutideの血中薬物動態
A：各濃度のリラグルチドを皮下注射後に得られるGLP-1血中濃度の推移
B：各濃度のリラグルチド投与後のGLP-1血中濃度AUC（文献[11]より筆者改変）

摂餌量減少が認められ，肥満モデルでは体重増加の抑制が認められている．長期投与により膵β細胞量の増加を認めるが，分化・増殖の促進とアポトーシス抑制によるものと考えられている．一方，細胞量の増加のみならず細胞機能の改善効果も確認されており，これらの基礎的成績は臨床レベルでの本製剤の有効性の裏付けとなるものといえよう．

海外での臨床試験成績

2型糖尿病におけるインクレチン分泌反応は，GIPの基礎値はむしろ上昇し，グルコースに対する分泌反応も保たれるものの，GLP-1の分泌は一般に抑制されるとする報告が多い[5~7]．一方，2型糖尿病患者に両者を外因性に投与し，血糖やインスリンの動態をみると，GLP-1に対するインスリンの分泌促進効果は健常者と差はなく，血糖改善効果を認める[5,8]ものの，GIPのインスリン分泌刺激効果は著しく抑制され，血糖低下作用も認められない[9,10]．これらの成績はGLP-1の補充が2型糖尿病治療治療法として有用性が高いことを示唆するものといえる．

健常人に対して皮下注射で投与した際の薬剤血中濃度曲線下面積（AUC）は5~20 μg/kg体重の範囲で用量依存的であり，この濃度が臨床用量であろうと思われる[11]（図2）．2型糖尿病患者への投与において年齢，性別による効果の差は認めないことが確認されている[12]．また2型糖尿病患者にリラグルチド6 μg/kg/doseを1週間投与したところ，食前，食後血糖の改善と共にグルカゴン分泌の有意な抑制が認められ，グリコーゲン分解抑制による肝糖放出が抑制されていた．C-ペプチドの血中濃度推移より求めたインスリン分泌率には変化を認めていない．しかし，アルギニン負荷によるインスリン分泌反応は増加し，プロインスリン/インスリン比は低下することより膵β細胞機能の改善効果は明らかである．この用量では膵α細胞とβ細胞の機能の改善を伴う24時間血糖の改善が期待できるものと考えられる[13]．一方，2型糖尿病患者に7.5 μg/kg体重のリラグルチドを投与した場合にはインスリン分泌量の有意な増加を伴っていた[14]．したがって，リラグルチドの比較的低用量ではグルカゴン分泌抑制が，高用量では主としてインスリン分泌量の増加が血糖改善に寄与するものと思われる．

臨床第Ⅱ相試験では，食事療法または経口薬により治療中の2型糖尿病患者190名を，プラセボ群，グリメピリド群（オープンラベル；1~4 mg/日），リラグルチド群（5用量）に振り分け，12週間の無作為二重盲検試験を遂行した．その結果，リラグルチド0.6 mg，0.75 mg投与群ではプラセボ群と比較してHbA$_{1c}$は0.8%の低下がみられた．またプロインスリン/インスリン比の有意な低下と体重の減少を認めている．グリメピリド群はHbA$_{1c}$の低下はリラグルチド群とほぼ同等であったが，体重の増加がみられた．安全性については，高用量投与群において，嘔気，嘔吐，下痢等の消化器症状の頻度が増える傾向がみられるが，重篤なものは認めていない[15]．その後，リラグルチドの用量をさらに増やして，2型糖尿病患者165名（平均HbA$_{1c}$ 8.5%）に対し，プラセボをコントロールとする14週の単剤療法での無作為二重盲検試験が行われている．高用量リラグルチド投与群（1.25 mg/日または1.9 mg/日）ではプラセボ群と比較して体重の有意な低下とともに，HbA$_{1c}$が1.5%から2%低下し，目標値として設定されていたHbA$_{1c}$ 7%以下を達成した患者の割合は，プラセボ群の8%に対して，高用量の投与群では，45%以上であった（図3A，図3B）．また中性脂肪の有意な低下が認められた．頭痛，嘔気，嘔吐，めまいなどの副作用が5~10%の頻度でみられている．抗体価の上昇は認めなかった[16]．

海外ではその後，LEAD（liraglutide Effect and Action in Diabetes）試験と総称される広範な臨床第Ⅲ相試験（LEAD 1~LEAD 6）が遂行されている（表1）[17~22]．これらはリラグルチド単独療法あるいは経口薬との併用療法における対照薬との比較試験であるが，6試験のいずれもリラグルチド群が対照群に比べて，優れた血糖改善効果とともに低血糖発生率の低さで勝っている[23]．以下にその主なものを紹介する．2型糖尿病に対するリラグリチド単剤療法の有効性を評価したLEAD 3は，グリメピリドを対照に52週の投与期間で行われた[19]．リラグリチド群で用量依存性のHbA$_{1c}$の低下を示し，低下率は対照群より優れていた．グリメピリド群で体重増加をみたが，リラグルチド群では減少した．体重減少が嘔気に関連するものではないことも確認されている．この試験はリラグリチドが2型糖尿病の初期治療薬として有効かつ安全であり，グリメピリドよりも優れたHbA$_{1c}$低下，体重減少，血糖降下，血圧

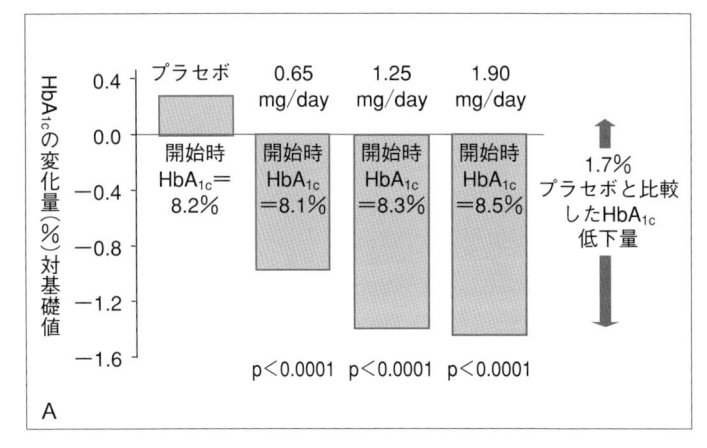

図3A　リラグルチドによる血糖改善効果：
　　　HbA$_{1c}$の低下量
　　　―海外（A）と本邦（B）における比較―

(Vilsvoll T, et al.：Diabetes Care 30：1608-1610, 2007 より著者作成)

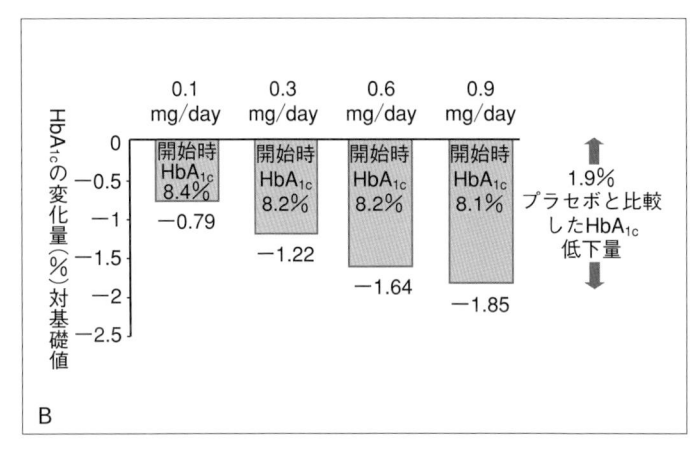

図3B　リラグルチドによる血糖改善効果：
　　　HbA$_{1c}$の低下量
　　　―海外（A）と本邦（B）における比較―

(Seino Y, et al.：Diabetes Res Clin Pract 81：161-168, 2008 より著者作成)

表1　リラグリチドの有効性：臨床第Ⅲ相（LEAD）試験のまとめ

	LEAD1	LEAD2	LEAD3	LEAD4	LEAD5	LEAD6
前治療	グリメピリド +/or	メトホルミン	治療薬なし	メトホルミン ＋ ロジグリタゾン	メトホルミン ＋ グリメピリド	メトホルミン ＋ SU薬
対照薬	ロジグリタゾン	グリメピリド	グリメピリド	なし	グラルギン	エクセナチド
ベースライン値						
HbA$_{1c}$（%）	8.4	8.4	8.3	8.3	8.2	8.2
BMI（kg/m^2）	29.8	31.0	33.1	33.9	30.5	32.9
HbA$_{1c}$変化						
実薬1.8 mg	−1.1*	−1.0	−1.1*	−1.5*	−1.3*	−1.1*
対照薬	−0.4	−1.0	−0.5	−0.5	−1.0	−0.8
体重（kg）						
実薬1.8 mg	−0.2*	−2.8*	−2.5*	−2.0*	−1.8*	−3.2
対照薬	＋2.1	＋1.0	＋1.1	＋0.6	＋1.6	−2.9

*対照薬と有意差あり．

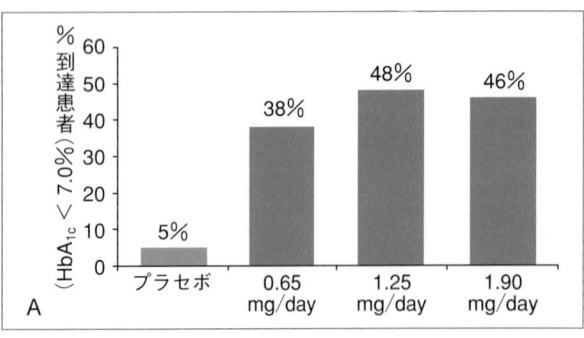

図4A リラグルチドの臨床効果：HbA1c目標値到達率
―海外（A）と本邦（B）における比較―
(Vilsvoll T, et al.：Diabetes Care 30：1608-1610, 2007 より著者作成)

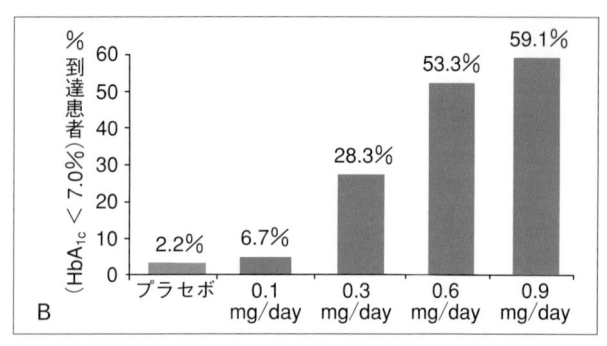

図4B リラグルチドの臨床効果：HbA1c目標値到達率
―海外（A）と本邦（B）における比較―
(Seino Y, et al.：Diabetes Res Clin Pract 81：161-168, 2008 より著者作成)

表2 リラグルチドの抗糖尿病薬としての特徴

- HbA1c 1.0%～2.0%低下
- 体重減少効果あり
- 注射製剤
- 消化器系副作用あり（嘔気，嘔吐，下痢）
- 低血糖の発現は低頻度
- 食後インスリン分泌を改善
- グルカゴン分泌を低下
- 摂食量減少，食欲低下作用
- 胃排泄抑制，胃酸分泌抑制

降下作用をもたらすことを明らかにした．さらにSU薬グリメピリド，メトホルミン，チアゾリジン薬との併用試験においても対照薬に比べ，高い有用性を示している．

一方，LEAD 6はエクセナチドと直接比較検討した試験である[22]．メトホルミンまたはSU薬，あるいは両者の併用中の2型糖尿病成人患者（平均HbA1c 8.2%）を，リラグルチド1.8mg 1日1回投与またはエクセナチド10μg 1日2回投与で26週間にわたり比較した．リラグルチド群はエクセナチド群よりもHbA1c改善効果に優れ（−1.12%と−0.79%），空腹時血糖の低下度も前者でより有意であった．HbA1c 7%未満の達成率は54%と43%であり，リラグルチド群で有意に高かった．ただし食直後の血糖改善はエクセナチドが優れ，リラグルチドは食前あるいは空腹時血糖改善により有効と思われた．体重減少は両群ともに認めた．リラグルチド群で悪心の頻度は有意に低く（p=0.0001），低血糖発生頻度も低かった

（1.93と2.60/患者/年，p=0.013）．これらの成績はリラグルチドの臨床的有用性の高さを強く示唆するものと言える．

さらにLEAD 5ではメトホルミンとグリメピリド併用中の2型患者を対象に，インスリングラルギンとの比較試験を行っている[21]．HbA1cはリラグルチド群でグラルギン群に比し有意に改善（−1.3%と−1.0%，p：<0.05）し，7%未満達成率も本製剤投与群で勝っていた．本試験では血圧の有意な改善がリラグルチド群で認められている．

LEADプログラムにおける成績からリラグルチドの有効性として，既存抗糖尿病薬と同等かそれ以上のHbA1c低下効果，体重抑制，膵β細胞機能改善，収縮期血圧の低下効果および心血管系リスクマーカーの改善効果に集約される．一方，安全性については，消化器症状は認められるものの，多くは投与初期にみられ，投与継続を妨げるものではないと思われる．低血糖の発現は単独療法では基本的に低血糖は問題にならないが，併用療法では留意が必要である．

日本での臨床試験成績

我が国における臨床試験として2型糖尿病患者226例に0.1～0.9mg/日までの4用量の1日1回投与による14週間のプラセボ対照無作為盲検比較試験が行われた．その結果，用量依存性の血糖改善効果がみられ，特に0.3mg/日以上ではプ

ラセボに比べ，食前，食後の血糖改善を認め，HbA₁cで1％以上の低下がみられた（図3B）．HbA₁c 6.5％未満達成率も0.9mg/日群では約60％に達した（図4B）．低血糖はみられず，消化器症状は0.9mgの高用量群でも，漸増法を行ったためか軽微であった．抗体価の上昇は認めていない[24]．これらの結果は，日本人の2型糖尿病治療薬として本製剤の有用性の高さを示唆するものであった．

さらに臨床第Ⅲ相試験では，SU薬グリベンクラミドを対照薬として本薬の単独療法の効果が確認された[25]．食事療法のみあるいは1種類の経口薬で治療中の2型糖尿病患者でHbA₁cが7％以上で10％未満の400症例（男性67％，平均年齢58歳，糖尿病罹病期間8.3年，BMI 24.8，HbA₁c 8.3％）を対象とした．4週間のウォッシュアウトの後，リラグルチド群268例とグリベンクラミド群132例に無作為に割り付け，治療期間として24週間観察をした．リラグルチドの最終投与量は0.9mg/日の1日1回皮下注射であるが，初期用量0.3mg/日とし0.6mg/日，0.9mg/日へと1週間毎に漸増した．グリベンクラミドは開始用量1.25mg/日とし2週間後に2.5mg/日に増量し，維持量とした．両群の24週後のHbA₁c値はベースライン値と比較して，リラグルチド群で−1.74％とグリベンクラミド群で−1.18％であり，その差は−0.5％（p<0.0001）と低下の度合いは前者で顕著であった．低血糖の発現頻度はリラグルチド群の0.8回/人/年に比し，グリベンクラミド群では5.5回/人/年と後者で有意に高かった．その他の主な副作用は下痢であり，リラグルチド群で6.3％，グリベンクラミド群で3.8％認めた．体重はリラグルチド投与では24週間で65.2kgから64.2kgと約1kgの減少をみたのに比し，グリベンクラミド群では64.8kgから65.8kgと1kgの増加をみた．またリラグルチドではプロインスリン/インスリン比の有意な減少をみたが，グリベンクラミド群では変化を認めなかった．以上の結果より，日本人2型糖尿病治療において，リラグルチドはグリベンクラミドと比較して，血糖改善効果とともに低血糖発現でみた安全性にも優れるとともに，体重抑制効果や膵β細胞機能改善効果が期待できることが明らかになった．さらにリラグルチド群ではグリベンクラミド群と比較して，食後1〜2時間のインスリン分泌反応が良好であった[26]．またリラグルチドの投与タイミングとして朝と夕のいずれであっても，有効性や安全性に差はなく，患者の日常生活にあわせた投与法が選択できる点で利便性に優れることが確認された[27]．

第Ⅲ相試験として，プラセボを対照としたSU薬との併用試験も行われている[28]．SU薬にリラグルチド0.6mg/日あるいは0.9mg/日を併用投与することで，24週間後にはSU薬単独治療群に比し，HbA₁cの低下量の差はそれぞれ−0.96％と−1.33％と有意であった．7％未満の達成率をみるとSU薬単独群で14.8％であったのに対して，0.6mg/日併用群，0.9mg/日併用群では46.5％と70.5％と高率であった．低血糖発現率は24週間投与では3群間で差はみられなかったが，その後52週間までの観察ではSU薬単独群に比し，リラグルチド群で発現率は低い傾向にあった．また体重についてはリラグルチド投与により良好な血糖コントロールがえられたにもかかわらず，有意な増加は認めなかった．以上より，リラグルチドはSU薬との併用においても有用性が高いものと思われた．

以上の日本国内の臨床成績を海外のそれと比較すると，①少ない用量で同等あるいはそれ以上の血糖改善効果が得られる，②体重減少は海外データほど顕著にはみられない，③漸増投与法によって消化器症状の発現頻度が低くなっている，④低血糖発現や膵β細胞機能改善効果についてはほぼ同様の成績である．これまでの我が国の臨床試験では少ない用量で，優れた臨床効果が得られたが，安全性に特に問題が生じていないことから長期の有効性確保にはさらに増量して用いることも，今後は一考の余地があろうかと思われる．本製剤は現在，欧州において承認されている．我が国においては承認申請中であり，おそらく2010年前半までには臨床の場に登場する予定である．

まとめ

　リラグルチドをはじめ，GLP-1 アナログ製剤は従来の糖尿病治療薬と比べ欠点らしい欠点が見当たらず，革命的な治療薬として注目される．既に欧米では使用経験を積んでおり高い評価を得つつある[29]．リラグルチドの糖尿病治療薬としての特徴を**表 2** にまとめた．とりわけ①生理的かつグルコース濃度依存性にインスリン分泌を刺激する，②食欲を抑制する，③胃内容排出を遅延させる，④膵 β 細胞の機能を改善し，β 細胞量を増加させる可能性等は抗糖尿病薬の大きな利点として挙げられよう．さらにヒト GLP-1 アナログ製剤リラグルチドは，血糖改善のみならず，肥満者の体重減少，収縮期血圧の低下効果，脂質改善など心血管危険因子にも好影響を及ぼす．リラグルチドについての臨床データをみる限り，理想的な糖尿病治療薬とも言える．とはいえ持続型アナログ製剤であるが故に，今後は，長期的副作用の検討は重要な点と言えよう．

文　献

1) Knudsen LB, Agerso H, Bjenning C, et al.：GLP-1 analogs as novel compounds for the treatment of type 2 diabetes；selection of NN2211 for clinical development. Drugs of the Future 26：677-685, 2001
2) Rolin B, Larsen MO, Gotfredson CF, et al.：The long-acting GLP-1 derivative NN2211 ameliorates glycemia and increases b-cell mass in diabetic mice. Am J Physiol Endocrinol Metab 283：E745-E752, 2002
3) Bregenholt S, Møldrup A, Blume N, et al.：The long-acting glucagon-like peptide-1 analogue, liraglutide, inhibits b-cell apoptosis in vitro. Biochem Byophys Res Commun 330：577-584, 2005
4) Shimoda M, Kanda Y, Tawaramoto K, et al.：Molecular mechanism for proliferative effect of the once-daily human GLP-1 analogue litaglutide on pancreatic b-cells in diabetic db/db mice；evidence for anti-poxidatrive stress mechanism. Diabetes 57(suupl 1)：A3, 2008
5) Toft-Nielsen MB, Damholt MB, Madsbad S, et al.：Determinants of the impaired secretion of glucagon-like peptide-1 in type 2 diabetic patients. J Clin Endcrinol Metab 86：3717-3723, 2001
6) Vilsbøll T, Krarup T, Deacon CF, et al.：Reduced postprandial concentrations of intact biologically active glucagon-like peptide 1 in type 2 diabetic patients. Diabetes 50：609-613, 2001
7) Vilsbøll T, Krarup T, Sonne J, et al.：Incretin secretion in relation to meal size and body weight in healthy subjects and people with type 1 and type 2 diabetes mellitus. J Clin Endcrinol Metab 88：2706-2713, 2003
8) Kjems LL, Holst JJ, Vølund A, et al.：The influence of GLP-1 on glucose-stimulated insulin secretion：effects on beta-cell sensitivity in type 2 and nondiabetic subjects. Diabetes 52：380-386, 2003
9) Nauck MA, Heimesaat MM, Orskov C, et al.：Preserved incretin activity of glucagon-like peptide 1 [7-36 amide] but not of synthetic human gastric inhibitory polypeptide in patients with type-2 diabetes mellitus. J Clin Invest 91：301-307, 1993
10) Nauck MA, Heimesaat MM, Behle K, et al.：Effects of glucagon-like peptide 1 on counterregulatory hormone responses, cognitive functions, and insulin secretion during hyperinsulinemic, stepped hypoglycemic clamp experiments in healthy volunteers. J Clin Endcrinol Metab 87：1239-1246, 2002
11) Elbrond B, Jakobsen G, Larsen S, et al.：Pharmacokinetics, pharmacodynamics, safety, and tolerability of a single-dose of NN2211, a long-acting glucagon-like peptide 1 derivative, in healthy male subjects. Diabetes Care 25(8)：1398-1404, 2002
12) Damholt B, Golor G, Wierich W, et al.：An open-label, parallel group study investigating the effects of age and gender on the pharmacokinetics of the once-daily glucagon-like peptide-1 analogue liraglutide. J Clin Pharmacol 46(6)：635-641, 2006
13) Degn KB, Juhl CB, Sturis J, et al.：One week's treatment with the long-acting glucagon-like peptide 1 derivative liraglutide (NN2211) markedly improves 24-h glycemia and alpha- and beta-cell function and reduces endogenous glucose release in patients with type 2 diabetes. Diabetes 53(5)：1187-1194, 2004
14) Chang AM, Jakobsen G, Sturis J, et al.：The GLP-1 Derivative NN2211 Restores b-Cell Sensitivity to Glucose in Type 2 Diabetic Patients After a Single Dose. Diabetes 52：1786-1791, 2003
15) Madsbad S, Schmitz L, Ranstam J, et al.：Improved glycemic control with no weight increase in patients with type 2 diabetes after once-daily treatment with the long-acting glucagon-like-peptide 1 analog liraglutide (NN2211). Diabetes Care 27：1335-1342, 2004
16) Vilsvoll T, Zdravkovic M, Le-Thi T, et al.：Liraglutide, a long-acting human glucagon-like peptide-1 analog, given as monotherapy significantly improves glycemic control and lowers body weight without risk of hypoglycemia in patients with type 2 diabetes. Diabetes Care 30：1608-1610, 2007
17) Marre M, Shaw J, Brandle M, et al.：Liraglutide, a once daily human GLP-1 analogue, added to a sulfonylurea over 26 weeks produces greater umprovements in glycaemic and weight control compared with adding rosiglitazone or placebo in subjects with type 2 diabetes (LEAD-1 SU). Diabetic Med 26：268-278, 2009

18) Nauck M, Gerich J, Hermansen K, et al. : Efficacy and safety comparison of liraglutide, glimepiride, and placebo, all in combination with metformin, in type 2 diabetes. The LEAD-2 study. Diabetes Care 32 : 84-90, 2009
19) Garber A, Henry R, Ratner R, et al. : LEAD-3 (Mono) Study Group. ; Liraglutide versus glimepiride monotherapy for type 2 diabetes (LEAD-3 Mono) : a randomised, 52-week, phase Ⅲ, double-blind, parallel-treatment trial. Lancet 373 (9662) : 473-481, 2009
20) Zinman B, Gerich J, Buse JB, et al. : Efficacy and safety of the human glucagons-like peptide-1 analog liraglutide in combination with metformin and tiazolidoinedinone in patients with type 2 diabetes (LEAD-4 Met+TZD). Diabetes Care 32 : 1224-1230, 2009
21) Russel-Jones D, Vaag A, Schmitz O, et al. : Liraglutide vs insulin glargine and placebo in combination with metformin and sulfonylurea therapy in type 2 diabetes mellitus (LEAD-5 met+SU) : a randomised controlled trial. Diabetologia 52 (10) : 2046-2055, 2009
22) Buse JB, Rosenstock J, Sesti G, et al. : Liraglutide once a day versus exenatide twice a day for type 2 diabetes : a 26-week randomised, parallel-group, multinational, open-label trial (LEAD-6). Lancet 374 : 39-47, 2009
23) Madsbad S : Liraglutide effect and action in diabetes (LEAD™) trial. Expert Rev. Endocrinol. Metab 4 : 119-129, 2009
24) Seino Y, Rasmussen M, Zdravkovic M, et al. : Dose-dependent improvement in glycemia with once-daily liraglutide without hypoglycemia or weight gain : A double-blind, randomized, controlled trial in Japanese patients with type 2 diabetes. Diabetes Res Clin Pract 81 : 161-168, 2008
25) Seino Y, Rasmussen M, Katayama Y, et al. : Liraglutide statistically superior to glibenclamide at controlling glycemia and weight, with low hypoglycaemic risk, and improves beta-cell function in Japanese subjects with T2D. Diabetes 58(suppl 1) : A143, 2009
26) Kaku K, Clauson P, Katayama Y, et al. : Liraglutide monotherapy increases mealtime insulin response significantly more than glibernclamide monotherapy in Japanese patients with T2D. Diabetes 58 (suppl 1) : A611, 2009
27) Kaku K, Rasmussen M, Katayama Y, et al. : Liraglutide, a once-daily human GLP-1 analog, is equally effective and tolerated independent of administration time (morning vs evening). Diabetes 58 (suppl 1) : A144, 2009
28) Kaku K, Rasmussen M, Clauson P, et al. : Improved glycaemic control with minimal hypoglycaemia and no weight change with the once-daily human glucagon-like peptide-1 analogue liraglutide as add-on to sulfonylurea in Japanese patients with type 2 diabetes. Diabtes Obes Metab 12 : 341-347, 2010
29) Kendall DM, Cuddihy RM, Bergenstal RM, et al. : Clinical application of incretin-based therapy : Therapeutic potential, patients selection and clinical use. Am J Med 122 : S37-S50, 2009

F

慢性合併症治療の現状と将来

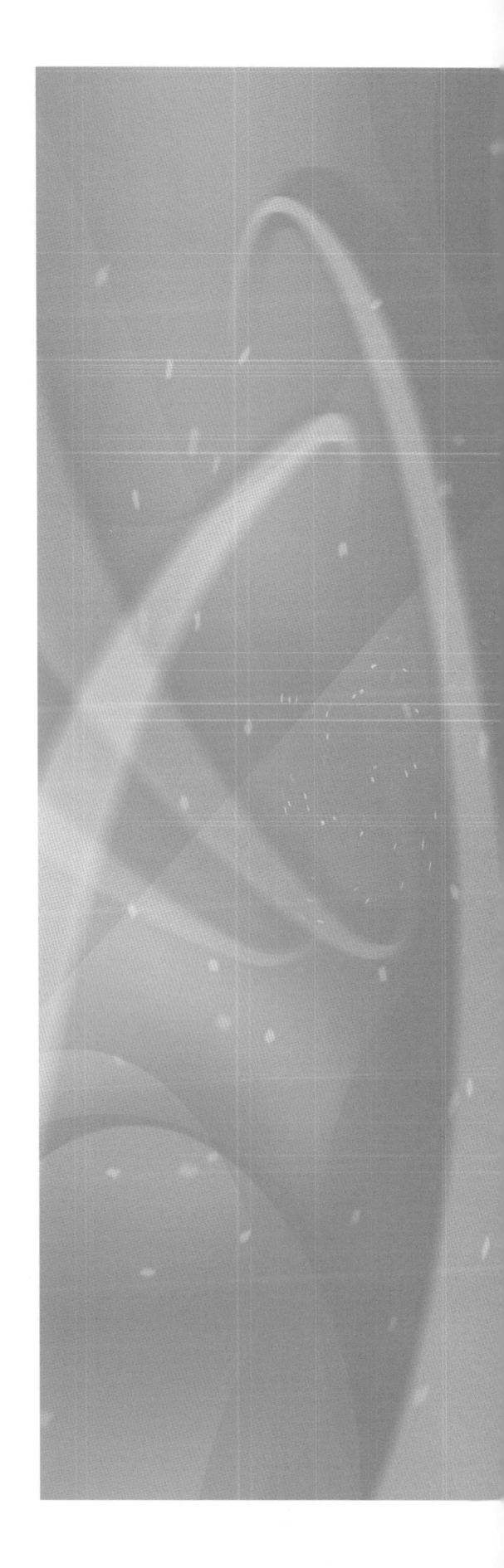

1. 糖尿病性神経障害

中村 二郎
名古屋大学大学院医学系研究科 糖尿病・内分泌内科学

- 神経障害の治療の基本は，早期から長期にわたって厳格な血糖コントロールを維持することである．
- アルドース還元酵素阻害薬は，神経障害の進展を阻止する．
- プロテインキナーゼC阻害薬および抗酸化薬は自覚症状改善効果を発揮する．
- 新たな治療法としての再生医療（細胞移植あるいは各種成長因子）の臨床応用が期待される．

Key Words 血糖コントロール，アルドース還元酵素阻害薬，プロテインキナーゼC阻害薬，抗酸化薬，再生医療

　糖尿病性神経障害が高血糖を基盤として発症・進展することは明らかであり，糖尿病患者の血糖値を長期間にわたり厳格にコントロールすることが神経障害の予防と治療に重要であることはいうまでもない．しかしながら，日常診療で利用可能な方法による厳格な血糖コントロールには限界があり，神経障害の発症・進展を完全に阻止することは不可能である．そこで，高血糖以降の神経障害発症メカニズムの解明が進むとともに，それに基づいた治療薬の開発とその有用性の確立に向けた検討が行われている．

　本稿では，糖尿病性神経障害治療の現状を概説するとともに，新たな治療法の可能性について触れてみたい．

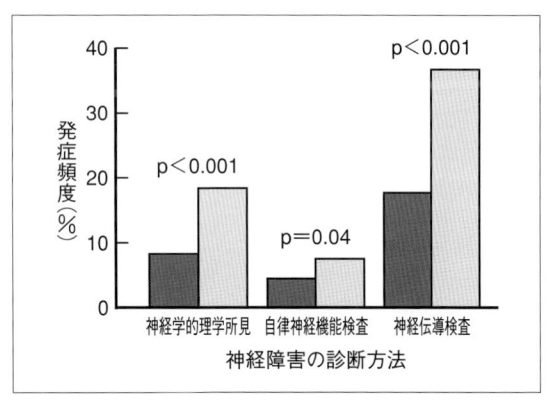

図1 DCCTにおける神経障害の発症頻度
■ 強化療法（HbA_{1c}：7.0%）
□ 従来療法（HbA_{1c}：9.0%）
(The Diabetes Control and Complications Trial Research Group：N Engl J Med 329：977-986, 1993より引用)

血糖コントロールによる治療

　長期間にわたり厳格な血糖コントロールを維持することにより神経障害の発症・進展の抑制されることが，大規模臨床研究により明らかとなっている．Diabetes Control and Complications Trial (DCCT)[1]では，1型糖尿病患者を対象として前向き研究を行い，通常療法（1〜2回/日のインスリン注射，平均HbA_{1c}：9.0%）に比して強化療法（3〜4回/日のインスリン注射，平均HbA_{1c}：7.0%）により良好な血糖コントロールが得られた群で神経障害の発症・進展が有意に抑制された（図1）．2型糖尿病患者を対象としたKumamoto Study[2]でも，通常療法群においては神経機能が有意に悪化したのに対し，強化療法群においては血糖コントロールの改善とともに神経機能の有意な改善が認められ，強化療法により神経障害のリスクが60%低下することが示された．また，すべての細小血管障害の発症・進展を阻止するため

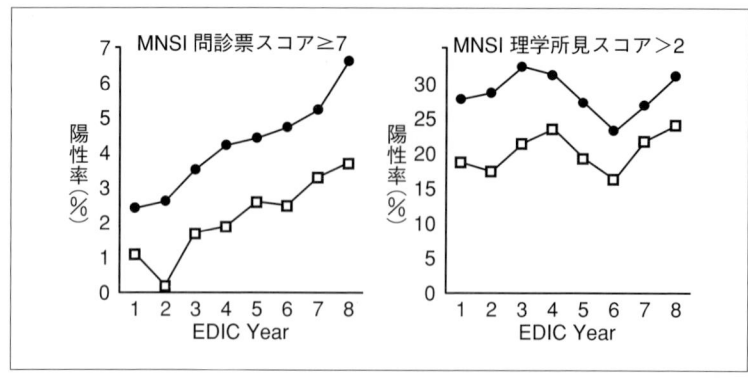

図2　EDIC Study での神経障害発症頻度
　●─：旧従来療法，　□─：旧強化療法
MNSI：Michigan Neuropathy Screening Instrument
(Martin CL, et al.：Diabetes Care 29：340-344, 2006 より引用)

には，空腹時血糖値<110 mg/dl，食後血糖値<180 mg/dl，HbA_{1c}値<6.5%に維持する必要があることが示された．

DCCT に引き続いて行われた Epidemiology of Diabetes Interventions and Complications (EDIC) Study においては[3]，DCCT における旧通常療法群に強化療法が積極的に導入されたのに対して，旧強化療法群への介入が緩和されたことにより，両群の HbA_{1c} 値がともに約 8% に保たれた．すなわち，旧強化療法群のコントロールは悪化し，旧通常療法群のコントロールは改善された．しかしながら，腎症および網膜症[3]のみならず神経障害[4]の発症・進展率は，旧通常療法群に比して旧強化療法群で有意に低値であったことから(図2)，神経障害の発症・進展予防のためにはできる限り早期から厳格な血糖コントロールを行う必要のあることが示唆された．

また，集約的治療による合併症進展阻止効果を検討した Steno Type 2 Randomized Study では[5]，血糖コントロールに加えて高血圧および脂質異常症に対しても積極的に介入するとともに，抗酸化薬および抗凝固薬を投与することにより，網膜症，腎症および大血管障害の危険率が有意に減少したものの，末梢神経障害に対する有効性は認められなかった．本研究の意義は，血糖コントロール以外に高血圧および脂質異常のコントロールを含めた集約的治療が合併症の進展阻止に重要であることを示したことにあるが，本研究における大きな問題点は，高血圧症および脂質異常症に対する治療効果が十分であったのに対して，HbA_{1c} 8.0% と血糖コントロールが不十分であったことである．すなわち，神経障害は他の合併症よりもグルコース感受性が高く，神経障害の予防と治療には良好な血糖コントロールの維持が必須であることを示唆するものである．

発症機序に則した治療

現在想定されている代表的な発症機序仮説として，ポリオール代謝活性の亢進，プロテインキナーゼ C (protein kinase C：PKC) 活性の異常，酸化ストレスの亢進および非酵素的糖化反応の亢進が挙げられる．

1．ポリオール代謝活性の亢進

発症メカニズムに則った薬剤のなかで，その臨床的有用性に関するエビデンスが最も集積されているのがポリオール代謝の律速酵素であるアルドース還元酵素 (aldose reductase：AR) を阻害する AR 阻害薬である．本邦においてはすでに epalrestat が日常診療の場で汎用されており，zenarestat[6]，fidarestat[7] および ranirestat[8] の神経機能改善効果も報告されているが，国際的には AR 阻害薬の有用性が確立されたとはいえない．しかしながら，最近報告された ARI-Diabetes

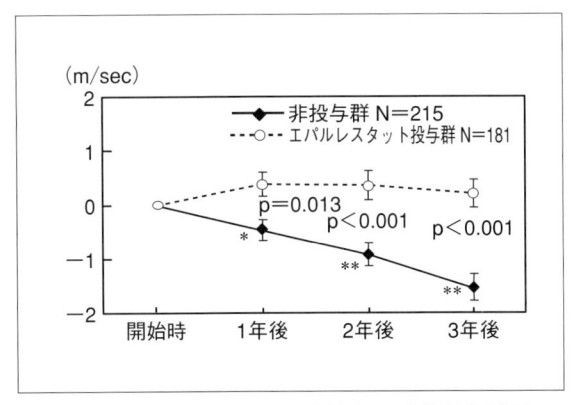

図3 ADCTにおける正中神経運動神経伝導速度の変化
＊p＜0.05，＊＊p＜0.001 vs 開始時．
(Hotta N, et al.：Diabetes Care 29：1538-1544, 2006 より引用)

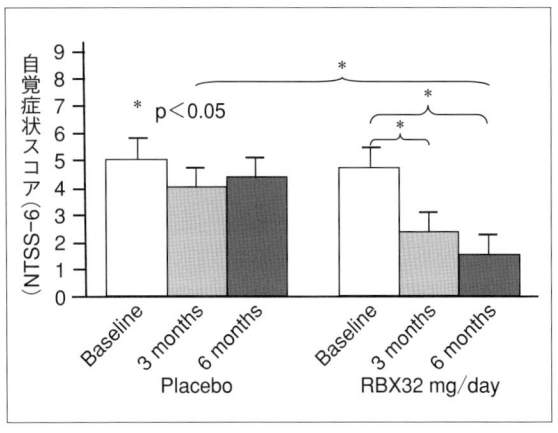

図4 症候性糖尿病性神経障害に対するPKC-β阻害薬（ruboxistaurin：RBX）の効果
(Casellini CM, et al.：Diabetes Care 30：869-902, 2007 より引用)

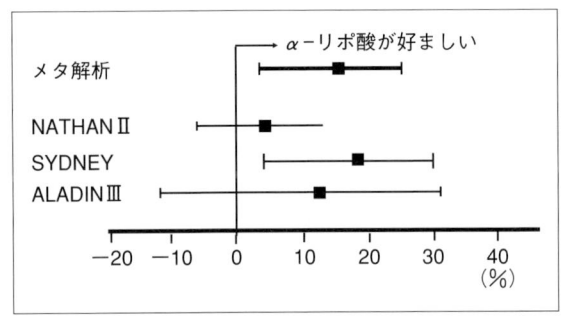

図5 糖尿病性神経障害（下肢神経障害スコア）に対するα-リポ酸の有用性
(Ziegler D, et al.：Diabetic Med 21：114-121, 2004 より引用)

Complications Trial（ADCT）では，軽症の神経障害に対してepalrestatを長期間（3年間）投与したところ，非投与群において神経機能が有意に悪化したのに対し，投与群では神経機能の悪化が認められず，epalrestatの神経障害進展阻止効果が明らかとなった（図3）[9,25]．

2．PKC活性の異常

神経障害においてはPKC活性の亢進と低下の両者が関与していることが基礎的検討により明らかとなっているが，少数例での検討ではあるがPKC-β阻害薬（ruboxistaurin）の神経障害に対する臨床試験が行われており，自覚症状スコアが有意に改善することが報告されている（図4）[10]．しかしながら，電気生理学的神経機能検査に対する有効性は認められず，神経障害治療薬としての本剤の開発は中止に至った．

3．酸化ストレスの亢進

近年，神経障害の成因としての酸化ストレスの重要性が注目されているが，抗酸化作用を有する薬剤の臨床的有効性に関する成績はほとんどなく，α-リポ酸[11]の有用性が報告されているにとどまっている（図5）．動物実験のレベルでは，酸化ストレスの亢進による転写因子異常を是正するNF-κB阻害薬[12]，poly(ADP-Ribose)polymerase阻害薬[13]が神経障害に有用であることが報告されている．その他の抗酸化作用を発揮する薬剤として，taurin, N-acetylcystein, β-carotene, vitamin C, vitamin E, trolox（水溶性vitamin E誘導体）[14], Txnip (thioredoxin interacting protein) inhibition[15], xanthin oxidase inhibitor (allopurinol)[16], metabotropic glutamate receptor 3 agonist[17]などの有用性が報告されている．

4．非酵素的糖化反応の亢進

後期糖化反応生成物（advanced glycation endproducts：AGEs）による酵素ならびに細胞構成蛋白機能の障害およびAGEsのAGEレセプター（RAGE）への結合を介したシグナル伝達異常により合併症が発症・進展すると考えられている．AGEsの産生・蓄積を抑制する薬剤として，産生と架橋形成を阻害するアミノグアニジンおよびOPB-9195, 架橋を切断する薬剤（AGE

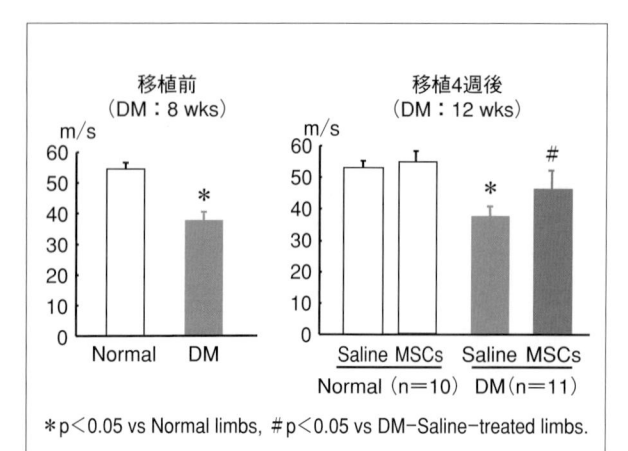

図6 運動神経伝導速度に対する間葉系幹細胞（MSCs）移植の効果

(Shibata T, et al. : Diabetes 57 : 3099-3107, 2008. より引用)

cross-link breaker），AGEs-RAGE 系を標的とした新戦略である可溶型デコイ受容体（endogenous secretory RAGE：esRAGE）[18]が挙げられるが，神経障害に対する有用性に関する臨床試験は現時点では行われていない．しかしながら，RAGE ノックアウトマウスに糖尿病を誘発しても神経障害をきたさないことが報告され[26]，AGEs-RAGE 系に対する薬剤が神経障害の治療薬として有用である可能性が示唆されている．

新たな治療法

1．C-ペプチド

生理活性を有さないと考えられていた C-ペプチドが，インスリン様作用などの生理作用を発揮することが明らかとなり，C-ペプチドにより 1 型糖尿病患者における感覚神経伝導速度の低下および振動覚閾値の低下が改善することが報告されている[19,20]．

2．ベンフォチアミンおよびその他の薬剤

フルクトース-6-リン酸およびグリセルアルデヒド-3-リン酸は，上述したさまざまな代謝異常を中継する中間代謝産物であるとともに，ペントースリン酸サイクルの基質である．チアミン依存性トランスケトラーゼを活性化し，これら中間代謝産物をペントースリン酸サイクルに向かわせることにより，上述した代謝異常を是正するのがベンフォチアミンであり，動物モデルの神経障害[21]に対する有用性が報告されているとともに，少数例ではあるものの臨床試験での有用性が報告されている[27]．その他に，アポトーシスを抑制する X-linked inhibitor of apoptosis protein（XIAP）[22]，vasopeptidase inhibitor（AVE7688）[23]，神経栄養因子の発現を増加させる neurotrophin-enhancing agent（MCC-257）[24]などの有用性も報告されている．

3．再生医療

神経障害の予防あるいは進展阻止の観点からは，上述した治療が有効と考えられるが，組織学的変化の完成した重症の神経障害に対する治療効果を期待することは困難である．そこで，変性した神経あるいは血管をターゲットとした再生医療が必要とされる．現在検討されている再生治療には，VEGF，HGF あるいは bFGF といった血管新生因子の遺伝子導入療法あるいはリコンビナント蛋白補充療法[28〜30]と mononuclear cells（MNCs），mesenchymal stem cells（MSCs）あるいは endothelial progenitor cell（EPCs）を用いた幹細胞移植療法[31〜33]がある．いずれの報告も動物実験モデルを用いた検討であるが，これらの治療により神経周囲組織における血管新生を介した神経血流の改善および神経機能の改善が得られている（**図6**）．これらの治療の神経組織に対する直接作用の検討はなされていないが，各サイトカインあるいは移植細胞が産生・供給するサイトカインが血管新生ばかりでなく神経に対する庇護作用を発揮することが想定されており，変性した軸索を再生する可能性を十分に有していると考えられる．

まとめ

以上，糖尿病性神経障害治療の現状と将来について概説した．これまでにも，さまざまなアプローチが試みられてきたものの，厳格な血糖コントロール以外に臨床的有用性の確立された治療法はほとんどないのが実情であり，今後の飛躍的発展が望まれる．

文 献

1) The Diabetes Control and Complications Trial Research Group : The effect of intensive treatment of diabetes on the development and progression of long-term complications in insulin-dependent diabetes mellitus. N Engl J Med 329 : 977-986, 1993
2) Ohkubo Y, Kishikawa H, Araki E, et al. : Intensive insulin therapy prevents the progression of diabetic microvasular complications in Japanese patients with non-insulin-dependent diabetes mellitus-a randomized prospective 6-year study-. Diabetes Res Clin Pract 28 : 103-117, 1995
3) Diabetes Control and Complications Trial/Epidemiology of Diabetes Interventions and Complications Research Group : Sustained effect of intensive treatment of type 1 diabetes mellitus on development and progression of diabetic nephropathy : The Epidemiology of diabetes interventions and complications (EDIC) study. JAMA 290 : 2159-2167, 2003
4) Martin CL, Albers J, Herman WH, et al. : DCCT/EDIC Reserch Group. Neuropathy among the diabetes control and complications trial cohort 8 years after trial comletion. Diabetes Care 29 : 340-344, 2006
5) Gaede P, Vedel P, Larsen N, et al. : Multifactorial intervention and cardiovascular disease in patients with type 2 diabetes. N Engl J Med 348 : 383-393, 2003
6) Greene DA, Arezzo JC, Brown MB : Effect of aldose reductase inhibition on nerve conduction and morphometry in diabetic neuropathy. Neurology 53 : 580-591, 1999
7) Hotta N, Toyota T, Matsuoka K, et al. : Clinical efficacy of fidarestat, a novel aldose reductase inhibitor, for diabetic peripheral neuropathy. Diabetes Care 24 : 1776-1782, 2001
8) Bril V, Buchanan RA, and The AS-3201 Study Group : Aldose reductase inhibition by AS-3201 in sural nerve from patients with diabetic sensorimotor polyneuropathy. Diabetes Care 27 : 2369-2375, 2004
9) Hotta N, Akanuma Y, Kawamori R, et al. : Long-term clinical effects of epalrestat, an aldose reductaes inhibitor, on diabetic peripheral neuropathy : the 3-year, multicenter, comparative aldose reductase inhibitor-diabetes complications trial. Diabetes Care 29 : 1538-1544, 2006
10) Casellini CM, Barlow PM, Rice Al, et al. : A 6-month, randomized, double-masked, placebo-controlled study evaluating the effects of the protein kinase C-β inhibitor ruboxistaurin on skin microvascular blood flow and other measures of diabetic peripheral neuropathy. Diabetes Care 30 : 869-902, 2007
11) Ziegler D, Nowak H, Kempler P, et al. : Treatment of symptomatic diabetic polyneuropathy with the antioxidant alpha-lipoic acid : a meta-analysis. Diabetic Med 21 : 114-121, 2004
12) Cotter MA, Gibson TM, Cameron NE : Nuclear factor kappa B improves nerve function in diabetic rats. Diabetologia 46 (Suppl 2) : A70, 2003
13) Obrosova IG, Li F, Abatan OI, et al. : Role of poly (ADP-Ribose) polymerase activation in diabetic neuropathy. Diabetes 53 : 711-720, 2003
14) Sharma SS, Sayyed SG : Effects of trolox on nerve dysfunction, thermal hyperalgesis and oxidative stress in experimantal diabetic neuropathy. Clin Exp Pharmacol Physiol 33 : 1022-1028, 2006
15) Price SA, Gardiner NJ, Duran-Jimenez B, et al. : Thioredoxin interacting protein is increased in sensory neurons in experimantal diabetes. Brain Res 1116 : 206-214, 2006
16) Inkster ME, Cotter MA, Cameron NE : Treatment with the xanthine oxidaes inhibitor, allopurinol, improves nerve and vascular function in diabetic rats. Eur J Pharmacol 561 : 63-71, 2007
17) Berent-Spillson A, Russell JW : Metabotropic glutamate receptor 3 protects neurons from glucose-indyced oxidative injury by increasing intracellular glutathione concentration. J Neurochem 101 : 342-354, 2007
18) Yonekura H, Yamamoto Y, Sakurai S, et al. : Novel splice variants of the receptor for advanced glycation end-products expressed in human vascular endothelial cells and pericytes, and their putative roles in diabetes-induced vascular injury. Biochem J 370 : 1097-1109, 2003
19) Johansson BL, Borg K, Fernqvist-Forbes E, et al. : Beneficial effects of C-peptide on incipient nephropathy and neuropathy in patients with type 1 diabetes : a three-month study. Diabetic Med 17 : 181-189, 2000
20) Ekberg K, Brismar T, Johansson BL, et al. : Amelioration of sensory nerve dysfunction by C-peptide in patients with type 1 diabetes. Diabetes 52 : 536-541, 2003
21) Cameron N, Nangle M, Gibson T, et al. : Benfotiamine treatment improves vascular endothelium and nerve function in diabetic rats. Diabetes 53 (Suppl 2) : A35, 2004
22) Garrity-Moses ME, Teng Q, Krudy C, et al. : X-linked inhibitor of apoptosis protein gene-based neuroprotection for the peripheral nervous system. Neurosurgery 59 : 172-182, 2006
23) Davidson EP, Kleinschmidt TL, et al. : Treatment of streptozotocin-induced diabetic rats with AVE7688, vasopeptidase inhibitor : effect on vascular and neural disease. Diabetes 56 : 355-362, 2007
24) Kakinoki B, Sekimoto S, Yuki S, et al. : Orally active neurotrophin-enhancing agent protects against dysfunctions of the peripheral nerves in hyperglycemic animals. Diabetes 55 : 616-621, 2006
25) Hotta N, Kawamori R, Atsumi Y, et al. : Stratified analyses for selecting appropriate target patients with diabetic peripheral neuropathy for long-term treatment with an aldose reductase inhibitor, epalrestat. Diabetic

Med 25：818-825, 2008
26) Toth C, Rong LL, Yang C, et al.：Receptor for advanced glycation end products (RAGEs) and experimental diabetic neuropathy. Diabetes 57：1002-1017, 2008
27) Stracke H, Gaus W, Achenbach U, et al.：Benfotiamin in diabetic polyneuropathy (BENDIP)：results of a randomized, double blind placebo-controlledclinical study. Exp Clin Endocrinol Diabetes 116：600-605, 2008
28) Schratzberger P, Walter DH, Rittig K, et al.：Reversal of experimental diabetic neuropathy by VEGF gene transfer. J Clin Invest 107：1083-1092, 2001
29) Kato N, Nemoto K, Nakanishi K, et al.：Nonviral gene transfer of human hepatocyte growth factor improves streptozotocin-induced diabetic neuropathy in rats. Diabetes 54：846-854, 2005
30) Nakae M, Kamiya H, Naruse K, et al.：Effects of basic fibroblast growth factor on experimental diabetic neuropathy in rats. Diabetes 55：1470-1477, 2006
31) Naruse K, Hamada Y, Nakashima E, et al.：Therapeutic neovascularization using cord blood-derived endothelial progenitor cells for diabetic neuropathy. Diabetes 54：1823-1828, 2005
32) Hasegawa T, Kosaki A, Shimizu K, et al.：Amelioration of diabetic peripheral neuropathy by implantation of hematopoietic mononuclear cells in streptozotocin-induced diabetic rats. Exp Neurol 199：274-280, 2006
33) Shibata T, Naruse K, Kamiya H, et al.：Transplantation of bone marrow-derived mesenchymal stem cells improves diabetic polyneuropathy in rats. Diabetes 57：3099-3107, 2008

2. 糖尿病眼合併症

渡邊　一郎
（川崎医科大学　眼科）

- 糖尿病網膜症の病態．
- 眼科受診の重要性．
- 血糖コントロールの重要性．
- 急速な血糖コントロール．
- 眼科受診の頻度とタイミング．

Key Words　糖尿病網膜症，血糖コントロール，糖尿病網膜症の病態，眼科受診の頻度

　厚生労働省の全国疫学調査では，日本における糖尿病患者数は約690万人，予備軍も含めると1370万人と推定されている．糖尿病網膜症（以下，網膜症）は，最新の視覚動態調査では中途失明の原因疾患第1位の座を緑内障に譲ったものの，毎年約3,000人の糖尿病患者が網膜症により著しい視覚障害（視力0.02未満）を呈しており，依然として失明をきたす主要な疾患であることはいうまでもない．今回は内科医が糖尿病患者を診察するにあたり知っておくべき網膜症関連事項を血糖コントロールとの関係を含めて説明する．

糖尿病網膜症の病態

　網膜症の本態は高血糖に起因する代謝異常の結果，種々のサイトカインやケモカインがネットワークを形成しながら引き起こされる網膜の微小血管障害である．その結果，二次的に多様な眼底病変をもたらす．その基本病態は血管透過性亢進，微小血管閉塞および血管新生の3つに大別される．早期には網膜出血，毛細血管瘤に始まり，毛細血管からの漏出は硬性白斑として見られる．そして，毛細血管床の閉塞は網膜虚血性変化をもたらす．虚血が広範囲に及ぶと増殖性の変化が網膜に生じる．網膜の増殖性変化の始まりは，網膜新生血管である．網膜に新生血管が生じると，新生血管の破綻による硝子体出血が生じやすくなる．さらに網膜の虚血が進行すると新生血管の周囲に線維血管増殖膜（増殖膜）が形成される．この増殖膜および周囲硝子体の収縮が進行すると網膜に牽引力がかかり，牽引性網膜剥離をきたす．また，虹彩や隅角に新生血管が生じると，眼房水の流出障害をきたし血管新生緑内障を引き起こす．このように網膜虚血による網膜の増殖性変化が進行すると重篤な視機能障害をきたす．網膜症の治療にあたっては，この増殖性変化の進行をいかにくい止めるかが重要になってくる．このような点をふまえたうえで，網膜症の病期分類はそれぞれの分類により多少の違いはあるが，増殖性変化の有無により非増殖性網膜症と増殖性網膜症に大別するのが一般的である．増殖性変化がみられない網膜症のなかでも，特に軟性白斑や網膜内細小血管異常，数珠状静脈などの血管異常がみられるものは，非増殖性網膜症でも網膜虚血が進行した重症例と考え"前増殖網膜症"として，臨床的に汎網膜光凝固の開始時期として重要となる．臨床状よく用いられる実用的な分類としては，Davis分類（**表1**）と福田分類（**表2**）がある．現在，日本で広

く用いられている福田分類は，網膜症を良性網膜症と悪性網膜症に分けているが，良性網膜症は非増殖性網膜症，悪性網膜症は前増殖性網膜症および増殖性網膜症に相当する．

眼科受診の重要性

　網膜のなかで視力に直接関わっている場所は黄斑部という網膜でも特定の場所である．網膜症では黄斑部に出血や浮腫が及ばない限り患者に視力障害の訴えはなく，患者は基本的に自覚症状を生じない．このような自覚症状のない患者が自発的に眼科を受診することは考えがたい．そのため糖尿病専門医は，患者に網膜症の病態や治療内容を説明するとともに，網膜症が進行するまでは自覚症状が生じにくいことをわかりやすく説明し，眼科受診を促す必要がある．実際の治療に際して網膜症の治療として確立されたものとしては，内科では血糖コントロール，眼科では網膜光凝固（以

表1　Davis 分類

- 単純糖尿病網膜症
　網膜細動脈瘤，網膜出血，網膜浮腫，硬性白斑
- 前増殖性網膜症
　軟性白斑，網膜内最小血管異常，静脈異常
- 増殖性糖尿病網膜症
　新生血管，線維増殖膜，硝子体出血，牽引性網膜剥離

表2　福田分類

1．良性網症
　1）単純網膜症
　　ⓐ 軽症単純網膜症（A-Ⅰ）
　　　毛細血管瘤，点状出血（少数の点状硬性白斑）
　　ⓑ 重症単純網膜症（A-Ⅱ）
　　　しみ状出血（硬性白斑，小軟性白斑）
　2）増殖停止網膜症
　　ⓐ 軽症増殖停止網膜症（A-Ⅲ）
　　　陳旧狭細化した新生血管（周囲に網膜浮腫，軟性白斑，出血がなく6ヵ月以上進行停止しているもの）
　　ⓑ 重症単純網膜症（A-Ⅳ，A-Ⅴ）
　　　陳旧性の増殖性網膜症
　　　　A-Ⅳ：古い硝子体出血が残るもの
　　　　A-Ⅴ：古い増殖性病変が残るもの
2．悪性網膜症
　1）軽症悪性網膜症
　　ⓐ 前増殖性網膜症（B-Ⅰ）
　　　静脈内細小血管異常，検眼鏡的に認められる静脈拡張，びまん性網膜浮腫，軟性白斑，線状出血（確定診断は蛍光眼底造影による）の多発
　　ⓑ 早期増殖性網膜症（B-Ⅱ）
　　　視神経乳頭に直接連絡しない新生血管
　2）重症悪性網膜症
　　ⓐ 中期増殖性網膜症（B-Ⅲ）
　　　視神経乳頭に直接連絡する新生血管，乳頭および周囲網膜の広範な浮腫
　　ⓑ 晩期増殖性網膜症（B-Ⅳ，B-Ⅴ）
　　　硝子体腔の変化があるもの
　　　　B-Ⅳ：単純な硝子体出血，網膜前出血のあるもの
　　　　B-Ⅴ：明らかな増殖組織があるもの
3．合併症
　1）黄斑病変（M）
　2）牽引性網膜剥離（ⅣまたはD）
　3）新生血管緑内障
　4）虚血性視神経炎（N）

下，光凝固）および硝子体手術である．しかし，光凝固や硝子体手術が効果的であるのは，眼科受診を適切に行い，適切な時期に施行された場合のみである．前増殖性網膜症の段階で施行すれば80％の症例を沈静化させ得る光凝固であっても，増殖性網膜症へと進展した後に施行した場合には治療効果は40％以下に低下してしまう[1]．つまり，眼科的な治療を行ううえでは，網膜症の病期診断が重要であり，糖尿病と診断されたら直ちに眼科を受診させ，患者と内科医がともに病期を把握し，定期的な眼科受診を継続させ，適切な時期に治療開始することが非常に重要である．

血糖コントロールの重要性

網膜症に対する血糖コントロールの重要性は，現在まで十分議論されている．網膜症に対する血糖コントロールの重要性を示す過去の報告にはさまざまなものがあるが，なかでも1型糖尿病患者を対象にして，従来治療群とインスリン強化治療群の間で網膜症の発症と増悪の頻度を6.5年間にわたり比較したDCCT（Diabetes Control and Complications Trial）では，インスリン強化療法群で網膜症新規発症リスクにして76％の低下，網膜症進行のリスクの減少が54％みられた[2]．また，Trial 終了後7年の経過後，両群の血糖コントロールには差はなくなっても，従来治療群で網膜症が増悪，進展していったと報告している[3]．

この結果は網膜症発症前，軽症時の血糖コントロールが後の網膜症の予後にいかに大事かということを示している．また，2型糖尿病を対象にした英国のUKPDS（United Kingdom Prospective Diabetes Study）でも従来治療群とインスリン強化群の2群に分けて平均10年間検討されたが，HbA_{1c}は従来群で7.9％，強化療法群で7.0％と両群間の差は1％もなかったが，強化療法群で網膜光凝固実施相対危険率が29％低下したと報告されている[4]．この結果からも，厳密な血糖コントロールが網膜症の進行を左右することがわかる．

次に，糖尿病治療に携わるすべての者にとってもっとも関心のあると思われる網膜症の発症，進展は血糖値をどれ位にコントロールすれば抑制できるのかという点についてであるが，この点については，わが国で2型糖尿病を対象に行われたKumamoto Studyでは，HbA_{1c} 6.5％未満，空腹時血糖110 mg/dl未満であれば，最小血管合併症の発症・進展はほとんどみられないという結果が示されており[5]，これが現在，臨床での指導目標となると思われる．ただし，虚血性心疾患や脳血管障害などの大血管合併症についてはimpaired glucosetorelance（IGT）の時期から増加し始めることが示されており，すべての糖尿病患者に対して，原則として正常に近い血糖コントロールを目指す努力が必要であろう．また，血糖コントロールを行う薬剤（経口血糖降下剤あるいはインスリン）による網膜症発症・増悪抑制の差については十分なデータがなく，現時点では薬物の種類よりも血糖コントロール改善度を重視すべきである．

急速な血糖コントロール

もともと，血糖コントロールが不良であった患者に対して比較的に急速に血糖コントロールの是正を行った場合に一過性の神経症状の増悪が見られることが知られている．網膜症についても同様に血糖コントロールの急激な是正後に，網膜症の進展増悪をきたすことを経験する．この現象の生じる理由はいまだ不明だが，低血糖の頻度が網膜症の増悪と関連があるという報告もある[6]．また，in vitro の検討ではあるが，低血糖下におかれた網膜細胞が血管内皮増殖因子（VEGF）を分泌するとの報告もあり[7]，これが網膜症の増悪を引き起こしているとも考えられる．DCCTでもインスリン強化療法群のうち，治療開始前のHbA_{1c}値が高く，開始後6ヵ月に大きくHbA_{1c}値が低下した症例で一過性の網膜症の増悪がみられている．しかし，DCCTでも最終的には，インスリン強化治療群の方が網膜症の発症も増悪も少なかったことからもわかるように網膜症の増悪を極度に恐れ，網膜症を有する症例の不良な血糖コントロールを不良なまま放置しておいてはいけない．

しかし，実際に「血糖コントロールの改善をど

の程度以上の期間をかけて行えば網膜症の進展・増悪がみられないか」ということに関しての報告は少ない．Kumamoto Study には，前増殖性網膜症以上の網膜症を有する患者の血糖コントロールは HbA$_{1c}$ の低下速度で6ヵ月あたり3％程度にした方がよいとあり，この Kumamoto Study の結果は，臨床の場での血糖コントロールの目安となり得るものである[5]．

眼科受診の頻度とタイミング

発症時期がほとんどの例で明確な1型糖尿病は，発症後3～5年以内，または10歳以前には，網膜症はほとんど発症しないことが知られているので，11歳以前，発症後3～4年を目安に，最初の眼底検査を行う．これに対して2型糖尿病では正確な発症時期が特定できないことが多く，初診時に網膜症が認められることもまれではないので，内科的診断確定時にまず眼科を受診させ，眼底検査を実施する必要がある．

まとめ

年間約3,000人ともいわれる患者が網膜症により中途失明に至っているが，これらの患者のQOL低下と，社会的損失は計り知れない．

糖尿病治療におけるもっとも困難な点は，初期には無症状で進行するため，患者自身に病期進行の自覚がないことである．また，本邦では，職場などを中心とした健診，スクリーニングが充実しており，糖尿病または耐糖能異常を指摘されるものは多いにも関わらず，その後，長年にわたって放置され，視力低下をきたしてから眼科を受診する患者も多い．実際に診療していても，「視力障害がないので，網膜症はない」と誤った認識を持った患者も多い．このような患者には，粘り強く，丁寧に説明して，網膜症について正しく理解してもらえるように努力しなければならない．そして，最後に網膜症は高血糖状態が慢性的に持続した結果生じるということを考えると，内科医として正常レベルに近い厳密な血糖コントロールを維持することの重要性を再度強調しておきたい．

文献

1) 北里久美, 今野泰宏, 船津英陽, 他：未治療糖尿病網膜症に対する光凝固術の長期予後. 眼紀 52：182-188, 2001
2) The Diabetes Control and Complications Trial Research Group：The effect of intensive treatment of diabetes on the development and progression of long-term complications in insulin-dependent diabetes mellitus. N Engl J Med 329 (14)：977-986, 1993
3) Writing Term for the Diabetes Control and Complications Trial/Epidemiology of Diabetes Interventions and Complications Research Group：Effect of intensive therapy on the microvascular complications of type 1 diabetes mellitus. JAMA 287：2563-2569, 2002
4) UK prospective Diabetes Study (UKPDS) Group：Intensive blood-glucose control with sulphonylureas or insulin compared with conventional treatment and risk of complications in patients with type 2 diabetes (UKPDS 33). Lancet 352：837-853, 1998
5) Ohkubo Y, Kishikawa H, Araki E, et al.：Intensive insulin therapy prevents the progression of diabetic microvascular complications in Japanese patients with non-insulin-dependent diabetes mellitus：a randomized prospective 6-year study. Diabetes Res Clin Pract 28 (2)：103-117, 1995
6) Brinchmann-Hansen O, Dahl-Jorgensen K, Hanssen KF, et al.：Effects of intensified insulin treatment on various lesions of diabetic retinopathy. Am J Ophthalmol 100 (5)：644-653, 1985
7) Sone H, Kawakami Y, Okuda Y, et al.：Vascular endothelial growth factor is induced by long-term high glucose concentration and up-regulated by acute glucose deprivation in cultured bovine retinal pigmented epithelial cells. Biochem Biophys Res Commun 221 (1)：193-198, 1996

3. 糖尿病腎症

古家　大祐
（金沢医科大学　内分泌代謝制御学）

- 尿アルブミン排泄量の定期的測定により早期腎症を見出す．
- 血糖管理は HbA1c 7％未満を目指す．
- 血圧管理は収縮期血圧 130 mmHg 未満を目指す．
- 血圧管理にはレニン・アンジオテンシン系阻害薬を第一選択とする．
- 尿アルブミン排泄量，あるいは尿蛋白量を定期的に測定する．
- 腎機能を定期的に把握する．

Key Words　糖尿病腎症，寛解

糖尿病患者数の増加に伴い，糖尿病腎症（腎症）から末期腎不全に至り透析療法に導入される患者数も増加の一途をたどっている．1998年より慢性糸球体腎炎を抜いて透析療法導入症例原疾患の第1位となり，2009年末には新規透析導入症例の43.2%を腎症が占めるに至っている．本稿では，筆者らの成績を基に，従来の透析療法への進展阻止を治療目標にするのではなく，腎症の病期の改善を，すなわち寛解を導く治療戦略に関しても概説したい．

糖尿病腎症とは

臨床的には，蛋白尿（微量アルブミン尿），腎機能障害，高血圧，そして浮腫などの徴候を呈し，最終的に末期腎不全に陥る．このように腎症は進行していく病態であり，臨床的な症候により病期を分けることができる．その臨床的指標としては，微量アルブミン尿，蛋白尿，糸球体濾過値を含む腎機能検査が用いられる．わが国では，**表1**のごとく病期分類されている[1]．

従来，糖尿病患者に「持続性蛋白尿」が出現した時点で腎症と診断されていたが，**表1**の第2期の腎症の早期病態（早期腎症）を尿中アルブミン排泄量の増加（「微量アルブミン尿」）によって診断できる．

腎症に対する現状の治療手段

腎症に対する有効性が確認されている治療手段としては，血糖および血圧管理およびたんぱく質摂取量の制限が挙げられる．ただし，病期によりこれら治療法の効果に差異があるため，病期に即した対応が必要である（**表1**）．特に，アンジオテンシン変換酵素阻害薬（angiotensin converting enzyme inhibitor：ACEI）が1型糖尿病患者の腎症による腎機能障害に対して有効であること，さらにアンジオテンシンⅡ受容体拮抗薬（angiotensin Ⅱ receptor blocker：ARB）が2型糖尿病患者の腎症の進展に有効であることが報告されている（**図1**）．

1．血糖管理

1型糖尿病患者を対象として米国で実施されたDCCT（Diabetes Control and Complications Trial）によって，血糖管理の腎症に対する重要性が明確にされた．さらに，本研究において厳格

表1　糖尿病性腎症病期分類

病期	臨床的特徴		主な治療法
	尿蛋白（尿アルブミン）	GFR（Ccr）	
第1期（腎症前期）	正常	正常，ときに高値	血糖コントロール
第2期（早期腎症）	微量アルブミン尿	正常，ときに高値	厳格な血糖コントロール 降圧治療
第3期-A（顕性腎症前期）	持続性蛋白尿	ほぼ正常	厳格な血糖コントロール 降圧療法・蛋白制限食
第3期-B（顕性腎症後期）	持続性蛋白尿 （1g/日以上）	低下 （60ml/分以下）	厳格な降圧療法・蛋白制限食
第4期（腎不全期）	持続性蛋白尿	著明低下（sCr上昇）	厳格な降圧療法・低蛋白食・ 透析療法導入
第5期（透析療法）	透析療法中		腎移植

（糖尿病性腎症に関する合同委員会：糖尿病 44：623, 2001）

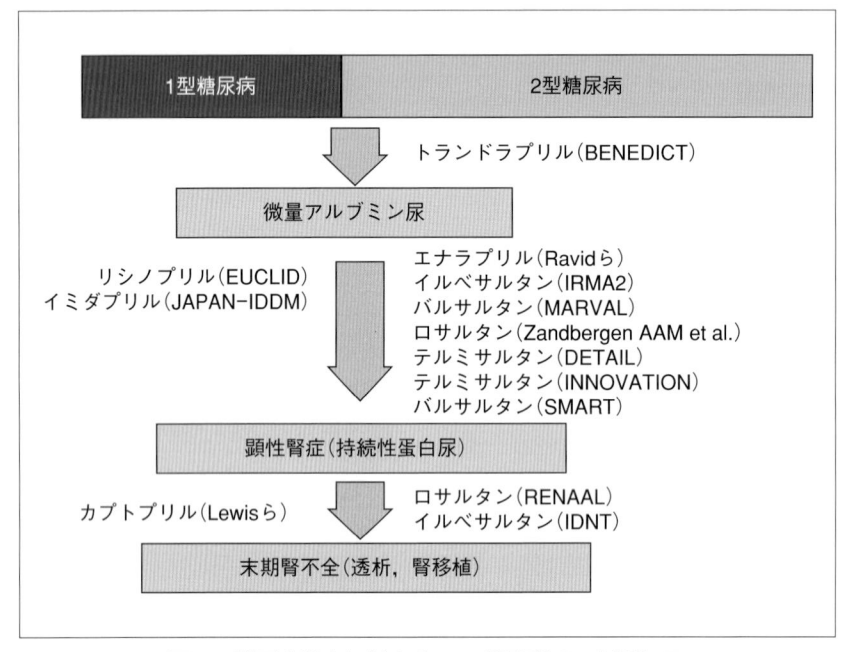

図1　糖尿病腎症に対する RAS 阻害薬のエビデンス

に血糖管理がなされた群は，その後 8 年間のフォローアップにて HbA1c 値が 7.2% から 7.9% となり通常管理群と差を認めない状態であっても，腎症の進展が少なかったことが明らかにされた[2]。2 型糖尿病患者を対象とした UKPDS（United Kingdom Prospective Diabetes Study）においても，HbA1c 値を 1% 低下させると腎症を含む細小血管症の進展が 35% 減少することが示されている。また，わが国で行われた 2 型糖尿病患者を対象とした Kumamoto Study において，空腹時血糖値 110 mg/dl 未満，食後血糖値 180 mg/dl 未満，HbA1c 値 6.5% 未満の達成が，腎症の進展・発症に有効であることが示された．

2．血圧管理

腎症を含め慢性腎臓病の増悪因子として高血圧が挙げられる．特に，2 型糖尿病においては高血圧を合併する頻度が高く，腎症の発症・進展とともにさらに高くなる．したがって，高血圧を合併した糖尿病患者に対して，レニン・アンジオテンシン系（renin-angiotensin system：RAS）阻害薬を第一選択薬とした血圧管理を，目標血圧値 130/80 mmHg 未満として，腎症の発症と進展の

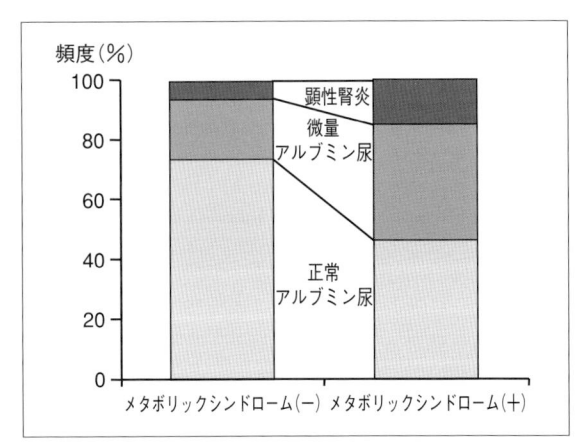

図2 メタボリックシンドロームと尿アルブミン/尿クレアチニン比にて分類した腎症の病期

n=291，メタボリックシンドローム(-)=196，メタボリックシンドローム(+)=95．
(金沢医科大学，外来データより)

阻止を目指して行うことが重要である．**図1**に示すように，RAS阻害薬であるACEIやARBが現時点で腎症の発症，進展を阻止する第一選択薬であることを示すエビデンスが報告されている．最近，高血圧を合併した日本人2型糖尿病の早期腎症だけでなく[3]，高血圧を合併していない早期腎症に対しても，進行阻止と病期の改善，寛解にARBが有効であるとの報告もなされた[4]．

メタボリックシンドロームと腎症

メタボリックシンドロームは，腹部肥満すなわち内臓肥満が基盤となりインスリン抵抗性や脂肪細胞からのアディポカインの分泌変異によって，血圧，耐糖能，あるいは脂質異常が重複する病態である．その結果，動脈硬化性疾患すなわち脳卒中，冠状動脈病変などの大血管症が発症，進展するリスクが高く注目されているが，腎症との関連を検討した報告はない．

金沢医科大学の外来患者を対象として検討した結果，メタボリックシンドロームを呈する患者において，**図2**に示すように早期腎症および顕性腎症期の頻度が高いととともに，空腹時インスリン濃度およびHOMA-IRが高くインスリン抵抗性を呈していることが明らかとなった[5]．また，フラミンガムハート研究においても，腎機能低下や蛋白尿を呈した慢性腎臓病患者は肥満，高血圧，脂質異常，糖尿病をよく合併していることが，つまりメタボリックシンドロームの頻度が高いことが示されている．したがって，腎症の発症，進展に，腹部肥満を基盤としたメタボリックシンドロームが関連している可能性が示唆され，血糖および血圧の管理のみならず，生活習慣の修正による体重減少を含めた包括的な治療が望まれる．

腎症の寛解を目指した治療戦略

滋賀医科大学外来に通院中である2型糖尿病の早期腎症患者を対象として，6年間の追跡期間における尿中アルブミン排泄量の変化を検討した．その結果，顕性腎症期以上に進展した症例は28％にすぎなかったものの，正常アルブミン尿期へ病期の改善した寛解症例は51％に，また，尿アルブミン排泄量が50％以上に減少した症例も54％にみられた[6]．つまり，先にも述べた腎症からの透析導入の増加からは予想もつかないほど，腎症が進展するよりも病期が改善する，あるいは尿アルブミン量が減少する頻度の高いことが明らかとなった．多変量プール・ロジスティック回帰解析法を用いた結果，微量アルブミン尿からの寛解に影響を与える因子は，微量アルブミン尿発症が早期であること，RAS阻害薬を服用していること，HbA_{1c}および収縮期血圧が厳格に管理されていることであった．

さらに，このように早期腎症から病期が寛解した，あるいは尿アルブミン量が50％以上減少した患者群では，換算式にて算出した糸球体濾過値 (glomerular filtrationrate：GFR) の低下が軽減され，かつ透析療法を含む心血管イベントの発症率が低下していた[7]．つまり，近年，注目されている慢性腎臓病[*注]と心血管イベント発症の密接な連鎖，心腎連鎖を断ち切るには[7]，腎症病期の改善，あるいは尿アルブミン量の減少を目指した治療が展開されなければならない．さらに，このような治療経過の管理には，尿アルブミン量あるいは尿蛋白量とともに腎機能の把握が重要である．

まとめ

　現状の治療手段によって腎症の寛解とともに心血管イベントの発症を抑制できることを概説した．特に，尿アルブミン量を測定して早期に腎症を診断するとともに，積極的に介入することが重要なポイントである．しかしながら，治療目標の達成がきわめて困難であることも事実であり[8]，血糖・血圧の管理不良例に対する新しい発症メカニズムに基づいた治療の展開も必要である．

文　献

1) 糖尿病性腎症に関する合同委員会：糖尿病性腎症病期分類厚生省案の改訂．糖尿病 44：623，2001
2) Writing Team for the Diabetes Control and Complications Trial/Epidemiology of Diabetes Interventions and Complications Research Group：Sustained effect of intensive treatment of type 1 diabetes mellitus on development and progression of diabetic nephropathy：the Epidemiology of Diabetes Interventions and Complications (EDIC) study. JAMA 290：2159-2167, 2003
3) Shiga Microalbuminuria Reduction Trial (SMART) Group, et al.：Reduction of microalbuminuria in patients with type 2 diabetes：the Shiga Microalbuminuria Reduction Trial (SMART). Diabetes Care 30：1581-1583, 2007
4) Makino H, et al.：Prevention of transition from incipient to overt nephropathy with telmisartan in patients with type 2 diabetes. Diabetes Care 30：1577-1578, 2007
5) Tsuda S-I, et al.：A Lack of Increase in High Molecular Weight-Adiponectin in Macroalbuminuric Subjects with Metabolic Syndrome May Exert Renal and Atherosclerotic Risks. Diabetes Res Clin Pract 79：503-509, 2008
6) Araki S, et al.：Factors associated with frequent remission of microalbuminuria in patients with type 2 diabetes. Diabetes 54：2983-2987, 2005
7) Araki S, et al.：Reduction in microalbuminuria as an integrated indicator for renal and cardiovascular risk reduction in patients with type 2 diabetes. Diabetes 56：1727-1730, 2007
8) Roberts MA, et al.：Cardiovascular biomarkers in CKD：pathophysiology and implications for clinical management of cardiac disease. Am J Kidney Dis 48：341-360, 2006
9) Mastuo S, et al.：Revised equation for estimated GFR from serum creatinine in japan. Am J Kidney Dis 53：982-992, 2009

---

*注）**慢性腎臓病（chronic kidney disease：CKD）とは**
　　透析患者が，わが国をはじめ，世界中で増加の一途をたどっているのは，その予備軍が多数存在し，その数も増加しているためである．この現況をとらえて，米国腎臓財団（national kidney foundation：NKF）は，chronic kidney disease（CKD，日本腎臓学会では"慢性腎臓病"）という新しい概念を提唱した．CKDは，増加する透析患者の予備軍となるばかりでなく，心血管事故や死亡への新たなリスクファクターでもある．CKDの定義は，①3ヵ月間以上腎障害が機能的または形態的に持続する病態でGFR（糸球体濾過値）低下は問題にしない．その診断法として腎生検または臨床マーカー（血液や尿検査あるいは画像診断）を用いる．②3ヵ月間以上にわたる換算GFRが60 m*l*/min/1.73 m²未満が続いている．この場合は腎障害の有無を問わない．わが国では，換算GFRを下記の式で算出することとなっている[9]．

　　◆ Estimated GFR = 194 × 血清 $Cr^{-1.094}$ × 年齢$^{-0.287}$
　　　女性にはこれに× 0.739

G

その他の
新規糖尿病治療

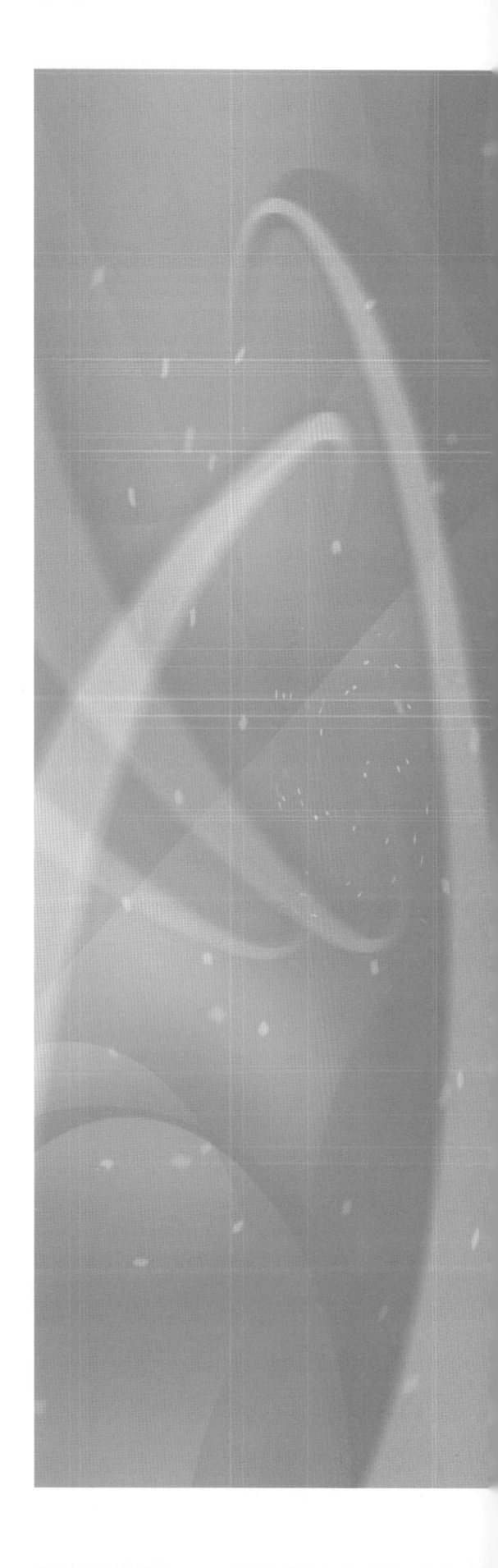

1. 肥満症治療薬

吉松　博信
(大分大学医学部　総合内科学第一講座)

- マジンドールやシブトラミンはノルアドレナリンやセロトニンなど脳内のモアミン系に作用して食欲抑制作用を発揮する.
- リモナバンはカンナビノイドCB1受容体阻害薬で，カンナビノイドの摂食促進作用や高嗜好性食物摂取作用を抑制することで抗肥満作用を発揮する.
- リモナバンは末梢の脂肪合成抑制，エネルギー消費促進，アディポネクチン分泌促進作用などを介して抗肥満作用や脂質代謝異常改善作用を示す.
- オルリスタットは消化管でのエネルギー吸収抑制作用により抗肥満作用を示す.

Key Words　マジンドール，シブトラミン，リモナバン，カンナビノイド，CB1受容体，オルリスタット

過剰な脂肪蓄積はエネルギー摂取と消費のバランス異常から生じる．そのため，食事療法と運動療法が基本的治療法として用いられる．それらの実行と継続には行動療法的アプローチが必要で，多くの患者は行動療法をベースにしたライフスタイルの改善によって減量に成功する．しかし，治療抵抗性の患者，リバウンドを繰り返す患者，合併症を有する患者などには，食欲抑制薬など薬物療法の併用を考慮しなければならない．

モノアミン作動薬[1,2]

視床下部モノアミン作動系のノルアドレナリン(NA)，セロトニン(5-HT)，およびヒスタミン(HA)は，食欲を抑制性に調節している．

1．マジンドール

脳内NA神経系は視床下部の食行動調節中枢である室傍核(PVN)のα_1受容体や視床下部外側野(LHA)のβ受容体を介して摂食行動を抑制している．またPVNのα_2受容体を介する摂食行動促進作用もある．現在，国内で唯一使用可能な抗肥満薬であるマジンドール(サノレックス®)は，ノルアドレナリンの再吸収抑制作用を有しており，ノルアドレナリン作用を増強することで食欲抑制作用を発揮する．また満腹中枢である視床下部腹内側核(VMH)のニューロン活動を増加させるという直接効果もある．対象患者のBMIが35以上であることや，連続投与期間が3ヵ月間に限定されていることなどに注意が必要である．使用にあたっては，薬物療法だけに依存するのではなく，食事療法や行動療法と併用することで有用性が増大する．特に，減量の停滞期やモチベーション低下時における服用は効果的である．

2．シブトラミン

5-HT神経系はPVNやVMHなどの5-HT$_{1B}$受容体を介して摂食抑制作用を示す．肥満症治療薬として開発治験中であるシブトラミンやプロピオンは中枢神経系での5-HTやNAの前シナプスへの再取り込みを抑制することで，それらの作用を増強させ食欲を抑制性に調節する．これに比べフェンフルラミンはNAではなく5-HT作用を亢進させることで食欲を抑制する．シブトラミンを用いた臨床研究では，体重，ウエスト周囲径，内臓脂肪蓄積の減少が報告されており，それらに

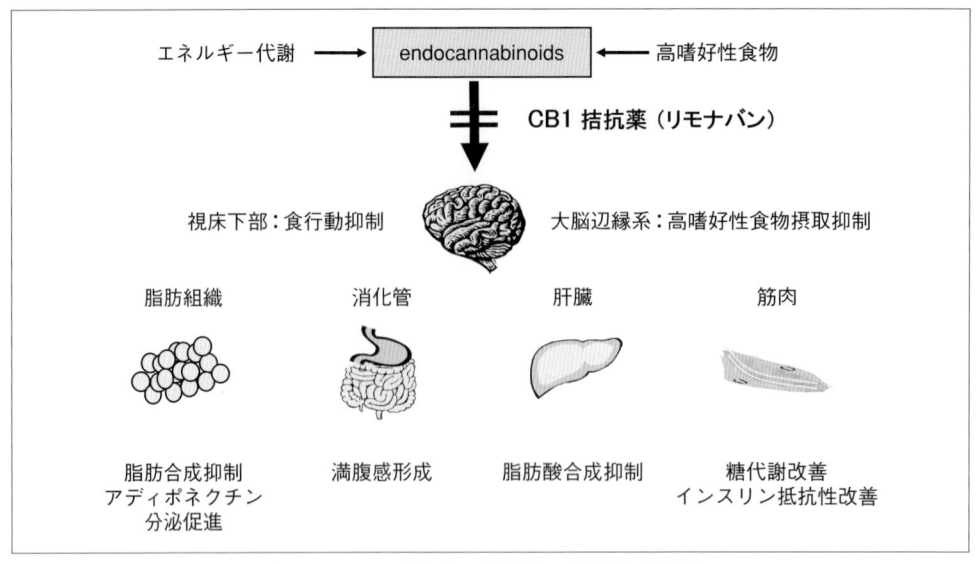

図1　CB1拮抗薬の抗肥満・代謝改善作用

伴う糖・脂質代謝の改善も認められている．副作用としては血圧や心拍数の上昇が少数例に認められている[3]．また5-HTのターゲットとして弓状核（ARC）の5-HT$_{2C}$受容体も注目されている．

3．ヒスタミン系作動薬

神経ヒスタミンはH$_1$受容体を介する食行動抑制作用，交感神経を介した白色脂肪組織脂肪分解作用や褐色脂肪組織エネルギー消費亢進作用などによって抗肥満作用を発揮する[1,4,5]．この内因性ヒスタミンを含むモノアミン系をターゲットとするヒスタミンH$_3$受容体作動薬の効果も検討され，ヒトでの有用性が報告されている．必須アミノ酸の1つであるヒスチジンは，神経ヒスタミンの前駆体である．このヒスチジンの末梢投与が視床下部の内因性ヒスタミンを賦活化し，摂食抑制作用と脂肪分解作用を発現することが明らかになっている．ヒスチジンの食事療法あるいは薬物療法への臨床応用が期待される．

リモナバン

カンナビノイド受容体は大麻の受容体として知られていた．その後，内因性カンナビノイドがCB1受容体を介して視床下部ではエネルギーバランス調節系，大脳辺縁系では報酬・快楽系として，食行動を促進性に調節していることが明らかにされた．CB1ノックアウトマウスの摂食量が低下すること，レプチンの投与で視床下部の内因性カンナビノイドが減少することなども報告されている．リモナバンはCB1受容体の選択的阻害薬で，カンナビノイドの摂食促進作用や高嗜好性食物摂取作用を抑制することで抗肥満作用を発揮する．またリモナバンは末梢の脂肪合成抑制，エネルギー消費促進，アディポネクチン分泌促進作用などを介して抗肥満作用や脂質代謝異常改善作用を示すことも明らかにされている（図1）[6]．

リモナバンの臨床試験がいくつか実施され，その有効性が実証されている．1,036人を対象にしたRimonabant in Obesity（RIO）-Lipids Study，1057人を対象としたRIO-Europe Study，3045人を対象にしたRIO-North Americaなどである．いずれのStudyでも体重および腹囲の減少，中性脂肪の減少やHDLコレステロールの増加など脂質代謝異常の改善，インスリン感受性の改善，CRP値減少，血圧低下などが観察された．またアディポネクチンの増加やメタボリックシンドローム患者数の減少も認められた．これらのRIO Studyによって得られたリモナバンの安全性に関するデータでは，副作用は対照群に比べ3.6％多いだけであった．副作用の主なものは，

吐き気，下痢，めまい，うつ症状，不安などであった．しかし，米国での臨床研究では精神障害，自殺者の報告があり認可されていない．

その他の食欲抑制薬

1．レプチン系

　レプチンは脂肪組織に発現する肥満遺伝子によって産生される分泌蛋白である[1]．脂肪組織の蓄積増加に伴って産生が亢進され，血液中に分泌されて視床下部へと運ばれる．視床下部ではVMH，ARCおよびPVNなどのレプチン受容体に結合し，食行動に関連する神経ペプチドを制御することで食行動を抑制性に調節している[1]．また，視床下部-交感神経系を介して末梢脂肪代謝を調節している[1]．血中レプチン濃度は脂肪蓄積に伴って増加し，肥満の程度とは正の相関を示す．このことはレプチン値が高いにもかかわらず肥満するという矛盾，すなわちレプチン抵抗性の存在を示すものである．事実，肥満動物やヒトの肥満症では，外因性のレプチン投与による体重減少効果は小さい．初期に行われたレプチンの臨床治験においても，その効果はレプチン抵抗性のため，5％程度の体重減少にとどまっている[2]．Axokineは毛様体神経栄養因子製剤で，レプチンの中枢神経内でのシグナル伝達経路を活性化し，肥満に伴うレプチン抵抗性を改善し，レプチン効果を増強する抗肥満薬として開発が進められている[2]．

2．Brain gut peptide

　Glucagon like peptide-1（GLP-1）は糖尿病治療薬として臨床応用が進んでいるが，食行動調節にも関与している．消化管由来のGLP-1は求心性迷走神経系を介して摂食抑制作用を示す[1]．脳では延髄の孤束核などに起始細胞を有し，レプチンによって促進性に制御されている．PVNやVMHなど食行動調節中枢に作用して食行動を抑制する．この摂食抑制作用には，GLP-1による神経ヒスタミン促進作用が関与している[7]．CRH type1受容体が結節乳頭核のヒスタミン神経細胞体に存在し，そのCRHを介してGLP-1が神経ヒスタミンにレプチン情報を伝達していることも明らかになっている．

　十二指腸から分泌されるコレシストキニン（CCK）は求心性迷走神経を介して，あるいは直接的に視床下部へ運ばれ，消化管由来の末梢性行動情報を伝達し食行動を抑制性に調節している[1]．現在食欲抑制薬としてCCK-A受容体アゴニストの開発治験が進められている[2]．

オルリスタット

　生体に摂取された食物は消化管にて消化され，小腸粘膜において吸収される．オルリスタットは膵リパーゼ活性を阻害し，脂質の消化吸収を抑制し，食事由来の脂質を糞便中に排出することにより抗肥満効果を示す．それに応じて，糖・脂質代謝改善作用や降圧効果を示す．特に体重減少とは独立して総コレステロール値の減少が観察されている．副作用としては脂肪便が認められる．欧米では抗肥満薬としてすでに認可されている[2,3]．

エネルギー消費亢進系としてのβ_3受容体賦活化系

　β_3受容体は，カテコラミンのβ受容体の一型で，脂肪細胞での脂肪分解作用，褐色脂肪細胞でのエネルギー消費亢進，全身での脂肪酸の酸化的利用促進などの機能がある．抗肥満薬としてのβ_3受容体作動薬の臨床応用が期待され，いくつか開発治験が行われている[2]．

まとめ

　レプチンの発見以後，食行動やエネルギー代謝を調節する脳および末梢メカニズムが次々と明らかにされてきた．特に新規の食行動促進物質や抑制物質およびそれらの受容体が明らかにされ，肥満症の薬物治療のターゲットとなっている．ただしヒトの食行動は，視床下部によるエネルギーバランスの調節系だけでなく，動機づけや報酬といった脳の高次機能の影響を強く受けている．また脂肪蓄積には末梢要因も大きい．したがって薬物療法を行う時にも，食事療法，運動療法，行動療法と，どう組み合わせるかが治療戦略上重要である．

文　献

1) 吉松博信：脳と食欲制御. 臨床糖尿病学. 内分泌・糖尿病科 20：76-90, 2005
2) 千葉政一, 吉松博信：抗肥満薬. 新薬展望 2002. 医薬ジャーナル 38：369-376, 2002
3) Bray GA, Ryan DH：Drug treatment of the overweight patient. Gastroenterology 132：2239-2252, 2007
4) Yoshimatsu H, Itateyama E, Kondou S, et al.：Hypothalamic neuronal histamine as a target of leptin in feeding behavior. Diabetes 48：2286-2291, 1999
5) Masaki T, Yoshimatsu H, Chiba S, et al.：Central infusion of histamine reduces fat accumulation and up-regulates UCP family in leptin-resistant obese mice. Diabetes 50：376-384, 2001
6) 吉松博信：カンナビノイド作動薬. 分子糖尿病学のシンポ 2007（矢崎義雄 監修, 春日雅人, 清野　進, 渥美義仁, 門脇　孝 編）. 金原出版, 東京, 2007, pp. 175-183
7) Gotoh K, Fukagawa K, Fukagawa T, et al.：Glucagon-like peptide-1, corticotropin releasing hormone and hypothalamic neuronal histamine interact in the leptin signaling pathway to regulate feeding behavior. FASEB J 19：1131-1133, 2005

2. 1型糖尿病に対する免疫寛容誘導療法

田中昌一郎　小林　哲郎
(山梨大学医学部　第3内科)

- NODマウスなどモデル動物では，インスリン投与による免疫寛容誘導療法は成功している．
- ヒトにおいてはDPT-1 studyでインスリンの全身的（皮下および静脈内）もしくは経口的投与による免疫寛容誘導療法が行われたが有効性を示せなかった．
- 緩徐進行1型糖尿病を早期インスリンで治療すると，β細胞機能の残存をはかることが可能である．
- 経鼻的インスリン投与，GAD皮下投与などによる免疫寛容誘導療法もトライアルが進行中である．

Key Words　1型糖尿病，免疫寛容誘導療法，インスリン，DPT-1，Tokyo Study，GADワクチン

1型糖尿病におけるβ細胞障害は環境因子と遺伝因子の2つによって自己免疫的機序が促進され，起こることが広く知られている．これらの機序に介入し，β細胞を障害から守るには，遺伝因子への介入が十分できない現状においては環境因子への介入が必要である．具体的には，

① ウィルス，細菌感染などの環境因子から保護する
② β細胞障害性のT細胞を不活化もしくはdeleteする
③ 免疫調節（もしくは抑制）性T細胞を誘導し，自己免疫を抑制する
④ β細胞の抵抗性を上げる

などが考えられる．

非特異的ワクチンにおける成績

以前より，非特異的な免疫調節性の投与によって1型糖尿病の発症抑制を企てる試みがなされ，NODマウスなどのモデル動物ではその発症および進展抑制が報告されてきた[1,2]．細菌の多い環境下でNODマウスを飼育すると，腸管免疫を含めて免疫系の成熟が促進され，糖尿病の発症が抑制されるという成績[3]なども細菌による非特異的な自己免疫抑制効果が関係する「hygiene仮説」として知られる．ヒトにおいてもBCGワクチンが1型糖尿病に対して有効であるとの報告がある[1,4]．Classenら[4]は，ヒトで出生直後にBCGワクチンを投与すると，1型糖尿病の発症が抑制されるとする疫学調査の成績を報告した．さらにBCGワクチンを発症早期の1型糖尿病に投与したところ，1型糖尿病の寛解誘導に有効であったという報告があるが[1]，この際の対照は過去の症例（hostorical controls）であった．その後に行われた調査では発症直後の1型糖尿病に対するBCGワクチンの投与の有効性は認められず[5,6]，臨床的効果は疑問が残る．

特異的自己抗原を用いたモデル動物での成績

臓器特異的な蛋白抗原を投与することで免疫調節性T細胞（Treg細胞）を誘導し，抗炎症性サイトカイン（IL-10，TGF-β）の産生を介して疾病惹起性のT細胞クローンを抑制し，膵島でのβ細胞障害を抑制する機序は"bystander suppression"効果といわれている．自己抗原，なかでも膵島に特異的な蛋白であるインスリンは1型糖尿病の発症に関係する候補分子として注目され，

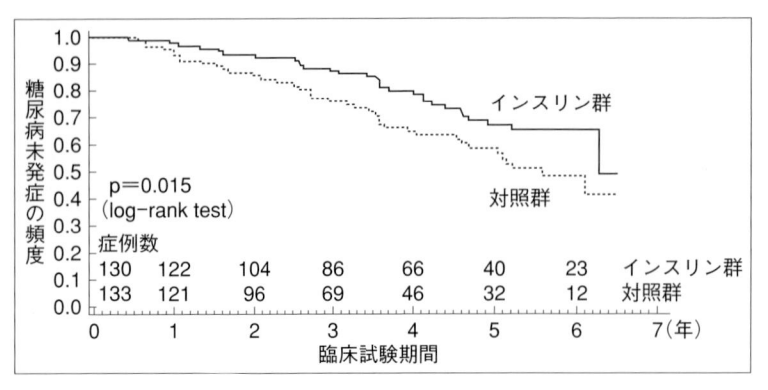

図1 DPT-1における経口インスリン投与試験のサブ解析
(Skyler JS, et al.：Diabetes Care 28 (5)：1068-1076, 2005 より改変)
DPT-1の試験症例のうち，介入開始前のインスリン自己抗体が高値（≧80nU/ml）の症例に限って解析した場合，インスリン投与群の糖尿病未発症の頻度は対照群に比し有意に高かった．

1型糖尿病の動物モデルであるBBラットやNODマウスにおいて検討された結果，インスリン投与による糖尿病発症の抑制効果が確認された[7,8]．マウスに経口投与されたインスリンは，膵島でCD4 Treg細胞を活性化し，Th2サイトカイン（IL-4，IL-10）もしくはTh3サイトカイン（TGF-β）を産生亢進させ，β細胞障害性のTh1サイトカイン（IFN-γ）の産生を低下させたという[9,10]．さらにインスリンB鎖のフラグメント（B9-23）の投与によってもNODマウスで糖尿病の発症抑制効果が確認され，インスリンによるヒトの1型糖尿病予防に期待が高まった．

インスリンを用いた1型糖尿病の予防介入試験

1．Diabetes Prevention Trial-Type 1（DPT-1）（非経口インスリン投与試験）

5年以内の1型糖尿病発症のリスクが50%以上の1型糖尿病患者の近親者（膵島関連自己抗体陽性者）を対象に行われた，ランダム化二重盲検プラセボ比較試験である[11]．毎日2回のインスリン皮下投与に加えて年1回のインスリン静脈内持続投与（4日間連続）が平均3.7年間施行された．その結果，インスリン投与による1型糖尿病の発症抑制効果は認められなかった[11]．

2．DPT-1（経口インスリン投与試験）

上記のDPT-1（非経口インスリン投与試験）の際に，5年以内の1型糖尿病発症のリスクが26%以上，50%未満であると予測されたインスリン自己抗体陽性の1型糖尿病患者の近親者に行われた臨床試験である．平均4.3年間の経口インスリン投与（7.5mg/日）がランダム化二重盲検プラセボ比較の様式で実施された[12]．本試験の全体の解析では1型糖尿病の発症抑制効果は認められなかったが，サブ解析の結果，インスリン自己抗体高値の群で1型糖尿病の発症抑制効果がある可能性が示唆された．すなわち，介入開始前のインスリン自己抗体価≧80nU/ml（コントロールの平均値＋5SDより高値）の場合では経口インスリン投与による1型糖尿病の発症抑制効果が認められた（図1）．また，本臨床試験では途中で対象のエントリー基準がインスリン自己抗体価≧80nU/mlから≧39nU/ml（コントロールの平均＋3SDより高値）に変更されたが，この変更前の対象（すなわちすべての対象で介入開始前のインスリン自己抗体価≧80nU/ml）においても同様に経口インスリン投与による1型糖尿病の発症抑制効果が認められた．

DPT-1（経口インスリン投与試験）のサブ解析の結果は，経口インスリン投与による1型糖尿病の発症抑制効果がインスリン自己抗体価の高値群と低値群で異なる可能性を示した点で大変興味深いものである．後述するTokyo StudyにおいてもGAD抗体価によってインスリン投与による効果の違いが示されており，1型糖尿病に対する介入試験においては膵島関連自己抗体の抗体価により，その効果が異なる可能性が示唆される．現在インスリン自己抗体価に着目した経口インスリン投与の臨床試験が実施されている[13]．結果の判明は2014年以降となる見込みである．

3．Tokyo Study

1996年われわれは，GAD抗体陽性のslowly

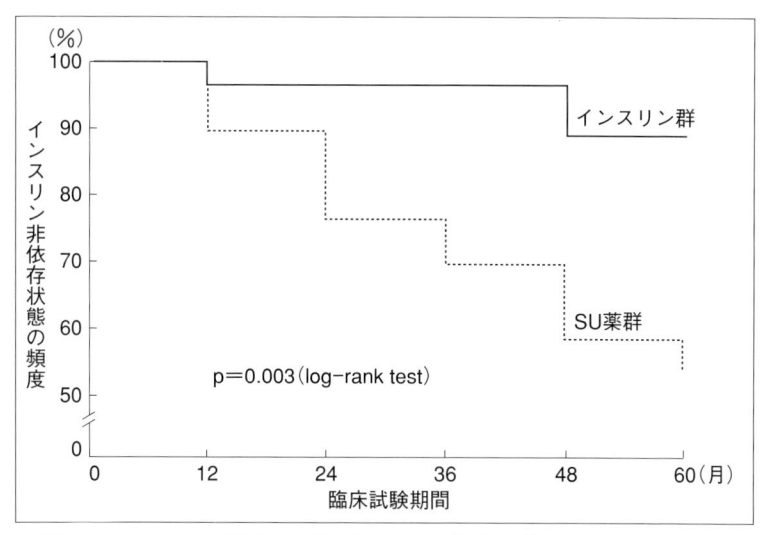

図2 SPIDDMに対する早期インスリン投与の効果（Tokyo Study）
(Maruyama T, et al.：J Clin Endocrinol Metab 93：2115-2121, 2008 より改変)
インスリン非依存状態が維持された頻度はスルホニル尿素剤（SU薬）群に比しインスリン群で有意に高かった．

progressive insulin-dependent（type 1）diabetes mellitus（SPIDDM）例に早期に少量のインスリンを投与することによりβ細胞の障害進展阻止が可能か否かを検討する多施設間ランダム試験を開始した[14~16]．対象は2型糖尿病の病態を示し，かつ，①GAD抗体が2回陽性であること，②エントリー時には，スルホニル尿素（SU）薬治療が行われている程度のインスリン非依存状態であること，③糖尿病の罹病期間が原則として5年未満であることを組み入れ規準とした．介入の方法としては，①GAD抗体陽性の例をランダムにインスリン群もしくはSU薬群に割りつけ，②インスリン群においては中間型インスリン1回もしくは2回注射法を原則として開始すること，③SU薬群ではSU薬としてグリクラジドもしくはグリベンクラミドを使用することとした．④さらに経過中血糖コントロールの目標としては空腹時血糖値が120 mg/dl未満，HbA$_{1c}$が7％未満，さらに食後血糖値が200 mg/dl未満であることとした．

評価は75 g経口ブドウ糖負荷試験（75 g OGTT）で行い，1年ごとにその経過を追った．0~120分目までの血清Cペプチドの総和をΣCペプチドとした．SU薬群において空腹時血糖値がグリベンクラミド7.5 mgの投与によっても200 mg/dlもしくはHbA$_{1c}$ 9％以上となった際には，SU薬の二次無効と考え，インスリン治療に切り替えた．経時的なΣCペプチドの変化，さらにインスリン依存状態にまで達した頻度に関して検討した．インスリン依存状態とは，ΣCペプチドが4 ng/ml以下になった際と規定した．

その結果，平均57ヵ月の追跡期間中にインスリン非依存状態が維持できた頻度はインスリン群で90％であり，SU薬群の頻度（57％）に比し有意に高値であった（図2，p＝0.003）[16]．ΣCペプチドの推移をみてみると，SU薬群のΣCペプチドは経時的に漸減したのに対し，インスリン群におけるΣCペプチドの低下は有意に抑制されていた（図3）．さらにサブ解析の結果，エントリー時のGAD65抗体価が10単位/ml以上かつΣCペプチドが10 ng/ml以上の群において，特に早期少量インスリン投与の有効性が認められた．

以上より，SPIDDMに対する少量インスリン治療は残存膵β細胞機能の維持に有用であり，その効果はGAD65抗体が高値かつインスリン分泌能の残存した例ほど著明であることをわれわれは明らかにした．その進展阻止効果のメカニズムに関しては依然不明である．まず，①インスリ

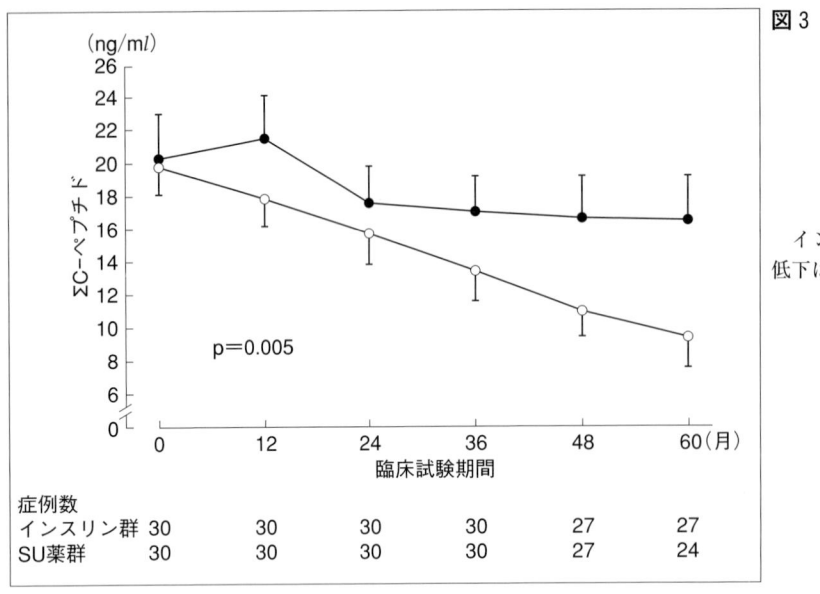

図3 インスリン群（●）とSU薬群（○）における経口ブドウ糖負荷試験時の血清Cペプチドの総和（ΣCペプチド）の比較
(Tokyo Study)（Maruyama T, et al.：J Clin Endocrinol Metab 93：2115-2121, 2008 より改変）
インスリン群におけるΣCペプチドの低下はSU薬群に比し有意に抑制された．

ン皮下注射により，膵島抗原に対する免疫寛容が誘導されるという機序，②外因性のインスリンによりβ細胞の安静が保つことができるという説，③インスリンがTh1およびTh2サイトカインバランスをTh2優位にするとする説などが考えられる．

4．経鼻インスリン投与試験

フィンランドおよびオーストラリアで臨床試験が実施されている．前者[17]は1〜15歳までの膵島関連自己抗体陽性で1型糖尿病疾患感受性遺伝子を有する乳児もしくは小児を対象に，後者[18]は4〜30歳の膵島関連自己抗体陽性の1型糖尿病近親者を対象に行われている．いずれもランダム化二重盲検プラセボ比較の様式で経鼻インスリンの投与がなされ，糖尿病の発症を第1エンドポイントとしている．

先んじて安全性を確認する目的で行われた経鼻インスリン投与のランダム化クロスオーバー試験では内因性インスリン分泌能の低下を生じさせることなく，細胞性免疫の低下および液性免疫反応の亢進が認められた[19]．このTh1からTh2への免疫反応の移行は，同様に経粘膜でインスリンを免疫したNODマウスにおいても認められており[20]，粘膜を介した免疫寛容現象や糖尿病発症抑制効果と関連性があるとされている．

5．GAD65 ワクチン

AgardhらはGAD65抗体陽性の2型糖尿病（緩徐発症成人自己免疫性糖尿病，latent autoimmune diabetes mellitus in adults：LADA）症例に対してさまざまな投与量でGAD65ワクチン接種を2回行ったところ，20μg/回の投与を行った群において内因性インスリン分泌能の増加および末梢血でのTreg数の増加が認められたと報告している[21]．

一方，膵β細胞機能の残存（空腹時血清Cペプチド値＞0.3 ng/ml）を認める発症18ヵ月以内のGAD65抗体陽性の1型糖尿病70例（1〜18歳）を対象に，GAD65ワクチン接種（20μg/回を2回）の効果の検討が行われた[22]．その結果，ワクチン接種群では内因性インスリン分泌能の低下が有意に抑制されていた（図4A, B）．さらにサブ解析において発症6ヵ月未満の群ではワクチン接種により内因性インスリン分泌能（血清Cペプチド反応）の低下が有意に抑制されたが（図4C, E），発症6ヵ月以降の群ではワクチン接種による効果はなかった（図4D, F）[22]．

GAD65は1型糖尿病の対応抗原の1つであることが知られており，GAD65ワクチン投与によりGAD65に対する免疫寛容が誘導され，その結果内因性インスリン分泌能低下の進展を阻止した

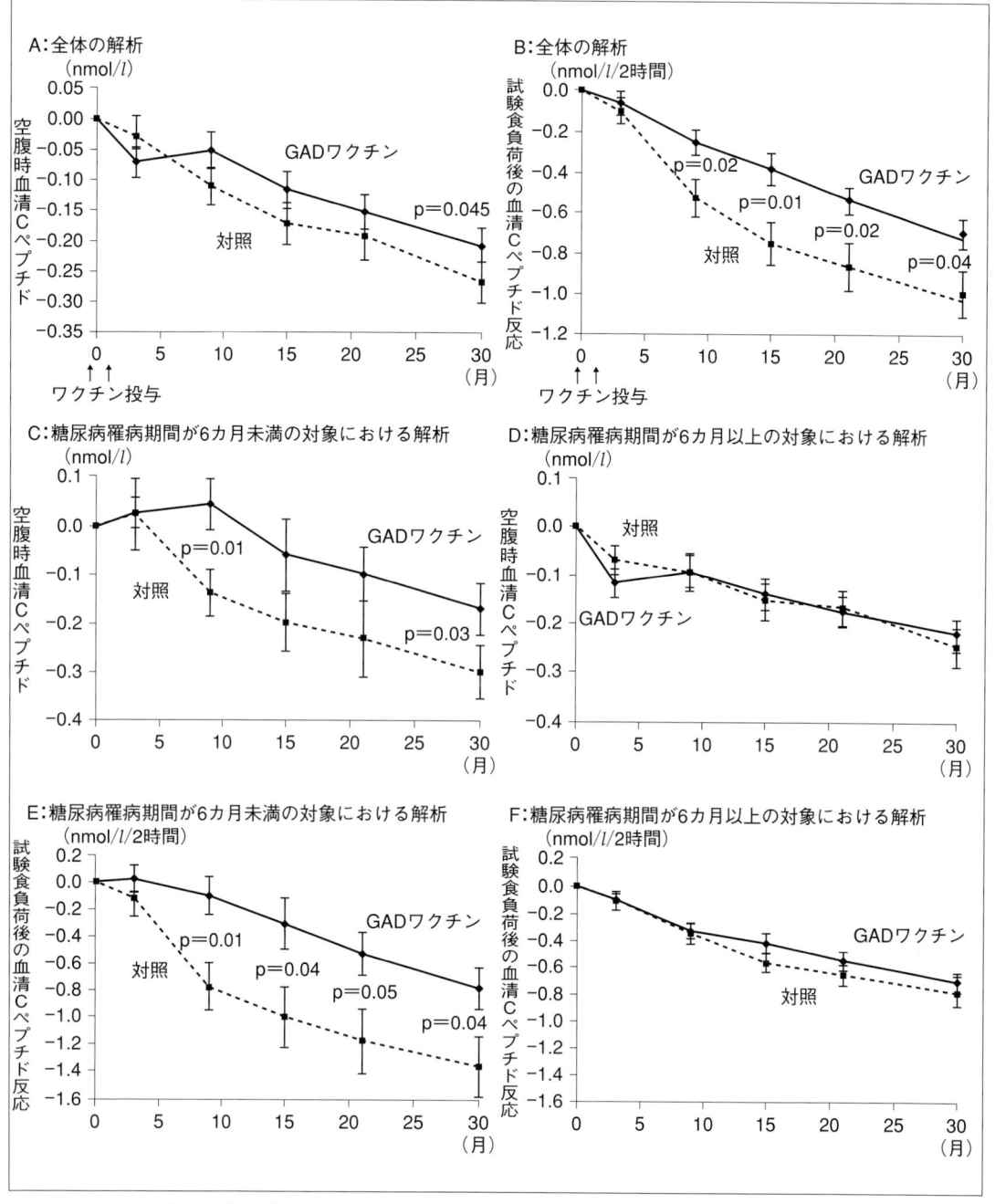

図4 GADワクチン投与後の内因性インスリン分泌能（血清Cペプチド）の変化の推移
（Ludvigsson J, et al.：N Engl J Med 359：1909-1920, 2008 より引用）
投与前を基準に投与後の変化を表示．試験食負荷後の血清Cペプチド反応は曲線下面積（nmol/l/2時間）で表示．
――：GADワクチン投与群，……：対照群
A：空腹時血清Cペプチドの変化（全体の解析）
B：試験食負荷後の血清Cペプチド反応の変化（全体の解析）
C：空腹時血清Cペプチドの変化（糖尿病罹病期間が6ヵ月未満の対象における解析）
D：空腹時血清Cペプチドの変化（糖尿病罹病期間が6ヵ月以上の対象における解析）
E：試験食負荷後の血清Cペプチド反応の変化（糖尿病罹病期間が6ヵ月未満の対象における解析）
F：試験食負荷後の血清Cペプチド反応の変化（糖尿病罹病期間が6ヵ月以上の対象における解析）

可能性が高い．GAD65ワクチンの有効性に関しては，より大規模な追試が現存進行中である[23,24]．

文献

1) Shehadeh N, Calcinaro F, Bradley BJ, et al.：Effect of adjuvant therapy on development of diabetes in mouse and man. Lancet **343**：706-707, 1994
2) Quintana FJ, Rotem A, Carmi P, et al.：Vaccination with empty plasmid DNA or CpG oligonucleotide inhibits diabetes in nonobese diabetic mice; Modulation of spontaneous 60-kDa heat shock protein autoimmunity. J Immunol **165**：6148-6155, 2000
3) Bowman MA, Leiter EH, Atkinson MA：Prevention of diabetes in the NOD mouse：implications for therapeutic intervention in human disease. Immunol Today **15**：115-120, 1994
4) Classen JB, Classen DC：Immunisation in the first month of life may explain decline in incidence of IDDM in The Netherlands. Autoimmunity **31**：43-45, 1999
5) Elliott JF, Marlin KL, Couch RM：Effect of bacilli Calmette-Guerin vaccination on C-peptide secretion in children newly diagnosed with IDDM. Diabetes Care **21**：1691-1693, 1998
6) Allen HF, Klingensmith GJ, Jensen P, et al.：Effect of Bacillus Calmette-Guerin vaccination on new-onset type 1 diabetes. A randomized clinical study. Diabetes Care **22**：1703-1707, 1999
7) Gotfredsen CF, Buschard K, Frandsen EK：Reduction of diabetes incidence of BB Wister rats by early prophylactic treatment of diabetesprone animals. Diabetologia **28**：933-935, 1985
8) Atkinson MA, Maclaren NK, Luchetla R：Insulitis and diabetes in NOD mice reduced by prophylactic insulin therapy. Diabetes **39**：933-937, 1990
9) Hancock WW, Polanski M, Zhang J, et al.：Suppression of insulitis in nonobese diabetic (NOD) mice by oral insulin administration is associated with selective expression of interleukin-4 and -10, transforming growth factor-beta and prostaglandin-E. Am J Pathol **147**：1193-1199, 1995
10) Ploix C, Bergerot I, Fabien N, et al.：Proterction against autoimmune diabetes with oral insulin is associated with the presence of IL-4 type 2 T-cells in the pancreas and pancreatic lymph nodes. Diabetes **47**：39-44, 1998
11) Diabetes Prevention Trial-Type 1 Diabetes Study Group：Effects of insulin in relatives of patients with type 1 diabetes mellitus. N Engl J Med **346**：1685-1691, 2002
12) Skyler JS, Krischer JP, Wolfsdorf J, et al.：Effects of oral insulin in relatives of patients with type 1 diabetes：The Diabetes Prevention Trial-Type 1. Diabetes Care **28** (5)：1068-1076, 2005
13) Oral Insulin for Prevention of Diabetes in Relatives at Risk for Type 1 Diabetes Mellitus (http://www.clinicaltrial.gov/ct/show/NCT00419562)
14) Kobayashi T, Maruyama T, Shimada A, et al.：Insulin intervention to preserve beta cells in slowly progressive insulin-dependent (type 1) diabetes mellitus. Ann N Y Acad Sci **958**：117-130, 2002
15) Maruyama T, et al.：Multicenter prevention trial of slowly progressive type 1 diabetes with small dose of insulin (the Tokyo study)：preliminary report. Ann N Y Acad Sci **1005**：362-369, 2003
16) Maruyama T, et al.：Insulin intervention in slowly progressive insulin-dependent (type 1) diabetes mellitus. J Clin Endocrinol Metab **93**：2115-2121, 2008
17) Intranasal Insulin for Prevention of Type 1 Diabetes (http://www.clinicaltrial.gov/ct/show/NCT00223613)
18) Trial of Intranasal Insulin in Children and Young Adults at Risk of Type 1 Diabetes (http://www.clinicaltrial.gov/ct/show/NCT00336674)
19) Harrison LC, et al.：Pancreatic beta-cell function and immune responses to insulin after administration of intranasal insulin to humans at risk for type 1 diabetes. Diabetes Care **27**：2348-2355, 2004
20) Harrison LC, et al.：Aerosol insulin induces regulatory CD8 gamma delta T cells that prevent murine insulin-dependent diabetes. J Exp Med **184**：2167-2174, 1996
21) Agardh CD, et al.：Clinical evidence for the safety of GAD65 immunomodulation in adult-onset autoim-mune diabetes. J Diabetes Complications **19**：238-246, 2005
22) Ludvigsson J, et al.：GAD treatment and insulin secretion in recent-onset type 1 diabetes. N Engl J Med **359**：1909-1920, 2008
23) A Phase III Study to Investigate the Impact of Diamyd in Patients Newly Diagnosed With Type 1 Diabetes (http://www.clinicaltrial.gov/ct/show/NCT00723411)
24) A Phase III Study to Investigate the Impact of Diamyd® in Patients Newly Diagnosed With Type 1 Diabetes (USA) (http://www.clinicaltrial.gov/ct/show/NCT00751842)

3. 膵移植・膵島移植

豊田　健太郎　稲垣　暢也
(京都大学医学部　糖尿病・栄養内科)

- インスリン依存状態糖尿病の移植医療には，膵臓移植と膵島移植がある．
- 膵臓移植は，5年後のインスリン離脱率は6割前後であり，2006年4月より本邦では保険適応となった．
- 膵島移植は，5年後のインスリン離脱率は1割台であるが，内因性インスリン分泌は8割前後で保たれ，良好な血糖コントロールを達成できる．現在，本邦においても臨床試験が進行中である．
- 膵臓移植は，手術侵襲があり，再摘出術を必要とする合併症の可能性がある．膵島移植は，低侵襲で繰り返し施行が可能である．膵臓移植の長期成績の向上を目的に研究が進められている．
- 膵臓移植・膵島移植ともにドナー不足解決のため，生体ドナーを用いた移植も行われるようになった．膵島移植では，ブタを用いた異種移植の研究も進められている．

Key Words　糖尿病，インスリン依存状態，血糖コントロール，移植医療，膵島移植，膵臓移植

　糖尿病の治療は，近年，新たな経口糖尿病薬（DPP-4阻害薬など）やGLP-1関連製剤などが開発され，インスリン製剤においても超速効型や持効型のアナログ製剤が開発されて，個々の病態に見合う治療が選択できるようになってきた．しかしながら，1型糖尿病をはじめとするインスリン依存状態の糖尿病においては，良好な血糖コントロールを達成することが困難な症例がまだまだ多いのが現実である．そのような症例に対して，失われた膵島機能をとりもどすために，現在，膵臓移植と膵島移植が行われている．

膵臓移植

1. 膵臓移植とは

　膵臓移植は，膵臓を移植する臓器移植である．1966年米国ミネソタ大学において世界で初めて行われ，現在までに2万例以上行われている．本邦においては1997年の臓器移植法施行後より行われるようになり，日本臓器移植ネットワークへの登録は1999年10月から開始されている．以後，2007年4月までに47例の膵臓移植が行われた．2006年4月1日に保険適応となったばかりであり，新しい医療ともいえる[1]．

2. 膵臓移植の適応

　膵臓移植の適応は，①腎不全に陥った糖尿病患者で臨床的に腎移植の適応があり，かつ内因性インスリン分泌がいちじるしく低下しており，移植医療の十分な効能を得るためには膵腎両方の移植が望ましいもの，②1型糖尿病患者で，糖尿病専門医による治療努力によっても血糖値が不安定であり，血糖コントロールがきわめて困難な状態が長期にわたり持続しているもののうち①か②のいずれかに該当する症例である．

3. 膵臓移植の分類

(1) ドナーによる分類

　膵臓移植はドナーによって，以下のように分類される．①脳死ドナー膵臓移植，②心停止ドナー膵臓移植，③生体ドナー膵臓移植の3つである．多くは，脳死ドナー膵臓移植であり，2007年4月までに34例行われている．ドナー数の絶対的な不足を背景にして2004年より生体膵臓移

植も開始され，2007年4月までに9例行われている．心停止ドナー膵臓移植は2例行われている．

(2) 術式による分類

大きく膵腎複合移植と膵単独移植（pancreas transplant alone：PTA）に分類される．膵腎複合移植は，膵腎同時移植（simultaneous pancreas kidney transplantation：SPK）と腎移植後膵移植（pancreas transplantation after kidney：PAK）に分類される．SPKとPAKは，前述の「膵臓移植の適応①」に相当する腎不全を有する糖尿病患者に対して行われ，PTAは，適応[2]に相当する非腎不全糖尿病患者に対して行われる．これまでの45例のうち，SPK 84%（38例），PAK 11%（5例），PTA 5%（2例，いずれも生体ドナー）とSPKが大半を占めている．

(3) 膵液の誘導法（ドレナージ法）による分類

膀胱ドレナージ法（bladder drainage：BD）と腸管ドレナージ法（enteric drainage：ED）の2つの方法がある．BDは，十二指腸を膀胱に吻合する方法で，膵液が膀胱内に排出されるため，尿中のアミラーゼ値によって拒絶反応の補助診断ができる利点があるが，尿路系合併症を起こしやすいという欠点がある．EDは，十二指腸を小腸に吻合する方法で，膵液を腸管内に排出されるため生理的である．SPKでは81%，PAKでは67%がEDであり，移植術の安全性が向上したことによって最近はEDが増えている．

(4) 静脈血の環流法による分類

腸骨静脈に吻合する大循環ドレナージ法（systemic drainage）と，上腸間膜静脈に吻合する門脈系ドレナージ法（portal drainage）がある．当然のことながら後者がより生理的である．

4．膵臓移植の成績

本邦における脳死ドナー膵臓移植症例では，これまで死亡例はない．しかし，SPKの3例において急性期の血栓症のため移植膵が摘出された．ほかSPKの1例において，同時に移植される十二指腸の穿孔から汎発性腹膜炎をきたし移植膵は問題なかったにもかかわらず移植膵の摘出を余儀なくされた．残りの症例では，移植膵機能は良好であり，インスリン離脱の状態が続いている．心停止ドナー膵臓移植を受けたSPKの2例はいずれもインスリンより離脱している．よって，本邦におけるインスリン離脱率は，脳死ドナー膵臓移植全体で88%，SPKで87%，PAKでは100%ということになる．脳死ドナーで症例数の多い海外のデータでは，1年生存率はSPK 95%，PAK 95%，PTA 98%，1年後インスリン離脱率はSPK 85%，PAK 78%，PTA 76%，5年後インスリン離脱率はSPK 69%，PAK 58%，PTA 58%であった[2]．

5．膵臓移植の問題

膵臓移植に伴う合併症が問題となる．特に移植膵の摘出を余儀なくされたり，死に至ったりするような重篤な合併症もあり，十分な管理が必要である．主なものを挙げる．

(1) 血栓症

多くはドナー膵臓が血流再開前に受けた障害度や手技的要因によって，移植後数日以内に，膵臓内の静脈（門脈），動脈内に血栓を生じること．いったん発生すると移植膵の摘出が必要となる．最近は，臓器保存液の改良により頻度が低下している．

(2) 膵液瘻

いったん発生すると膿瘍の形成や，血管吻合部への波及と出血の危険をきたすため重篤な合併症である．

(3) 移植された十二指腸の縫合不全

移植された十二指腸への血流不全により生じる．膀胱吻合部で生ずると尿と膵液，小腸吻合部で生じると腸液と膵液が腹腔内へ漏出し，いったん発生すると腹膜炎，腹腔内感染も併発するため，移植膵の摘出に至る可能性もあり重篤な合併症である．

(4) 尿路系の合併症

ED症例で生じることがある．吻合部からの出血や，拒絶反応による十二指腸からの出血による血尿や，膀胱炎，さらには，膵液中の重炭酸の尿中への喪失に由来する代謝性アシドーシスをきたすこともある．

(5) 移植された膵臓の膵炎

虚血性膵炎や，EDの場合は尿の逆流により膵炎をきたすことがある．

(6) 免疫抑制薬の副作用

使用する免疫抑制薬の種類によってさまざまな副作用をきたす可能性がある．他の臓器移植と同様に，ステロイドとカルシニューリン阻害薬［タクロリムス（FK506）やシクロスポリンなど］，および代謝拮抗薬［アザチオプリンやミコフェノールモフェチル（MMF）など］と抗リンパ球抗体（ALG），そして，最近ではALGの変わりにIL-2受容体抗体が使用される．

(7) 拒絶反応

カルシニューリン阻害薬やMMFなどの併用により拒絶反応の出現率は減少しているが，診断確定が遅れると取り返しがつかないためやはり重要な問題である．ED症例では，尿中アミラーゼ活性の低下や尿中リンパ球分画の増加などを指標にして精査し，場合によっては膵生検を行って確定診断とする．完全に拒絶される場合には，同時に障害される移植臓器とともに摘出術を要することになり，侵襲が大きくなる．

●膵島移植

1．膵島移植とは

膵島移植とは，ドナーの膵臓より膵島を分離して，それを経門脈的に肝臓内に移植する方法である．膵島移植自体は，膵臓移植と同様歴史は古く1974年から開始されていた．1980年代半ばに，Ricordiらにより有効な膵島分離法が開発され[3]，1990年代に種々の免疫抑制剤が発見・開発されたが，インスリン離脱率は20％前後と低い状態であった．本格的に臨床実施が行われるようになったのは2000年にShapiroらによりエドモントンプロトコールが発表された以降である．同プロトコールでは，新鮮膵島の複数回の移植で体重1kgあたり9,000個以上移植するとともに，免疫抑制薬の使用について血糖上昇をきたすステロイドを使用せず，β細胞毒性が報告されているタクロリムス（FK506）を低用量とした多剤併用療法が行われ，膵島移植を行った7例の血糖不安定症例が全例1年後にインスリンから離脱した[4]．日本においては，1996年，膵・膵島移植研究会ワーキンググループ「膵島移植班」が組織され，1998年には「膵島移植の指針」が作成され，2004年に当院において本邦1例目の膵島移植が行われた．以後，2007年3月までに全国で18人に対して，延べ34回の膵島移植が行われている．

2．膵島移植の適応

膵島移植の適応は以下の通りである．①内因性インスリン分泌がいちじるしく低下しインスリン依存状態にある，②糖尿病専門医による治療努力によっても血糖コントロールが困難，③原則として75歳以下，④膵臓移植，膵島移植について説明し，膵島移植に関して，本人，家族，主治医の同意が得られていること，⑤発症後5年以上経過していること．

3．膵島移植の分類

(1) ドナーによる分類

膵島移植もドナーによって，以下のように分類される．①脳死ドナー膵島移植，②心停止ドナー膵島移植，③生体ドナー膵島移植の3つである．海外では，主に脳死ドナーであるが，本邦では，ほとんどが心停止ドナー膵島移植である．1例のみが生体膵島移植であるが，これは2005年に当院で施行した世界で初めての生体膵島移植の症例である[5]．

(2) 術式による分類

膵島移植も術式によって，複合移植と膵島単独移植（islet transplantation alone：ITA）に分類される．複合移植は，腎移植後膵島移植（islet transplantation after kidney：IAK）と膵島腎同時移植（simultaneous islet kidney transplantation：SIK）に分類される．エドモントンプロトコールの除外基準に腎不全があるため，通常，腎機能障害が進行していない症例ではITAが行われる．本邦でも，12例がITAである．しかしながら，最近IAKによる移植腎の保護効果が注目されており[6]，本邦でも2006年9月に膵・膵島移植研究会でIAKの実施が承認された後，3例の腎移植後患者に延べ5回のIAKが行われた．

(3) 門脈へのアプローチ法による分類

膵島移植は経門脈的に行われ，経皮経肝的にアプローチする方法（percutaneous transhepatic approach）と，経腸間膜静脈にアプローチする方法（transmesenteric approach）がある．前者

G　その他の新規糖尿病治療

は，局所麻酔で施行可能であるが，後者は全身麻酔下で腹部の小切開する必要性があり，前者より侵襲が大きいため，現在はほとんどの施設で経皮経肝的門脈アプローチが行われている．

4．膵島移植の成績

日本においては，2004年4月に当院でITA第1例目を施行した後，全国でこれまでに17人に33回の心停止ドナー膵島移植が行われた．また前述のように世界で初めての生体ドナー膵島移植も当院のみで1例施行した．これまでのところ，死亡例はない．当院で施行したITAの8例のうち，複数回移植を受けた3人がいったんはインスリンより離脱した．生体膵島移植を受けた1例は，1回の移植でインスリンより離脱した．その後，全例でインスリンが再開されており長期のインスリン離脱率は困難であることが示唆されている．また，1例は自己免疫によると思われる膵島機能の廃絶をきたした．しかしながら，廃絶症例以外の症例においては内因性インスリン分泌が保たれており，血糖の不安定性が解消し，良好な血糖コントロールを維持できている[7]．海外では，すでに60以上の施設で600人以上の患者が膵島移植を受けているが，膵島移植に関連した死亡例は報告されていない．また，海外では主に脳死ドナー膵島移植が行われている．5年後のインスリン離脱率は約10％と膵臓移植に比して低いが，移植後5年後においても内因性インスリン分泌は80％の症例で保たれており，その症例では血糖の安定化と良好なコントロールを維持できていることが報告されている[8]．

5．膵島移植の問題

膵島移植は，現在ほとんどが経皮経肝的門脈アプローチ法であるため，局所麻酔で行われ，侵襲の少ない手技で行われるが，以下のような合併症が起こることが報告されている[9]．

(1) 門脈塞栓

移植された組織により門脈が閉塞して起こる．移植組織量が多いと起こる可能性が高くなるため，エドモントンプロトコールでは，移植組織量は10 ml 以下とされている．また，ヘパリンの投与も行われている．

(2) 出血

肝臓穿刺に伴い穿刺部位からの出血が起こることが報告されている．

(3) 穿刺に伴う合併症

右季肋部を穿刺するため，誤って肺を穿刺して気胸を起こしたり，胆嚢を穿刺する可能性がある．

(4) 免疫抑制剤による副作用

使用する免疫抑制薬の種類によってさまざまな副作用をきたすことが報告されている．エドモントンプロトコールでは，臓器移植と異なりステロイドは用いず，カルシニューリン阻害薬〔タクロリムス（FK506）〕とTOR阻害薬（ラパマイシン）が用いられ，またそれ以外には抗IL-2受容体抗体のバシリキシマブ，代謝拮抗薬のミコフェノールモフェチル（セルセプト）なども併用される．しかし，その後の症例の蓄積から，たとえば，ラパマイシンとタクロリムスの併用による蛋白尿を主とする腎障害を高率で起こすことなど，これらの免疫抑制療法の安全性の問題点があることもわかってきた．よって，現在，抗IL-2モノクローナル抗体の代わりに，抗ヒト胸腺細胞免疫グロブリン（thymoglohbuiln）と可溶性TNF-αレセプター抗体製剤を用いるプロトコールが開始される予定である．

(7) 拒絶反応

拒絶反応のスクリーニング方法が現在のところ存在しない．また，膵島移植では拒絶反応の確定診断としての生検によるサンプリングができないため，確定診断は困難である．しかし，仮に拒絶された場合には，自然に吸収されて消失するため，重篤な合併症を起こすことなく経過することとなる．

●膵臓移植と膵島移植の比較

表1に，膵臓移植と膵島移植の比較についてまとめた．

まとめ

治療成績からすると，膵臓移植が優れているが，脳死ドナーが少ないこと，外科的侵襲が大きいことが大きな問題である．しかし，さらなる成績向

表1 膵臓移植と膵島移植の比較

		膵臓移植	膵島移植
レシピエント適応		腎不全を有する/腎移植後の糖尿病患者	腎機能の保たれた糖尿病患者
移植の分類		臓器移植	組織移植
麻酔方法		全身麻酔	局所麻酔
侵襲		大	小
		死亡率：海外10％，本邦0％	死亡率：海外0％，本邦0％
術式による分類		SPK（84％）＞＞PAK（11％）＞＞PTA（5％）	ITA（86％）＞＞IAK（14％）
ドナー		脳死＞＞生体＞＞心停止	心停止＞＞生体
拒絶反応	スクリーニング	尿アミラーゼ，尿中リンパ球数 血中クレアチニン，血中アミラーゼ	血糖コントロール 他に指標なし
	治療法	移植臓器摘出/侵襲：大	自然に移植膵島は吸収/侵襲：小
免疫抑制剤	ステロイド	使用する	使用しない（例外：IAKの場合）
	カルシニューリン阻害薬	タクロリムス（FK506）（商品名：プログラフ） シクロスポリン （商品名：サンディミュン，ネオーラル）	タクロリムス（FK506）（商品名：プログラフ） シクロスポリン （商品名：サンディミュン，ネオーラル）
	代謝拮抗薬	アザチオプリン（AZT） （商品名：イムラン，アザニン） ミコフェノールモフェチル（MMF） （商品名：セルセプト）	ミコフェノールモフェチル（MMF） （商品名：セルセプト）
	TOR阻害薬	使用しない	ラパマイシン（sirolimus） （商品名：ラパミュン）
	抗IL-2受容体抗体	バシリキシマブ（商品名：シムレクト）	バシリキシマブ（商品名：シムレクト）
	抗リンパ球抗体	ポリクローナル抗体，モノクローナル抗体	最近は使用していない
	その他	抗CD3抗体：OKT3（muromonab CD3） 塩酸グスペリムス：DSG （デオキシスパーガリン）	抗TNF-α阻害薬 （インフリキシマブなど） 抗ヒト胸腺細胞免疫グロブリン （サイモグロブリン）
期待される効果		インスリン離脱	血糖の安定性 良好な血糖コントロール

上，副作用軽減を目標に，免疫抑制療法の改良などの試みがなされてきている．

膵島移植の治療成績が向上すれば，侵襲が少なく安全であるため，移植医療として膵島移植が第一の選択肢となる可能性もある．長期成績が不良である原因として，移植後の膵島生着率が不良であることが示唆されており，今後いかに膵島生着効率を向上させ，さらに長期間維持させられるかが大きな課題である．現在，そのために，膵島分離技術の改良，免疫抑制療法の工夫や，新たな免疫抑制薬の導入，さらには，最近2型糖尿病治療薬として注目されているGLP-1アナログの併用などの試みがなされてきている．特にGLP-1アナログは，β細胞保護効果，インスリン感受性亢進作用，さらにはβ細胞増殖効果を有することから注目され，実際に膵島移植後の症例に使用されて長期成績を改善する可能性が示唆されている[10]．

脳死ドナー，心停止ドナーいずれにしても，ドナー不足は本邦において深刻な問題である．心停止ドナーからの膵臓移植も行われるようになり，また生体ドナーの膵臓移植・膵島移植も行われるようになった．生体ドナーを用いる場合は，待機的な移植が可能となるため，もっとも新鮮な状態で良好な機能の膵臓が得られること，あらかじめ免疫抑制療法を導入した状態のレシピエントに移

植できるため，良好な治療成績が期待できる利点がある．さらなるドナーの供給源としては，ブタを用いた異種移植が検討され，特に膵島移植は細胞移植であるため，研究が進んでおり，ブタ—サル間での膵島移植の報告[11]もなされている．

文 献

1) 臓器移植ファクトブック（日本移植学会広報委員会報）2007：23-27，2007
2) Gruessner AC, et al.：Pancreas transplant outcomes for United States (US) and non-US cases as reported to the United Network for Organ Sharing (UNOS) and the International Pancreas Transplant Registry (IPTR) as of June 2004 Clin Transplant 19：433-55, 2005
3) Ricordi C, et al.：Automated mmethod for isolation of human pancreatic islets. Diabetes 37：413-420, 1988
4) Shapiro AM, et al.：Islet transplantation in seven patients with type 1 diabetes mellitus using a glucocorticoid-free immunosuppressive regimen. New Engl J Med 343：230-238, 2000
5) Matsumoto S, et al.：Insulin independence after living-donor distal pancreatectomy and islet allotransplantation. Lancet 365：1642-1644, 2005
6) Fiorina P, et al.：Islet transplantation is associated with improvement of renal function among uremic patients with type I diabetes mellitus and kidney transplants. J Am Soc Nephrol 14：2150-2158, 2003
7) Sassa M, et al.：A single transplantation of the islets can produce glycemic stability and reduction of basal insulin requirement. Diabetes research and clinical practice 73：235-240, 2006
8) Ryan EA, et al.：Five-year follow-up after clinical islet transplantation. Diabetes 54：2060-2069, 2005
9) Muhammad M. Hafiz, et al.：Immunosuppression and Procedure-Related Complications in 26 Patients with Type 1 Diabetes Mellitus Receiving Allogeneic Islet Cell Transplantation. Transplantation 80：1718-1728, 2005
10) Ghofaili KA, et al.：Effect of exenatide on beta cell function after islet transplantation in type 1 diabetes. Transplantation 83：24-28, 2007
11) Dufrane D, et al.：Six-month survival of microencapsulated pig islets and alginate biocompatibility in primates：proof of concept. Transplantation 81：1345-1353, 2006

4. 人工膵島

下田　誠也　　後藤理英子　　荒木　栄一
(熊本大学大学院 代謝内科学)

西田　健朗
(国保水俣市立総合医療センター 糖尿病内分泌センター)

- 人工膵島は，膵内分泌機能を人工的に機器で置換・代替したものである．
- 人工膵島は，計測部門，制御部門，治療操作部門の3つをclosed-loopとし，血糖値をフィードバック制御する．
- ベッドサイド型人工膵島は主に糖尿病患者手術時の血糖制御やインスリン感受性評価ツールとして使用される．
- 携帯型人工膵島は，臨床応用を目指す段階に至っている．
- 長期にわたる生理的血糖制御のためには，植込み型人工膵島の完成が望まれる．

Key Words　ベッドサイド型人工膵島，携帯型人工膵島，植込み型人工膵島，closed-loop control，ブドウ糖センサ，インスリン注入アルゴリズム

　糖尿病による合併症の発症・進展を阻止するためには，生涯にわたり厳格に血糖をコントロールする必要がある．しかし，インスリン分泌が高度に障害された糖尿病患者において，長期間良好な血糖コントロールを得るには，間欠的な血糖計測とそれに基づくインスリン投与量の修正というopen-loop control方式である現行の強化インスリン療法では不十分であり，かつ重篤な低血糖の危険性がある．そこで厳格な血糖制御を遂行するために膵内分泌機能を人工的に機器で置換・代替したものが人工膵島である．

人工膵島の基本構成と臨床応用

　人工膵島は，膵α，β両細胞の機能を機械工学的に再構築したものであり，①血糖値を連続的に測定する装置：計測部門（センサ），②この信号をインスリンおよびブドウ糖またはグルカゴン注入プログラムに従い変換する電子回路：情報処理・制御部門（プロセッサ），③自動的にインスリン及びブドウ糖またはグルカゴンを注入する貯蔵器とポンプ：治療操作部門（エフェクタ）の3つをclosed-loopとした，フィードバック制御可能な治療制御システムである（**図1**）．

　1974年，七里らは，大型人工膵島を開発，次いで，小型ブドウ糖センサを開発し，ベッドサイド型人工膵島を完成させた．このシステムは，1983年厚生省の認可を得，1984年より高度先進医療技術，さらに1988年4月より保険適用となり，一般臨床応用に供するに至った．現在使用されているベッドサイド型人工膵島（**図2左**，STG-22，日機装）は，二重内腔カテーテルにより採血し，外套内でヘパリンと混合，凝血を阻止した後，小型ブドウ糖センサに接続される．測定された血糖値は，インスリンあるいはブドウ糖注入プログラムにより適正なインスリンあるいはブドウ糖量に換算されポンプを駆動して注入される．2006年度日本人工臓器学会レジストリー委員会の集計によると，1983～2002年までにベッドサイド型人工膵島は14,288件の臨床応用例を重ねてきている．膵全摘術，インスリノーマや褐色細胞腫摘出術，血糖コントロール困難な糖尿病患者

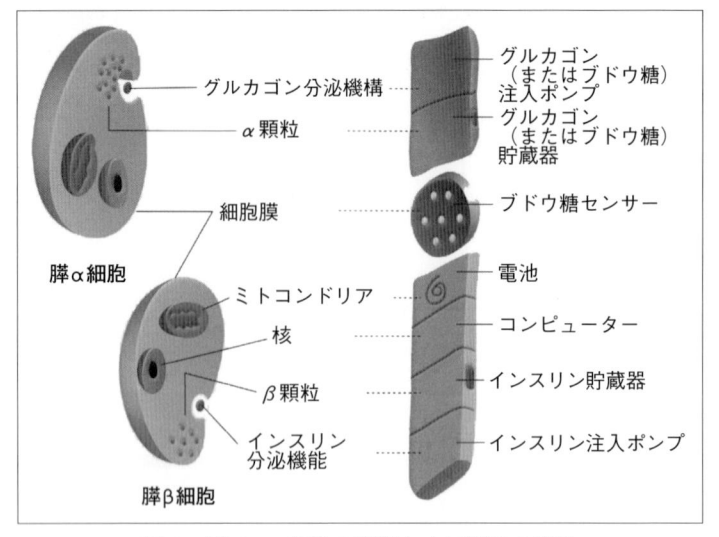

図1 膵β, α細胞の機能と人工膵島の比較

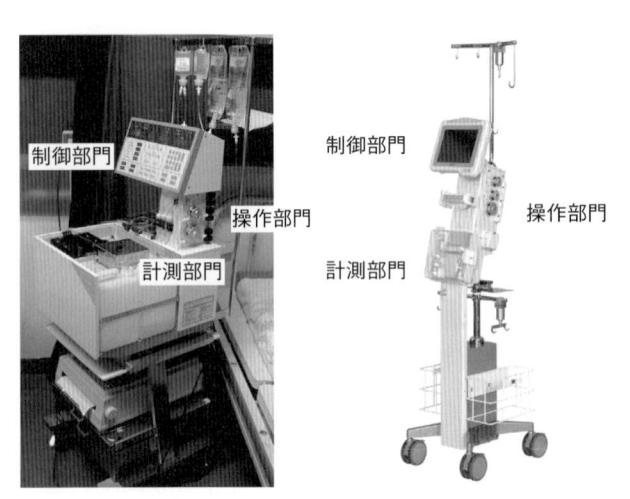

図2 左：現行型ベッドサイド型人工膵島（STG-22, 日機装社），右：次世代型ベッドサイド型人工膵島（日機装社）

の手術時や，糖尿病合併妊娠の分娩時，糖尿病性昏睡などの際の短期的な血糖コントロールの手段や，インスリン感受性評価のツールとして使用されている．さらに近年，術中やICUにおける血糖管理の重要性が指摘され[1]，血糖管理ツールとしての人工膵島に期待が高まっている．このような状況を受け，メンテナンスが容易で小型化した次世代型ベッドサイド型システム（**図2右**）の開発が進められ，間もなく上市予定である．

携帯型人工膵島の開発経緯と現況

糖尿病患者の長期にわたる糖代謝調節の最適制御を可能とするために開発されているのが携帯型人工膵島である．著者らは，小型化を行う上で，最大の問題点であったブドウ糖センサを皮下組織留置可能なものとし，これを組み込んだ携帯型人工膵島（**図3左**，12×15×6 cm大，500 g重）を試作，本システムの適用により，糖尿病患者の血糖値を長期にわたり最適に制御することが可能なことを示唆した．さらに，生体適合膜の応用によるセンシング技術の改良やインスリン皮下注入アルゴリズム開発などにより，携帯型人工膵島の有用性に関する理論的な実証はなし得たと考えている[2]．

今後，広く一般臨床応用にあたり，①操作性に優れるポリイミドを用いたブドウ糖センサ，②高濃度インスリンを適用した皮下注入アルゴリズム，③高精度インスリン注入ポンプを開発，これらを組み込んだ次世代型携帯型人工膵島（**図3右**，9.6×12.6×2.9 cm大，400 g重）を作成し[3]，糖尿病患者への臨床応用を目指している．

機械型人工膵島の開発動向と将来展望

現在，海外にて機械型人工膵島の開発が行われている．Steilらは，米国Medtronic MiniMed社

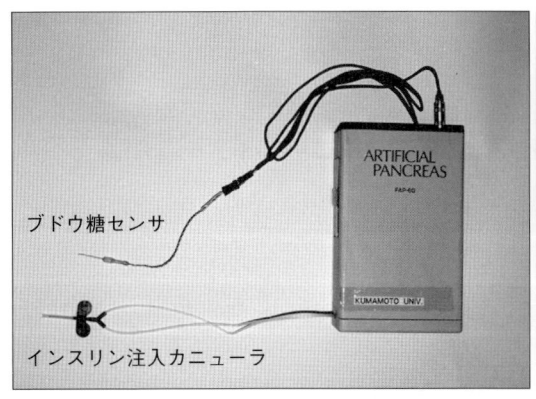

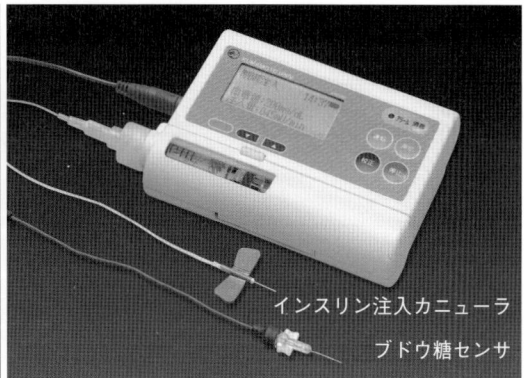

図3 左：携帯型人工膵島，右：次世代型携帯型人工膵島

製連続血糖計測システムと体外式インスリン注入ポンプを用いて，超速効型インスリン皮下注入によるclosed-loopシステムの臨床応用の結果を報告している[4]．本システムは血糖値の比例・微分・積分動作に基づくインスリン注入率を与える関係式に，計測した血糖値を代入することで算出されたインスリン量を皮下注入するものであり，本システムを10名の1型糖尿病患者に適用し，血糖日内変動の制御を試みた結果，重症低血糖をきたすことなく，血糖日内変動の75％を70～180 mg/dlの範囲に制御が可能であったとしている．

さらに，次の段階として，植込み型人工膵島の開発が欧州を中心に進められている．操作部門としての植込み型インスリン注入ポンプシステムの技術開発は，これまでInternational Study Group on Diabetes Treatment with Implantable Insulin Delivery Devices（ISGIID）を中心に，経皮充電方式のバッテリー開発を含め，その臨床応用を可能とするまでに至っている．

Renardらは，上大静脈内に留置したブドウ糖センサと前述の植込み型インスリン注入ポンプを結合したシステムの臨床応用の結果を報告している[5]．彼らは，血糖値の比例・微分動作に基づいたインスリン注入方式にしたがい，15分間インスリンをパルス状に腹腔内に注入，続いて15分間インスリン注入を休止するシステムを実際に1型糖尿病患者に48時間以上にわたり適用した結果，血糖日内変動を70～240 mg/dlの範囲で制御することが出来たとしている．

今後，より長期にわたる生理的血糖制御を可能とするためには，植込み型人工膵島の完成を目指すべきであると考えるが，解決すべき課題として非侵襲的血糖計測システムの開発や，より生理的な糖代謝の再現を目指したインスリン腹腔内および門脈内注入システムの開発等が挙げられる[6]．

文献

1) Van den Berghe G, Wilmer A, Hermans G, et al.：Intensive insulin therapy in the medical ICU. N Engl J Med 354：449-461, 2006
2) Shichiri M, Sakakida M, Nishida K, et al.：Enhanced, simplified glucose sensors—Long-term clinical application of wearable artificial endocrine pancreas. Artificial Organs 22：32-42, 1998
3) Ichimori S, Nishida K, Shimoda S, et al.：Development of a highly responsive needle-type glucose sensor using polyimide for a wearable artificial endocrine pancreas. J Artif Organs 9：105-113, 2006
4) Steil GM, Rebrin K, Darwin C, et al.：Feasibility of automating insulin delivery for the treatment of type 1 diabetes. Diabetes 55：3344-3350, 2006
5) Renard E, Costalat G, Chevassus H, et al.：Artificial beta-cell：clinical experience toward an implantable closed-loop insulin delivery system. Diabetes Metab 32：497-502, 2006
6) Sekigami T, Shimoda S, Nishida K, et al.：Comparison between closed-loop portal and peripheral venous insulin delivery systems for an artificial endocrine pancreas. J Artif Organs 7：91-100, 2004

5. 膵再生治療―ES 細胞，組織幹細胞―

山本　頼綱　小島　至
(群馬大学生体調節研究所)

- 糖尿病治療において「健常な β 細胞の補填」は重要な方法のひとつである．
- 膵再生治療のアプローチとして，幹細胞を β 細胞へ分化させて移植する方法と内在性の幹細胞システムを賦活化させる方法が考えられている．
- ES 細胞はきわめて有望な β 細胞の供給源となりうるが，実用化には課題も多い．
- 様々な組織幹細胞からインスリン産生細胞への分化誘導が報告されている．
- 内在性の前駆細胞を効率的に β 細胞へと分化させ，副作用のない分化誘導因子の開発が待たれる．

Key Words　β 細胞，再生治療，ES 細胞，組織幹細胞，分化誘導因子

従来の SU 薬に加え，インスリン抵抗性改善薬やインスリンアナログ製剤の登場により糖尿病治療の選択肢は大きく広がり，患者個人の病態に合わせることが可能となりつつある．しかし，いずれの治療薬もそれぞれに長所と短所があり，また得られる血糖プロファイルも完全ではない．近年，1 型糖尿病だけでなく，インスリン抵抗性を高度に有する肥満 2 型糖尿病においても，β 細胞量が減少していることが明らかとなり[1]，糖尿病治療における「健常な β 細胞の補填」の重要性が認識されるようになった．1 型糖尿病患者に対する膵島移植は，その最たるものであり，2000 年のエドモントン・プロトコールの報告[2]以来，俄然現実味を帯びるようになっている．しかし，わが国の脳死ドナーは，年間わずか数名であり，心臓死ドナーを含めても，ドナー数は決定的に不足している．そこで本稿では，自前の β 細胞を復活させることを目的とした膵 β 細胞再生治療の現状を述べるとともに，臨床応用の可能性を展望する．

膵 β 細胞再生のメカニズム

膵 β 細胞の総数は細胞死と新生・分化・増殖のバランスにより調節され，正常な状態でも緩やかにターンオーバーしている．いいかえれば，正常個体内においても β 細胞の再生は常に起こっている．健常者では，妊娠，肥満などによりインスリン需要が高まると，β 細胞の増殖などにより β 細胞量が増大し血糖の恒常性が保たれる．この代償機構が何らかの原因で障害されれば，糖尿病発症につながると考えられる．げっ歯類では，ヒトに比べてこの代償的増殖（= β 細胞再生能）が大きいので，モデル動物としてよく用いられる．

β 細胞の再生は要約すると 4 つの経路によりもたらされる．すなわち，①膵島内での β 細胞の新生，②増殖した導管細胞あるいは導管内前駆細胞からの β 細胞の新生，③導管細胞や腺房細胞の脱分化と引き続いて起こるトランス分化，④残存 β 細胞の複製，である．*in vivo* ではこれらが複雑に組み合わさって β 細胞の再生がおきると考えられる．モデル動物での検討によると，膵 β 細胞の幹細胞/前駆細胞は導管，膵島内などに存在することが示唆されている．

表1 インスリン産生細胞に分化させ，再生医療に応用できる可能性のある細胞

1. ES細胞
2. 体性（幹）細胞
   膵幹細胞：導管上皮細胞，ネスチン陽性細胞，膵島内細胞，β細胞，腺房細胞など
   肝幹細胞
   脾臓細胞
   腸管上皮細胞
   骨髄細胞：造血幹細胞，間葉系幹細胞
   羊膜細胞
   臍帯血幹細胞
   唾液腺細胞
3. iPS細胞

膵再生治療へのアプローチ

β細胞は高度に分化した細胞であるため増殖しにくく，また増殖させると分化・機能が低下してしまうため，多数の成熟β細胞を得ることは困難である．そこで，実現させるための方法としては以下の2つに大別される．

① 体外で幹細胞（前駆細胞）をβ細胞へと分化させ，細胞移植する方法．
② 内在性の膵β細胞幹細胞システムを賦活化する方法．

1. 体外で幹細胞（前駆細胞）をβ細胞へと分化させ，細胞移植する方法

このアプローチにおいて重要な点は，まずどのような幹細胞を用いるかである．そして，得られるインスリン産生細胞はβ細胞としての高度な分化度を有していることが望ましい．新たなβ細胞の供給源になりうる幹細胞の候補を表1に示した．

（1）ES細胞（胚性幹細胞）

ES（embryonic stem cell）細胞とは胚盤胞の内部細胞塊に由来する全能性幹細胞であり，たとえばマウスの胚盤胞の腔内に注入すると生殖細胞を含むすべての細胞種に分化し，キメラマウスが得られる．その無制限に継代増殖可能な未分化性と多分化能は，後述の組織幹細胞に比べはるかに秀でており，当然β細胞の供給源としても魅力的である．ES細胞を胚体内胚葉系細胞種へ in vitro で分化誘導させる工夫としていくつか知られている．① 初期分化に胚様体（embryoid body）形成を用いる，② 分化に適した培養条件を開発する，③ 適した転写因子などを導入する，④ フローサイトメトリーなどで細胞を選別する，⑤ 目的細胞に特異性の高い転写因子のプロモーター下にマーカー遺伝子を導入するなどである．特に胚様体形成は分化誘導に有用であるとされる．分化誘導後5日のES細胞凝集体は発生6日胚である円筒胚に酷似しているが，将来胎盤となる胚体外外胚葉がなく，これ以降の形態形成が起こらない．しかし，この胚様体を付着培養に移行して培養を続ける（EB outgrowth）と，引き続き細胞分化をみることができる．付着培養を2週間続けるとインスリン産生細胞なども出現する[3]．

ES細胞からインスリン産生細胞への分化誘導実験は数多く報告されており，例えば神経前駆細胞のマーカーであるネスチン陽性のES細胞を選別し，成長阻害因子やPDX1遺伝子を誘導するとインスリン陽性細胞へと分化する．Soria[4]らはインスリンプロモーター下に，βgeo（lacZ＋neo^{r}融合）遺伝子を導入したES細胞を用いて，EB outgrowth細胞よりネオマイシンにより選択しインスリン産生細胞株を樹立した．この細胞株ではグルコール反応性のインスリン分泌が認められ，さらに糖尿病マウスに移植することにより血糖が改善した．

しかし，ES細胞の臨床応用には，いくつかのハードルもまた存在している．まず分化度の高いインスリン産生細胞作製の最適環境を同定し，逆にβ細胞以外の細胞への分化を阻止できる確実なプロトコールが必要である．とくに移植先での

奇形腫形成を完全にコントロールする必要がある．またさらに倫理的な問題をクリアする必要もある．

(2) 膵内の組織幹細胞

体外で膵臓の非β細胞を何らかの方法でβ細胞へと分化させ，移植しようというアプローチである．膵内幹細胞については，候補が数多く報告されている．Bonner-Weir らはヒトの膵導管細胞からインスリンを産生する膵島様組織ができると報告した[5]．また Guz らも CK19 陽性の導管上皮細胞を血清非存在下，マトリゲル内で培養し，膵島様構造を形成することを見出した[6]．Zulewski らは神経幹細胞のマーカーであるネスチン陽性細胞からグルカゴン，インスリン産生細胞に分化させうることを報告している[7]．一方で，Petropavlovskaia らは膵島内に未分化な細胞形態をもつ「small cells」を分離同定後インスリン陽性細胞へと分化させ，さらに in vitro で増幅させた[8]が，この細胞は CK19，ネスチン共に陰性であった．ネスチンは膵発生時には間葉系組織に強く発現しており，β細胞前駆細胞のマーカーとして期待されたが，成人では膵島以外の導管，腺房周囲結合組織，血管内皮細胞にも発現しており，その意義に関しては意見が分かれている．また腺房細胞は幹細胞ではないが，β細胞へトランス分化することが知られている．

以上のように，インスリン産生細胞への分化誘導は数多く報告されている．β細胞の障害の種類や程度・動物種などによって，異なるメカニズムが混在しているのかもしれない．臨床応用を考える上で重要な点は，移植のためのβ細胞の供給源となるに十分な量を得る必要があり，そのためには大量に増幅可能な細胞でなければならない．その点で，膵内の幹細胞はかなり不利である．

(3) 膵外の組織幹細胞

Kawaguchi らは，小腸と膵臓の発生の分水嶺が，転写因子 ptf1a 発現の有無にあるとし，ptf1a 欠落マウスでは，膵臓になるべき細胞が小腸へと分化してしまうことを報告している．この逆のプロセスで，小腸から膵臓へとトランス分化させうる可能性が示唆される[9]．Cheung らは腸管の K 細胞にインスリンと GIP の遺伝子導入をすることで，インスリン産生細胞へと分化させた[10]．

肝臓は糖代謝において極めて重要な臓器であると同時に，発生学的に膵臓に近く，Glut 2 やグルコキナーゼなど細胞機能発現のための分子を多く共有している．また，肝細胞はホスホエノールピルビン酸カルボキシラーゼ（PEPCK）など，グルコース応答性に発現が調節されるものも有しており，インスリン産生細胞へと分化させる報告も数多い．Yang らは肝臓卵形細胞（oval cell）をブドウ糖応答性インスリン産生細胞へ分化させられることを示した[11]．卵形細胞は成体肝臓の幹細胞ともいうべき細胞で，肝細胞と胆管上皮細胞への分化能を有する細胞である．しかし，正常の肝臓には見いだされず，肝組織が大きく失われかつ肝細胞の増殖が抑制されたような厳しい状態で初めて出現する．したがってこれを得ることはなかなか困難で，臨床応用をめざすという観点からは不利である．成体肝臓から得やすいという点では，肝上皮細胞と呼ばれる一群の細胞がある．我々もラットの肝上皮細胞である HSL 細胞を，酪酸ナトリウムとベータセルリン（BTC）添加によりインスリン産生細胞へと分化転換させることが可能であることを示した[12]．この細胞は体外で容易に大量増幅可能であり，細胞移植に必要なだけのβ細胞を得る供給源としては有望である．内胚葉由来の細胞としてはその他にも，唾液腺細胞からβ細胞への分化が報告されている．

神経細胞は外胚葉由来で，β細胞とは発生の起源が異なるにもかかわらず，発生・分化を調節する転写因子の発現や興奮性膜や分泌能など細胞の機能において共通の特徴がある．Hori らは神経幹細胞をインスリン産生細胞へ分化させられることを示している[13]．

他にも，骨髄間葉系細胞や，羊膜細胞，臍帯血幹細胞などからインスリン産生細胞への分化転換が報告されており，この分野の進歩は著しい．また Yamanaka らによって発表された iPS（induced Pluripotent Stem）細胞[14]は成熟分化細胞から多能性細胞を構築した点で衝撃的で，β細胞の新しい候補としても有望である．これらの中から，実際に臨床応用可能なものを選んでいくことが必要であるが，その際のポイントは，①体外で簡便に大量増幅可能であるか，②高度に分化

し分泌能の高いβ細胞を作り出せるか，という点である．我々はこのような観点から，肝上皮細胞・骨髄間葉系幹細胞が臨床応用を目指す上で有利であると考えている．いずれにしても現実的な諸問題を解決するために今後さらなる検討が必要である．

2．内在性の幹細胞システムを賦活化する方法

自分の体の中にあり，眠っている幹細胞システムを何らかの方法により賦活化させ，β細胞への分化を促進させてβ細胞量を増加しようとするものである．有効な分化誘導因子が同定され，それを利用することができれば，細胞移植の必要がないので簡便であり，2型糖尿病の治療にも応用できる．したがってこのアプローチにおいては，β細胞の分化を効率的にかつ安全に促進させる分化誘導因子の同定が最も重要である．Glucagon-like peptide 1（GLP-1）の長期作用アナログであるExendin-4はすでに臨床製剤が開発されており，データが集まりつつある[15]．その他，アクチビン，ベータセルリン[16,17]，ニコチナミドなどは有力な分化誘導因子として期待されている．特に近年，ベータセルリンには増殖活性を持たないスプライシングバリアントが存在することが明らかとなり[18]，実際にその糖尿病改善効果が報告された[19]．また，骨髄移植により，内在性の膵β幹細胞が賦活化され，糖尿病の改善をみたという報告もある．さらに，少し異なった方法論として，アデノウイルスベクターを用いて，膵β細胞発生に重要な転写因子であるPDX1やNgn3を膵臓や肝臓に遺伝子導入する手法なども実験動物を用いてなされ，血糖降下作用を認めている．

まとめ

糖尿病の再生医療の分野は日進月歩しており，新しい知見が次々と出てきている．しかし残念ながら，完全なβ細胞を再生させるには至っていない[20]．将来の臨床応用のために重要なポイントは，β細胞の幹細胞/前駆細胞をなるべく簡便にかつ安全に増幅できることであり，またいかにして分化度が高く機能的なβ細胞へ分化させるかである．組織幹細胞を利用することができれば，免疫抑制剤が不要の自家移植が可能となる．現時点では多くの研究がげっ歯類を使った報告であるため，よりヒトに近い大型哺乳類での検討が必要となってくる．さらに新しいアプローチ・技術の開発により，実際の糖尿病治療に応用できることを期待したい．

文献

1) Butler AE, et al. : Beta-cell deficit and increased beta-cell apoptosis in humans with type 2 diabetes. Diabetes 52(1) : 102-110, 2003
2) Shapiro AMJ, et al. : Islet transplantation in seven patients with type 1 diabetes mellitus using a glucocorticoid-free immunosuppressive regimen. N Engl J Med 27 : 230-238
3) Shiroi A, et al. : Identification of insulin-producing cells derived from embryonic stem cells by zinc-chelating dithizone. Stem Cells 20 : 284-292, 2002
4) Soria B, et al. : Insulin-secreting cells derived from embryonic stem cells normalize glycemia in streptozotocin-induced diabetic mice. Diabetes 49 : 157-162, 2000
5) Bonner-Weir S, et al. : In vitro cultivation of human islets from expanded ductal tissue. Proc Natl Acad Sci U S A 97(14) : 7999-8004, 2000
6) Guz Y, et al. : Regeneration of pancreatic beta cells from intra-islet precursor cells in an experimental model of diabetes. Endocrinology 142(11) : 4956-1468, 2001
7) Zulewski H, et al. : Multipotential nestin-positive stem cells isolated from adult pancreatic islets differentiate ex vivo into pancreatic endocrine, exocrine, and hepatic phenotypes. Diabetes 50(3) : 521-533, 2001
8) Cheryl A. Bodnar, et al. : Characterization of human islet-like structures generated from pancreatic precursor cells in culture. Biotechnol Bioeng. 2005
9) Kawaguchi Y, et al. : The role of the transcriptional regulator Ptf1a in converting intestinal to pancreatic progenitors. Nat Genet 32(1) : 128-134, 2002
10) Cheung AT, et al. : Glucose-dependent insulin release from genetically engineered K cells. Science 290(5498) : 1959-1962, 2000
11) Yang L, et al. : In vitro trans-differentiation of adult hepatic stem cells into pancreatic endocrine hormone-producing cells. Proc Natl Acad Sci U S A 99(12) : 8078-8083, 2002
12) Yamada S, et al. : Differentiation of adult hepatic stem-like cells into pancreatic endocrine cells. Cell Transplant 14(9) : 647-653, 2005
13) Hori Y, et al. : Differentiation of insulin-producing cells from human neural progenitor cells. PLoS Med 2(4) : e103, 2005
14) Takahashi K, Yamanaka S : Induction of pluripotent sten cells from mouse embryonic and adult fibroblast

cultures by defined factors. Cell **126**(4) : 663-676, 2006
15) Park S, et al. : Exendin-4 uses Irs2 signaling to mediate pancreatic Beta cell growth and function. J Biol Chem **281**(2) : 1159-1168, 2006
16) Li L, Yi Z, Seno M, et al. : Activin A and betacellulin : effect on regeneration of pancreatic beta-cells in neonatal streptozotocin-treated rats. Diabetes **53**(3) : 608-615, 2004
17) Yamamoto Y, Yamada S, Kodera T, et al. : Reversal of streptozotocin-induced hyperglycemia by continuous supply of betacellulin in mice. Growth Factors **26**(4) : 173-179, 2008
18) Dunbar AJ, Goddard C : Identification of an alternatively spliced mRNA transcript of human betacellulin lacking the C-loop of the EGF motif and the transmembrane domain. Growth Factors **18**(3) : 169-175, 2000
19) Ogata T, et al. : Betacellulin-delta4, a novel differentiation factor for pancreatic beta-cells, ameliorates glucose intolerance in streptozotocin-treated rats. Endocrinology **146**(11) : 4673-4681, 2005
20) Kenneth S. Zaret, Markus Grompe : Generation and regeneration of cells of the liver and pancreas. Science **322**(5907) : 1490-1494, 2008

H

トピックス

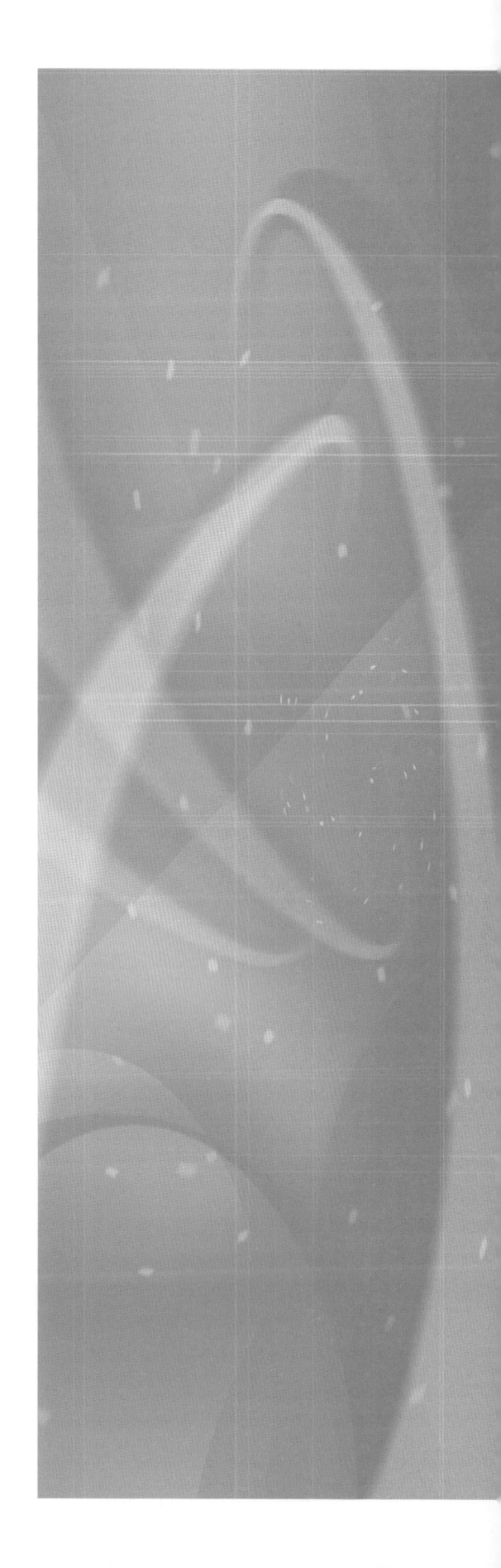

1. 介入による長期予後
―長期大規模介入試験が教えるもの
（DCCT/EDIC，UKPDS，Steno-2の成績を基に）

柱本　満
（川崎医科大学 糖尿病・代謝・内分泌内科）

- 1型糖尿病患者を対象としたDCCTで，強化インスリン療法による厳格な血糖管理が，細小血管合併症の発症進展を抑制することが示された．
- DCCTに引き続き行われたEDICでは，DCCT期間中の血糖管理の差が，後年，細小血管障害の発症進展に加えて，心血管合併症をも抑制することが示された．
- 2型糖尿病患者を対象としたUKPDSは，厳格な血糖管理によって，細小血管・大血管合併症の発症リスクを抑制できることを示した．
- UKPDSでは，早期の血糖管理が長期にリスク抑制効果を持続する"レガシー効果"が報告されたが，対照的に，このような効果は血圧管理の場合には認められなかった．
- Steno-2では，複数のリスク因子に統合的に介入することで，非常に大きな心血管イベント発症抑制効果がもたらされることが示された．

Key Words　DCCT/EDIC, UKPDS, Steno-2, glucose memory, metabolic memory, レガシー効果

現在evidence based medicine（EBM）という概念は珍しいものではなく，医学の世界では，いまや日々さまざまな形のエビデンスが積み上げられているが，糖尿病を対象とした確固としたエビデンスが構築され始めたのは，1990年代に入ってからのことである．本稿では，その十数年間に蓄積されてきた糖尿病治療に関するエビデンスを代表する3つの大規模臨床試験について概説する．

DCCT

DCCT（Diabetes Control and Complications Trial）は，米国National Institute of Diabetes and Kidney Disease（NIDDK）が主体となって1983年に開始された前向き臨床試験で，1,441名の米国・カナダ人1型糖尿病患者（13～39歳）を対象として施行された．対象者は，合併症の一次予防（発症予防）［罹病期間1～5年の網膜症・腎症をもたない患者群（726名）］と，二次予防（進展予防）［罹病期間1～15年で軽微な網膜症と200mg/日以下のアルブミン尿を有する患者群（715名）］の，2つのコホートに振り分けられ，両コホートともに強化インスリン療法あるいは従来療法の2群に無作為に割り付けられた．強化インスリン療法群では，1日3回以上のインスリン皮下注射（multiple daily injection：MDI）またはインスリン注入ポンプ（continuous subcutaneous insulin infusion：CSII）を用い，従来療法群では1日1～2回のインスリン皮下注射により血糖が管理された．

強化療法群では治療開始後6ヵ月でHbA$_{1c}$が最小値（6.9％）となり，以後の観察期間を通して従来療法群よりも約2％低値が維持された（全期間を通じたHbA$_{1c}$中央値は9.2％対7.2％）．この結果，平均6.5年間の観察期間終了時には，従来療法群に比して，強化療法群では，網膜症，腎症，神経障害のいずれの発症進展リスクも，有意に低下していることが示された[1]（**表1**）．

表1 DCCT, EDICでの, 従来療法に対する強化療法での相対リスク減少効果（%）.

合併症	DCCT	EDIC
細小血管障害		
網膜症		
3ステップの悪化	76（<0.001）	66（0.006）
増殖性変化	68（<0.001）	74（<0.001）
黄斑浮腫	46（0.03）	77（<0.001）
レーザー治療	56（0.004）	77（0.002）
腎症		
微量アルブミン尿（40 mg/日以上）	35	53（0.002）
アルブミン尿（300 mg/日以上）	56	86（<0.001）
神経障害	60	n.d.
大血管障害		
すべての心血管障害	n.d.	42（0.02）
非致死性心筋梗塞＋脳血管障害と心血管障害による死亡	n.d.	57（0.02）

（　）内はp値
観察期間：DCCT 6.5年，EDIC 11〜17年（DCCT期間を含む）[1,2]

EDIC

以上のように，DCCTでは，強化インスリン療法による厳格な血糖管理によって，初期段階の細小血管合併症・腎症および神経症の発症・進展が抑制されることが示されたが，このような厳格な血糖管理が，より段階の進んだ合併症（特に心血管障害）をも抑制し得るのかどうかを明らかにするために，DCCTのコホートをさらに長期間フォローするEDIC studyが1994年より開始された．EDIC（Epidemiology of Diabetes Intervention and Complications）は，DCCTコホートの平均罹病期間が12年となる時点で終了と設定された10年間の前向き試験で，合計1,375名の患者が登録された．内訳はDCCTの強化療法群687名，DCCTの従来療法群688名であったが，DCCT終了後，従来療法群も含めた全患者にインスリン強化療法がすすめられ，徐々に治療法の切り替えが進んだ結果，EDIC開始後7年目の時点での平均HbA₁c値は，かつての強化療法群8.1%，かつての従来療法群8.3%となった．このように，両群間のHbA₁c値の差は徐々に縮まっていったが，DCCTの開始から総観察期間17年を経て，強化療法群において，すべての心血管障害リスク，非致死性心筋梗塞＋脳血管障害および心血管障害による死亡リスクのいずれも減少を認めた．また，細小血管障害の発症進展についても，かつての従来療法群に比べて，かつての強化療法群において，網膜症・腎症ともに有意な発症進展抑制が認められ，いずれもDCCT終了時のリスク減少率と同等もしくはそれ以上の効果が示された[2]（表1）．

Glucose memory

このように，DCCTでは強化インスリン療法が長期にわたる血糖管理の改善をもたらし，それにより細小血管合併症，神経障害の発症進展が抑制されることが示された結果，強化インスリン療法が1型糖尿病の標準治療として一般的に受け入れられることとなった．さらにEDICでは，ひとたび血糖管理の良好な期間が形成されると，それによってもたらされる合併症予防効果がその後も長期にわたって持続することが初めて示された．このような効果は，その後"glucose memory"と呼ばれるようになったが，早期からの介入による厳格な血糖管理が，糖尿病患者の長期予後に非常に重要であることが，広く認識されるきっかけを与える試験となった．

UKPDS

UKPDS（United Kingdom Prospective Diabetes Study）は，英国の23施設が参加して行われた多施設共同試験で，1977〜1991年の間に新たに2型糖尿病と診断された患者を対象として，平均10年間観察が行われ1997年に終了した．試験の目的は，①厳格な血糖管理が2型糖尿病患者の合併症の発症進展を抑制し得るか，②治療方法の違いが合併症の発症に影響を及ぼすかを明らかにすることであった．

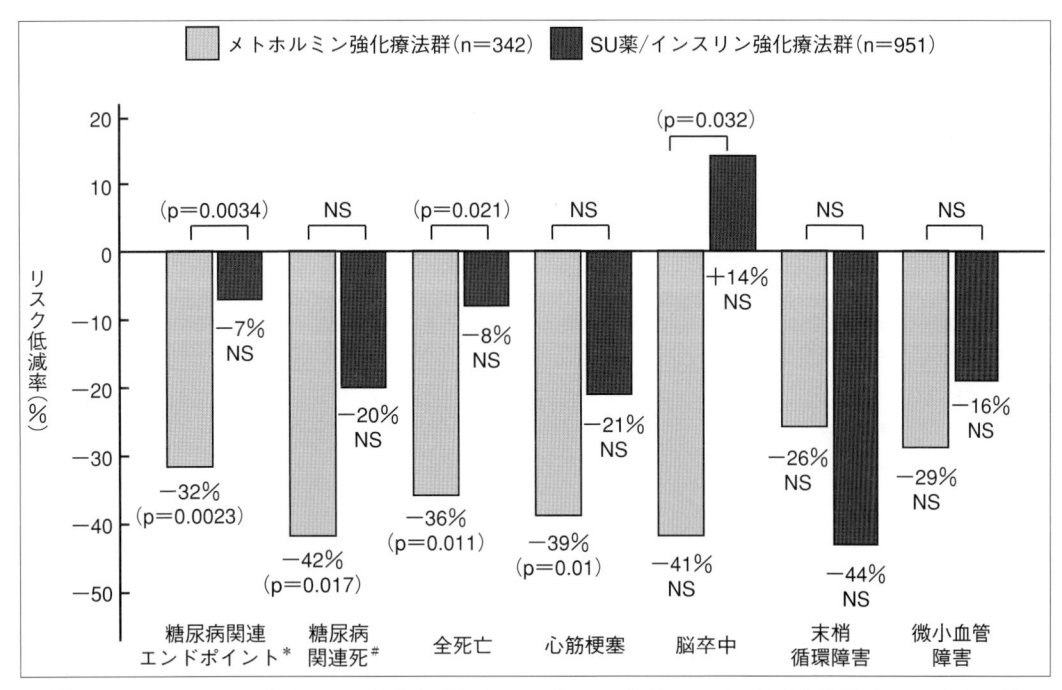

図1 UKPDS 34 メトホルミン強化療法群（n=342）・SU薬/インスリン強化療法群（n=951）と，標準療法群（n=411）との，各エンドポイントに関するリスク減少効果の比較．（*突然死，低血糖・高血糖による死亡，心筋梗塞など，#心筋梗塞，脳卒中，末梢血管障害，腎不全，高血糖・低血糖による死亡と突然死）[4]．

●UKPDS 33

　試験参加患者3,867名が，3ヵ月間の食事療法の後に，標準療法（食事療法中心）と強化療法（SU薬やインスリンを積極的に使用）に無作為に割り付けられた．強化療法群では，標準療法群に比べて，追跡期間中のHbA$_{1c}$中央値が低下し（強化療法群7.0% vs 標準療法群7.9%），いずれかの糖尿病関連エンドポイント（突然死，低血糖・高血糖による死亡，心筋梗塞など）が12%（p=0.029），細小血管合併症が25%（p=0.0099）と，それぞれ有意なリスク低下を認めた．糖尿病関連死，大血管障害，総死亡については，両群間に有意差はなかった．また，強化療法群に関しては，どのエンドポイントについても，薬剤間での差は認められなかったことや，強化療法群で有意な体重増加を認めたことも報告された[3]．

●UKPDS 34

　一方，参加患者の内，標準体重の120%以上の肥満を有する患者1,704例については，食事療法による標準療法（411名，24%）と強化療法［メトホルミン（342名，20%），SU薬（542名，32%），インスリン（409名，24%）］に無作為に割り付けられ，一次解析［標準療法群（411名）対メトホルミン群（342名）］あるいは二次解析［メトホルミン強化療法群（342名）対その他の薬剤（SU薬もしくはインスリン）による強化療法群（951名）］が行われ，それぞれ比較された．一次解析では，HbA$_{1c}$中央値はメトホルミン群7.4%，標準療法群8.0%であり，前者において糖尿病関連エンドポイント32%（p=0.0023），糖尿病関連死42%（p=0.017），総死亡36%（p=0.011），心筋梗塞発症39%（p=0.010）と，いずれも有意なリスク低下を認めた．また，二次解析では，SU薬もしくはインスリンによる強化療法群に比較し，メトホルミン強化療法群で糖尿病

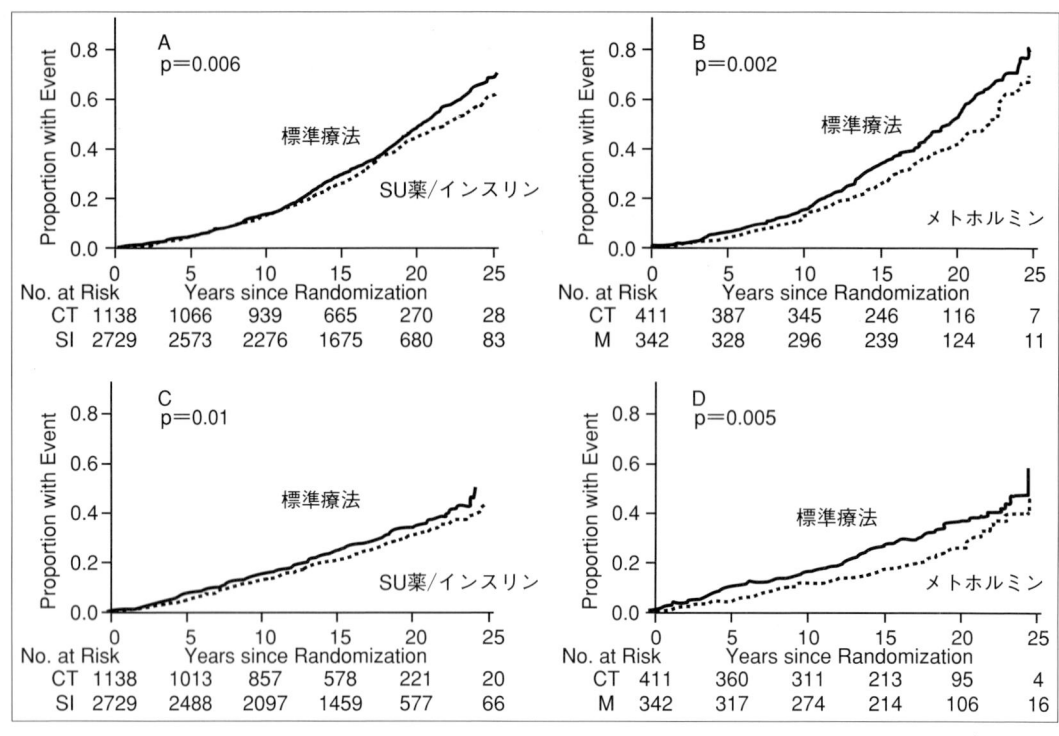

図2 UKPDS 80 総死亡（上段），心筋梗塞発症（下段）に対して血糖の長期管理の及ぼす効果[5].

関連エンドポイント（p＝0.0034），総死亡（p＝0.021），脳卒中（p＝0.032）に関する有意なリスク低下が示されたが，心筋梗塞発症については両群に有意差を認めなかった（p＝0.12）[4]（図1）．

以上より，UKPDSは，2型糖尿病患者においても，血糖をより厳格に管理することによって糖尿病関連の合併症や死亡リスクを減少させることが可能であることを初めて大規模集団で示した画期的な試験となった．同時に，当時，糖尿病治療の主流として用いられていたSU薬やインスリンに比して，大血管合併症発症抑制に関するメトホルミンの優位性が示され，特に肥満患者に対するビグアナイド薬の使用が見直される大きなきっかけを与えた．

UKPDS 80

以上の主試験で得られた，強化療法による良好な血糖管理が，糖尿病合併症に対して長期的な抑制効果を示すのかどうかを検証するために，当初の登録患者4,209人中3,277人の参加を得て追跡調査が行われた．この追跡調査では，患者はUKPDS参加施設から離れて地域の病院で治療を続け，最初の5年間は年1回UKPDS参加施設でのデータ収集とアンケートが施行され，6年目から10年目はアンケートだけが実施された．追跡調査開始後1年目には，強化療法群と標準療法群とのHbA_{1c}値の差は消失しており，追跡調査の10年間に全参加患者の44％が死亡した．10年後に行われた解析では，かつてのSU薬・インスリンによる強化療法群では，主試験で認められた，いずれかの糖尿病関連エンドポイント（RR 0.91，p＝0.04）および細小血管障害（RR 0.76，p＝0.001）についてのリスク低下が持続しており，さらに糖尿病関連死（RR 0.83，p＝0.01），心筋梗塞（RR 0.85，p＝0.01）および総死亡（RR 0.87，p＝0.007）について，追跡調査におけるリスク低下が認められるようになった（図2A，C）．また肥満患者を対象とするメトホルミン群では，いずれかの糖尿病関連エンドポイント（RR 0.79，p＝0.01），心筋梗塞（RR 0.67，p＝0.005），総死亡（RR 0.73，p＝0.002）について，それぞれ

有意なリスク低下が追跡調査でも持続し，あるいはむしろその効果が増大していた（**図2B，D**)[5]．

UKPDSの血圧管理アーム

UKPDS 38では，参加患者中，高血圧を有する1,148人が登録され，血圧管理の効果も解析された．登録患者はACE阻害薬（カプトリル）もしくはβ遮断薬（アテノロール）を中心とした血圧厳格管理群と非厳格管理群に割付けられた．両群の平均血圧は144/82 mmHg対154/87 mmHgと厳格管理群で有意な降下がみられた．非厳格管理群に比較して，厳格管理群では，細小血管障害で37%，脳卒中で44%などのリスク低下を認めたが，総死亡や心筋梗塞の発症については有意差がみられなかった[6]．UKPDS 39では，ACE阻害薬，β遮断薬がともに大血管，細小血管障害合併症に対して同等の降下を示したことも報告され，糖尿病患者の血管合併症進展抑制については，降圧薬の種類よりも，降圧そのものが重要であることが示された[7]．

UKPDS 75（血糖と血圧の複合効果）

本試験では，血糖管理と血圧管理の組み合わせによる効果が検討された．HbA_{1c}値と収縮期血圧の影響は相互に独立し，相加的に作用しており，糖尿病関連エンドポイント発症リスクは，HbA_{1c}値1%低下により21%，収縮期血圧10 mmHg低下により11%と，それぞれ有意に低下することが示された[8]．

UKPDS 81

UKPDS 38で報告された血圧管理アームに参加していた1,148人中884人の参加を得て，血圧管理の長期効果が比較された．主試験で割り付けた治療法は継続されず，厳格管理群と非厳格管理群間の血圧差は，追跡開始2年以内に消失した．また，追跡調査終了時の10年目までに全参加患者の51%が死亡した．追跡試験終了時点での解析では，主試験で厳格管理群において認められた糖尿病関連エンドポイント，糖尿病関連死，細小血管障害，脳卒中などに関する有意なリスク低下を認めなくなった．すなわち，血糖改善がもたらした持続的あるいは新たなリスク低減効果とは対照的に，血圧については，群間血圧差が消失すると主試験でみられたリスク低減効果が維持されなくなるということが明らかになった[9]．ただし，追跡試験終了時のHbA_{1c}値は，非厳格管理群の方が0.8%低値であり（厳格管理群8.3%，非厳格管理群7.5%），血圧の厳格な管理によってもたらされたかも知れない潜在的な持続的効果（レガシー効果）が，血糖管理の差によってマスクされてしまった可能性にも留意されねばならない．

Legacy effect

このように，UKPDSからは10年以上もの長期にわたって数多くの論文が出版され，この間2型糖尿病診療に関する重要なエビデンスを生み出し続けてきたが，もっとも最近の2つの論文，すなわち血糖・血圧管理に関する長期追跡試験によって，糖尿病診療に関する非常に根本的な事実が付け加えられた．UKPDS 80では，早期における積極的な血糖管理は，無作為割り付けが解除された後も血管合併症リスクを長期にわたって抑制し続ける，いわゆる"レガシー効果"をもたらし，一方UKPDS 81では，厳格な血圧管理では血糖管理同様のレガシー効果が期待できないことが示された．UKPDSにおいて2型糖尿病患者に観察された"レガシー効果"には，DCCT/EDICで1型糖尿病患者にみられた"glucose memory"と共通するメカニズムが存在しているものと予測されるが，そのメカニズムはまだ不明である．

Steno-2 Study

デンマークのSteno Diabetes Centerに通院中の，微量アルブミン尿を有し心血管イベントの発症リスクが比較的高い2型糖尿病患者160名（平均年齢55.1歳）を対象として行われた前向き試験で，参加者は標準療法群（80名），強化療法群

(80名) に割り付けられ，平均7.8年間観察された．本試験は，血糖・脂質・血圧のすべてに管理目標値を定め，生活習慣の改善に加え複数のリスク因子に対し，いずれも薬剤介入を行う統合的治療の成果を検証したユニークな臨床試験である．

強化療法群では，食事・運動療法の指導を基礎として，メトホルミン（肥満患者）もしくはSU薬（非肥満患者）の投与から開始し，メトホルミンとSU薬の併用，さらにNPHインスリンあるいはレギュラーインスリンの併用へと段階的に治療が強化された．また，脂質，血圧についても，HMG CoA還元酵素阻害薬，アンギオテンシン変換酵素阻害薬またはアンギオテンシンⅡ受容体拮抗薬などを主体とした介入が行われ，血圧については必要に応じて利尿薬，Ca拮抗薬，β遮断薬なども投与された．また，試験後半からは抗血小板薬療法も併用された[10]．

強化療法群では，試験開始後，速やかに血糖・脂質・血圧の改善がみられ，観察期間中その状態が維持された．試験終了時，強化療法群では標準療法群に比して，空腹時血糖値，HbA_{1c}，総コレステロール，トリグリセリド，LDLコレステロール，収縮期/拡張期血圧，尿中アルブミン排泄量が，いずれも有意な改善を示した．一次エンドポイント（心血管死，非致死性心筋梗塞，非致死的脳梗塞，血行再建術，四肢切断）の発生は，強化療法群19名，33イベント (24%)，標準療法群35名，85イベント (40%) であり，強化療法による有意なリスク低下がみられた (HR 0.47, p=0.008)．二次エンドポイントの自律神経障害 (HR 0.39, p=0.002)，網膜症 (HR 0.42, p=0.02)，腎症 (HR 0.39, p=0.003) などの発症進展リスクも，強化療法群において有意に低値であったが，末梢神経障害の発症進展については有意差を認めなかった (HR 1.09, p=0.66)[10,11]．

以上より，長期にわたって複数リスク因子に対する統合的治療を行うことにより，心血管イベントおよび細小血管イベントの発症率を約50%低下させられることが示された．薬剤介入の多い強化療法群の方が医療費自体は若干高くなるが，Quality-adjusted life-yearsを考慮すると強化療法群の方が費用対効果の良い治療であることも後に報告された[12]．

●Steno-2 Studyの追跡調査

Steno-2 Study 終了後，同意が得られた130名（強化療法群67例，標準療法群63例）を対象として平均5.5年間のフォローアップが行われた．追跡調査開始から，標準療法群に対しても強化療法群と同等の複数リスク因子に対する統合的治療が採用され，追跡期間終了時には，標準療法群の血圧・血糖・脂質コントロール，尿中アルブミン排泄量のいずれも，強化療法群とほぼ同レベルにまで改善していた（図3）．

主試験の平均観察期間7.8年と合わせた通算観察期間13.3年間で，総死亡 (HR 0.54, p=0.0015)，心血管死 (HR 0.43, p=0.04)，心血管イベント (HR 0.41, p=0.0003)，自律神経障害 (HR 0.53, p=0.004)，網膜症 (HR 0.57, p=0.01)，腎症 (HR 0.44, p=0.004) など，大血管・細小血管障害の発症進展についてはいずれも，強化療法群において有意なリスク低下が示された（図4）．このように追跡調査では，標準療法群においても積極的な薬剤介入が行われ，試験終了時には両群の血圧・脂質・血糖コントロールはほぼ同等であったにもかかわらず，両群間での心血管イベントや細小血管障害の発症進展率の差は縮まらず，死亡リスクや大血管症発生リスクの差は，むしろより顕著となった[13]．

一般に，血糖・脂質および血圧に対する単独介入試験では，心血管イベント発症抑制率は約20%程度であるのに対して，このように複数リスク因子に対して統合的に介入した本試験では，約50%と驚異的な抑制効果がもたらされることが示され，また追跡調査では，1型糖尿病を対象としたDCCT/EDICで示された"glucose memory"，さらには2型糖尿病を対象に行われたUKPDSの追跡調査でみられた"レガシー効果"などと同様に，厳格な血糖・脂質・血圧コントロールの効果が，その後も長期にわたって持続することが示された．Steno-2でみられたこのようなベネフィットは，代謝パラメータに対する統合的な効果として，"metabolic memory"と呼ばれている．

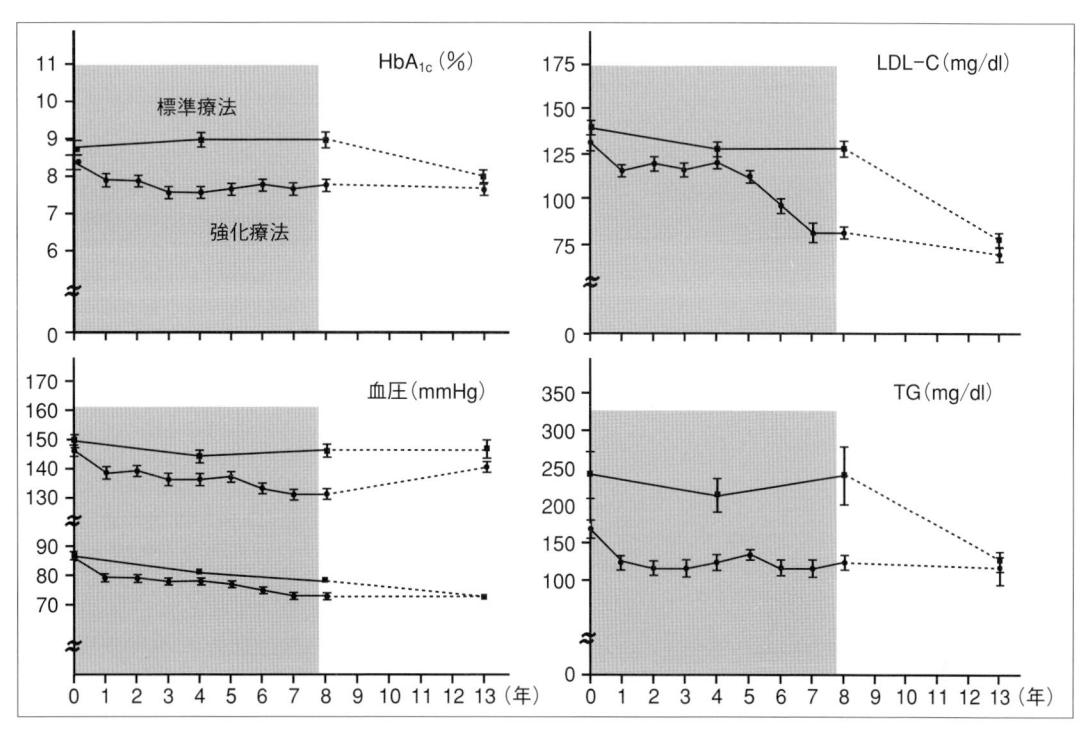

図3 Steno-2 主試験（網掛け部分）～追跡試験期間中の各種臨床パラメータの変化．追跡試験開始後，両群間の臨床パラメータの差は徐々に縮まり，追跡試験終了時に差がほとんど消失した[13]．

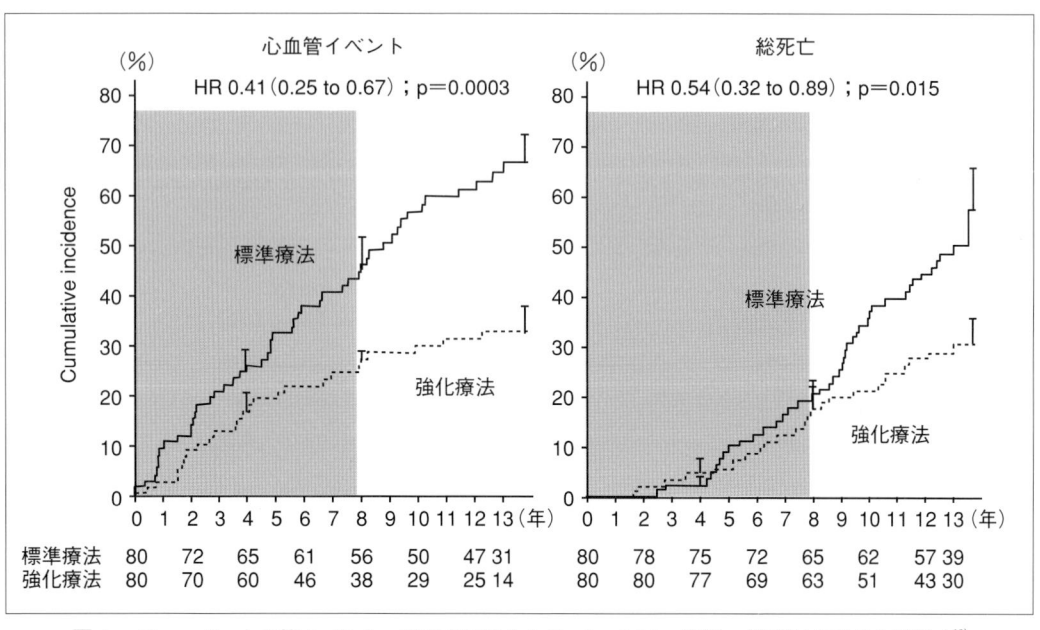

図4 Steno-2 心血管イベント，総死亡に関するKaplan-Meier解析．（網掛け部分は主試験．）[13]

以上3種類の大規模試験より，細小血管障害や心血管イベント発症抑制のためには，1型糖尿病，2型糖尿病を問わず，高血糖だけではなく脂質代謝異常，高血圧など血管障害のリスクとなる代謝異常に，できるだけ早期から統合的介入を行い，長期にわたり良好な管理状態を維持していくこと

H トピックス **163**

が必要であることが雄弁に示された．かつての糖尿病診療は，経験的（empirical）にだけ血糖値を低下させることを是として行われてきたが，今やこれらの大規模臨床試験に代表される強力なエビデンスの裏付けを得て，血糖管理は今後，その質が問われる時代に入ってきている．

文献

1) The Diabetes Control and Complications Trial Research Group：The effect of intensive treatment of diabetes on the development and progression of long-term complications in insulin-dependent diabetes mellitus. N Engl J Med 329：977-986, 1993
2) Nathan DM, Cleary PA, Backlund JY, et al.：Intensive diabetes treatment and cardiovascular disease in patients with type 1 diabetes. N Engl J Med 353：2643-2653, 2005
3) UK Prospective Diabetes Study Group：Intensive blood-glucose control with sulphonylureas or insulin compared with conventional treatment and risk of complications in patients with type 2 diabetes（UKPDS 33). Lancet 352：837-853, 1998
4) UK Prospective Diabetes Study (UKPDS) Group：Effect of intensive blood-glucose control with metformin on complications in overweight patients with type 2 diabetes（UKPDS 34). Lancet 352：854-865, 1998
5) Holman RR, Paul SK, Bethel MA, et al.：10-year follow-up of intensive glucose control in type 2 diabetes. N Engl J Med 359：1577-1589, 2008
6) UK Prospective Diabetes Study Group：Tight blood pressure control and risk of macrovascular and microvascular complications in type 2 diabetes：UKPDS 38. BMJ 317：703-713, 1998
7) UK Prospective Diabetes Study Group：Efficacy of atenolol and captopril in reducing risk of macrovascular and microvascular complications in type 2 diabetes：UKPDS 39. BMJ 317：713-720, 1998
8) Stratton IM, Cull CA, Adler AI, et al.：Additive effects of glycaemia and blood pressure exposure on risk of complications in type 2 diabetes：a prospective observational study（UKPDS 75). Diabetologia 49：1761-1769, 2006
9) Holman RR, Paul SK, Bethel MA, et al. Long-term follow-up after tight control of blood pressure in type 2 diabetes. N Engl J Med 359：1565-1576, 2008
10) Gaede P, Vedel P, Larsen N, et al.：Multifactorial intervention and cardiovascular disease in patients with type 2 diabetes. N Engl J Med 348：383-393, 2003
11) Gaede P, Vedel P, Parving HH et al.：Intensified multifactorial intervention in patients with type 2 diabetes mellitus and microalbuminuria：the Steno type 2 randomised study. Lancet 353：617-622, 1999
12) Gaede P, Valentine WJ, Palmer AJ, et al.：Cost-effectiveness of intensified versus conventional multifactorial intervention in type 2 diabetes：results and projections from the Steno-2 study. Diabetes Care 31：1510-1515, 2008
13) Gaede P, Lund-Andersen H, Parving HH, et al.：Effect of a multifactorial intervention on mortality in type 2 diabetes. N Engl J Med 358：580-591, 2008

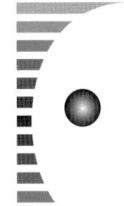

2. 厳格な血糖管理と大血管症
―最近の大規模介入試験結果が示すもの―

綿田 裕孝
順天堂大学医学部 代謝内分泌学

- 血糖コントロールは糖尿病関連有害事象の発症を抑制する.
- 単独の臨床研究で血糖コントロールが心血管イベントを抑制することを示せたものはない.
- メタ解析や,臨床研究終了後の観察研究の結果血糖コントロールが心血管イベントを抑制することが示唆されている.
- 低血糖の合併は,血糖コントロールによる心血管イベント抑制効果をキャンセルする可能性がある.
- それぞれの糖尿病患者の背景を考えて血糖コントロールの治療目標をたてる必要がある.

Key Words UKPDS, ACCORD, ADVANCE, VADT

糖尿病の発症頻度は年々増えており,現在世界で約2億2500万人にのぼると考えられている.これらの患者の主な死因の1つは間違いなく心血管イベントである. Framingham Study や Finnish Study などにより,糖尿病の存在が,心血管イベント発症の強力かつ独立した危険因子になっていることは有名な事実であり[1,2],血圧管理,スタチン使用は確実に,2型糖尿病患者の心血管イベントの発症を低下させることもわかっているが,それだけでは2型糖尿病の心血管イベントのリスクを除去しきれない.

いくつかの疫学研究のデータベースから,心血管イベント発症のリスクは高血糖の程度と比例していることが明らかになっている[3～5]し,また,多くの基礎研究が,高血糖が血管障害を誘導することを示している. さらに,1型糖尿病を対象に行われた DCCT/BDIC では,血糖コントロールが心血管イベントの発症を有意に低下させることが示されている[6].

以上のことから,2型糖尿病においても,高血糖の制御が,糖尿病の死因の多くを占める心血管イベント発症抑制の鍵であると推測できる. 本稿では,2型糖尿病を対象に,血糖コントロールと心血管イベントとの関与を検討した大規模臨床研究の結果を概説し,エビデンスから考える糖尿病患者に対する血糖コントロールのあり方に関して考察したい.

UKPDS 33 をはじめとする疫学研究の結果(2008年以前)

UKPDS(United Kingdom Prospective Diabetes Study)は1970年代に始まった糖尿病治療のランドマーク研究である. 対象は,空腹時血糖が108 mg/dl以上という診断基準に基づいて,新規に糖尿病と診断された2型糖尿病であり,厳格な血糖コントロールが,糖尿病関連合併症の発症を抑制できるかどうかを検討すべく行われた大規模臨床研究である.

対象者の平均年齢は53歳. 対象者における心血管イベント既往を有する率は7.5%であった. 普通に考えると,新規に糖尿病と診断されたばかりの患者を集めているので,心血管イベントリスクは,糖尿病のなかでは,それほど高くない集団と推察される. 血糖コントロールが心血管イベント発症率に及ぼす影響を検討しようとするならば,長期間のフォローアップが必要であろうことは想

	Patients with Clinical endpoints		Absolute risk events per 1000 patient years		Log-rank p	RR for intensive (95% or 99% CI)	Favours intensive	Favours conventional
	強化療法 (n=2729)	従来療法 (n=1138)	強化療法	従来療法				
AGGREGATE ENDPOINT								
全ての糖尿病関連エンドポイント	963	438	40.9	46.0	0.029	0.88 (0.79-0.99)		
糖尿病関連死	285	129	10.4	11.5	0.34	0.90 (0.73-1.11)		
総死亡	489	213	17.9	18.9	0.44	0.94 (0.80-1.10)		
心筋梗塞	387	186	14.7	17.4	0.052	0.84 (0.71-1.00)		
脳卒中	148	55	5.6	5.0	0.52	1.11 (0.81-1.51)		
PVDによる切断・死亡	29	18	1.1	1.6	0.15	0.65 (0.36-1.18)		
細小血管障害	225	121	8.6	11.4	0.0099	0.75 (0.60-0.93)		
SINGLE ENDPOINTS								
致死性心筋梗塞	207	90	7.6	8.0	0.63	0.94 (0.68-1.30)		
非致死性心筋梗塞	197	101	7.5	9.5	0.067	0.79 (0.58-1.09)		
突然死	24	18	0.9	1.6	0.047	0.54 (0.24-1.21)		
心不全	80	36	8.0	3.3	0.63	0.91 (0.54-1.52)		
狭心症	177	72	6.8	6.7	0.91	1.02 (0.71-1.46)		
致死性脳卒中	43	15	1.6	1.3	0.60	1.17 (0.54-2.54)		
非致死性脳卒中	114	44	4.3	4.0	0.72	1.07 (0.68-1.69)		
PVDによる死亡	2	3	0.1	0.3	0.12	0.26 (0.03-2.77)		
切断	27	18	1.0	1.6	0.099	0.61 (0.28-1.33)		
腎症による死亡	8	2	0.3	0.2	0.53	1.63 (0.21-12.49)		
腎不全	16	9	0.6	0.8	0.45	0.73 (0.25-2.14)		
光凝固術	207	117	7.9	11.0	0.0031	0.71 (0.53-0.96)		
硝子体出血	19	10	0.7	0.9	0.51	0.77 (0.28-2.11)		
失明	78	38	2.9	3.5	0.39	0.84 (0.51-1.40)		
水晶体摘出	149	80	5.6	7.4	0.046	0.76 (0.53-1.08)		
高血糖による死亡	0	1	0	0.1				
低血糖による死亡	1	0	0	0				
致死性の事故	5	2	0.2	0.2	0.99	1.01 (0.12-8.70)		
癌による死亡	120	50	4.4	4.4	0.52	0.98 (0.64-1.52)		
その他の特定原因による死亡	65	30	2.4	2.7	0.57	0.88 (0.50-1.56)		
原因不明の死亡	14	2	0.5	0.2	0.14	2.88 (0.41-20.19)		

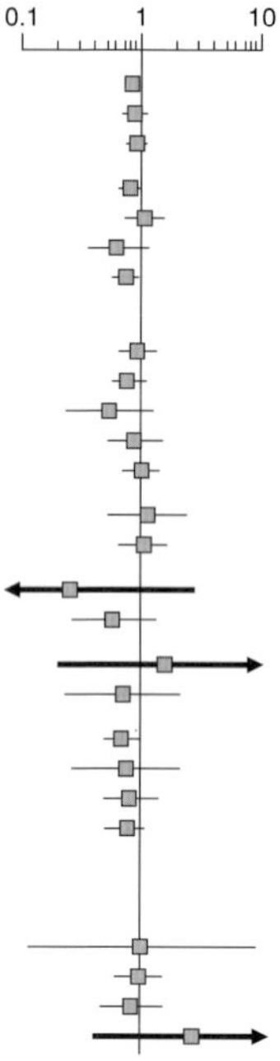

図1　治療群別のエンドポイント・相対リスク（UKPDS33）
UKPDS研究における強化療法と保存療法の効果を示す（UK Prospective Diabetes Study（UKPDS）Group：Lancet 352：837, 1998より改変）.

像に難くない.

　この対象群を，主にSU薬あるいはインスリンを用いた厳格な血糖コントロールを行う強化療法群と食事療法を中心とした治療を行う保存療法群に分け，血糖コントロールが糖尿病合併症の発症，進展に及ぼす意義を調べた.

　平均10年間の観察期間で強化療法群の平均HbA1cが7.0%，保存療法群の平均HbA1cが7.9%と強化療法群で0.9%の有意なHbA1cの低下が認められた．その結果，糖尿病関連エンドポイントが12%（p＝0.029）低下した．それぞれの項目に関して詳細に検討すると，細小血管障害（光凝固が必要な網膜症，硝子体出血，腎不全の項目を複合評価）を25%（p＝0.0099）減少させたことが，全体の糖尿病関連エンドポイントの低下に大きく貢献していることが明らかとなった．一方，総死亡は6%（p＝0.44），糖尿病関連死は10%（p＝0.34），心筋梗塞は16%（p＝0.052）と低下したものの有意差を認めず，厳格な血糖コントロールの意義について大きな議論をもたらすこととなった[7]（図1）.

　Kumamoto Studyは，対象患者数は少ないものの（n＝110），日本が世界に誇る医師主導によって行われたランダマイズトライアルである．強化インスリン療法による血糖コントロールが細小血管障害の発症を予防することを示した．心血管イベントに関しては，強化療法が，従来療法に比べて，その発症を約50％抑制させうるデータも得られたが，イベントの絶対数が少なすぎるため，心血管イベントに関しては，有意なデータとはならなかった[8]．

　PROactive研究はすでに心血管イベントの既往のある糖尿病患者を対象として，従来治療にpioglitazoneを加えるか加えないかの2群に分けて，pioglitazoneによる血糖コントロールが心血管イベントの発症を抑制するか否かを検討したものである．予測どおり，HbA1cはpioglitazone投与群が非投与群に比して0.5％低下したが，数々

の大血管障害から構成される1次エンドポイントには有意差はなかった．一方，解析結果発表前に決定されていた，総死亡，非致死性心筋梗塞，脳卒中からなる二次エンドポイントは有意に改善した．血糖コントロールという面から，この結果をどう解釈するかは極めて難しいが，少なくとも，この結果をもって血糖コントロールが心血管イベントの発症を低下させたとは結論づけられない[9]．

2008～2009年にかけて報告されたメガトライアル

上述の結果を受け，血糖コントロールが心血管イベント発症を低下させるか否かに関する，他の大規模臨床研究が必要とされた．その結果に関して，2008～2009年にかけて3つのメガトライアルの結果が発表された．

1．Action in Diabetes and VAscular Disease：Preterax and DiamicroN Modified Release Controlled Evaluation (ADVANCE)

ADVANCEは世界20ヵ国以上の215施設で，さまざまな人種12,877名を対象とした大規模臨床試験である[10]．対象者は，30歳以降に2型糖尿病と診断され，試験参加時の年齢が55歳以上で，①大血管・細小血管系疾患の既往がある，あるいは②その他の心血管系疾患の危険因子が少なくとも1つある者を対象としている．すなわちUKPDSよりも心血管イベントリスクの高い人を対象としている．

試験開始時の対象者の平均HbA_{1c}は7.5％であり，対象者は強化療法，保存療法群の2群に分けられた．強化療法群ではまず，グリクラシドを第一選択薬として薬剤投与が開始され，厳格な糖尿病コントロールの目標はHbA_{1c} 6.5％未満とされた．この理由としては，UKPDSの強化療法群では，平均観察期間10年間で平均HbA_{1c} 7.0％を到達したのにもかかわらず，心血管イベント発症を予防できなかったため，それ以上の強化療法が心血管イベント抑制のために必要との考えからと推測される．

試験終了時のHbA_{1c}は，強化療法群で6.5％，標準治療群では7.3％であった．平均収縮期血圧は，強化コントロール群のほうが標準コントロール群に比べて低かった（135.5 mmHg 対 137.9 mmHg，平均差1.6 mmHg，$p<0.001$）．平均体重は強化療法群では開始時78.2 ⇒ 78.1 kgと増加は認めなかったが，標準療法群では78.1 ⇒ 77.0 kgと低下していたために，標準療法群よりも有意な体重増加を認める結果となった．血圧に有意差を認めた原因としては，受診回数が多かったために生活習慣に変化を認めた可能性がある．

平均5年間の追跡の結果，一次エンドポイントである主要大血管＋細小血管障害の複合エンドポイントの発生率は強化コントロール群で18.1％，標準コントロール群で20.0％であった（ハザード比0.90，95％信頼区間［CI］0.82～0.98，$p=0.01$）．主要大血管イベントは強化療法群で低下傾向を認めたものの，有意ではなかった．一方，主要細小血管イベントの発生率は強化療法群で有意に低下した（ハザード比0.86，95％ CI 0.77～0.97，$p=0.01$）．標準治療群に比べ，強化療法群では，腎症の発症・悪化（ハザード比0.79，95％ CI 0.66～0.93，$p=0.006$），微量アルブミン尿の発生率（ハザード比0.91，95％ CI 0.85～0.98，$p=0.02$）などの腎イベントが有意に低下した．腎症の発症・悪化の要素のうち，強化療法によりもっとも顕著に低下したのはマクロアルブミン尿の発生率であった（2.9％に対し，標準コントロール群4.1％，ハザード比0.70，95％ CI 0.57～0.85，$p<0.001$）．一方，網膜症の新規発症・増悪については有意な改善を認めなかった（図2）．

2．Action to Control CardiOvascular Risk in Diabetes study (ACCORD)

ACCORD研究はADVANCEと異なり，HbA_{1c}減少による心血管系疾患のリスク低減効果を主に評価すべく企画された研究であり，一次エンドポイントに細小血管障害は含まない[11]．

ACCORD試験は北アメリカを中心に①HbA_{1c} 7.5％以上，②心血管系疾患の既往，あるいは心血管系リスクが2つ以上あるハイリスク患者10,251名を対象に糖尿病に対する強化療法群と標準治療群にわけるというモデルで実施された．

対象者の年齢は両群ともに62.2±6.8歳で，心

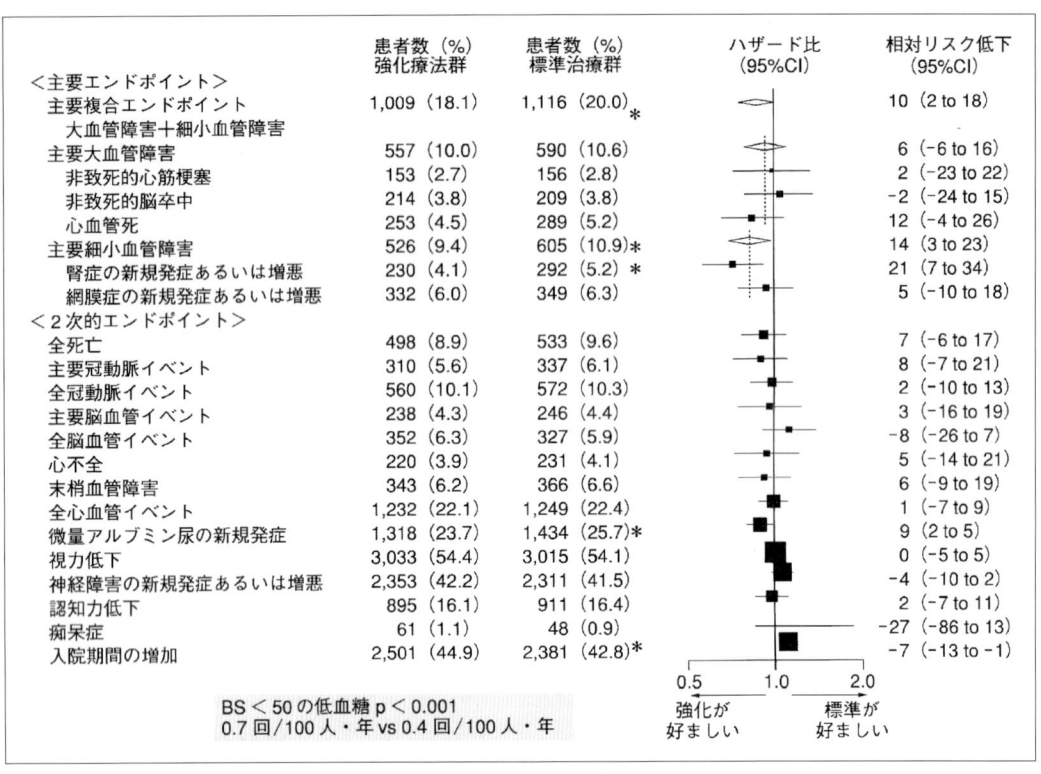

	患者数（%） 強化療法群	患者数（%） 標準治療群	ハザード比 (95%CI)	相対リスク低下 (95%CI)
<主要エンドポイント>				
主要複合エンドポイント	1,009 (18.1)	1,116 (20.0)*		10 (2 to 18)
大血管障害＋細小血管障害				
主要大血管障害	557 (10.0)	590 (10.6)		6 (-6 to 16)
非致死的心筋梗塞	153 (2.7)	156 (2.8)		2 (-23 to 22)
非致死的脳卒中	214 (3.8)	209 (3.8)		-2 (-24 to 15)
心血管死	253 (4.5)	289 (5.2)		12 (-4 to 26)
主要細小血管障害	526 (9.4)	605 (10.9)*		14 (3 to 23)
腎症の新規発症あるいは増悪	230 (4.1)	292 (5.2)*		21 (7 to 34)
網膜症の新規発症あるいは増悪	332 (6.0)	349 (6.3)		5 (-10 to 18)
<2次的エンドポイント>				
全死亡	498 (8.9)	533 (9.6)		7 (-6 to 17)
主要冠動脈イベント	310 (5.6)	337 (6.1)		8 (-7 to 21)
全冠動脈イベント	560 (10.1)	572 (10.3)		2 (-10 to 13)
主要脳血管イベント	238 (4.3)	246 (4.4)		3 (-16 to 19)
全脳血管イベント	352 (6.3)	327 (5.9)		-8 (-26 to 7)
心不全	220 (3.9)	231 (4.1)		5 (-14 to 21)
末梢血管障害	343 (6.2)	366 (6.6)		6 (-9 to 19)
全心血管イベント	1,232 (22.1)	1,249 (22.4)		1 (-7 to 9)
微量アルブミン尿の新規発症	1,318 (23.7)	1,434 (25.7)*		9 (2 to 5)
視力低下	3,033 (54.4)	3,015 (54.1)		0 (-5 to 5)
神経障害の新規発症あるいは増悪	2,353 (42.2)	2,311 (41.5)		-4 (-10 to 2)
認知力低下	895 (16.1)	911 (16.4)		2 (-7 to 11)
痴呆症	61 (1.1)	48 (0.9)		-27 (-86 to 13)
入院期間の増加	2,501 (44.9)	2,381 (42.8)*		-7 (-13 to -1)

BS＜50の低血糖 p＜0.001
0.7回/100人・年 vs 0.4回/100人・年

図2　ADVANCEの結果
強化療法が従来療法に比し，各項目のリスクをどれだけ下げるのか，そのハザード比を示す．
(Patel A, et al.：N Engl J Med 358：2560, 2008 より改変)．

血管疾患の既往がある対象者は両群ともに35%程度とUKPDSに比べるとはるかに高率であったが，ADVANCE研究とはほぼ同様であった（ADVANCEでは年齢66±6歳，大血管障害の既往32.2%）．開始時のHbA1cは両群とも中央値で8.1%であった．目標HbA1cは強化療法群で6.0%，標準治療群で7.0～7.5%と設定された．強化療法群は2ヵ月毎の受診と中間の電話連絡がなされた．標準治療群は4ヵ月毎の受診が指示された．強化療法群では1日2回の自己血糖測定を行い，HbA1c 6%以上あるいは自己血糖測定の結果半分以上のデータが空腹時血糖＞100 mg/dl，食後2時間血糖＞140 mg/dlの場合は，治療の強化が検討された．また，強化療法群では食事療法に加えて，治療当初から2種類の経口血糖降下薬の投与が推奨された．

開始時のHbA1cは両群とも中央値で8.1%であったが，試験開始4ヵ月後にHbA1cは強化療法群で6.7%，標準療法群で7.5%と両群ともに改善を認めた．観察期間中のHbA1c値は1年後に強化療法群で6.4%，標準治療群で7.5%となり，その後，その差は保たれたままであった．

開始時の平均体重は93.5 kg vs 93.6 kgと有意差を認めなかった．平均の体重増加は強化療法群で3.5 kg，標準治療群で0.4 kgであり有意な差を認めた．とくに，開始時から10 kg以上体重増加を認めた対象者も強化療法群では27.8%，標準治療群では14.1%と有意差が認められた（p＜0.001）．

血糖コントロールの方法から容易に推察されるように，医療行為を必要とする低血糖は強化療法群で10.5%，標準治療群で3.5%（p＜0.001），他者の介助を必要とする低血糖は強化療法群で16.2%，標準治療群で5.1%（p＜0.001）とこちらも有意な増加を認めた．

ACCORD試験は開始後，約3.5年に総死亡率の有意な増加を認めたために当初の予定よりも早く打ち切られたが，初回の非致死的心筋梗塞＋非

	強化療法 (5,128例)		通常療法 (5,123例)		ハザード比 (95%信頼区間)	p値
	症例数(%)	%/年	症例数(%)	%/年		
主要評価項目	352(6.9)	2.11	371(7.2)	2.29	0.90(0.78〜1.04)	0.16
二次評価項目 死亡						
総死亡	257(5.0)	1.41	203(4.0)	1.14	1.22(1.01〜1.46)	0.04
冠動脈疾患死	135(2.6)	0.79	94(1.8)	0.56	1.35(1.04〜1.76)	0.02
非致死性心筋梗塞	186(3.6)	1.11	235(4.6)	1.45	0.76(0.62〜0.92)	0.004
非致死性脳卒中	67(1.3)	0.39	61(1.2)	0.37	1.06(0.75〜1.50)	0.74
致死性または非致死性 うっ血性心不全	152(3.0)	0.90	124(2.4)	0.75	1.18(0.93〜1.49)	0.17

サブグループ	症例数	イベント数	ハザード比	p値
トータル	10,251	723		
冠動脈疾患の既往				0.04
なし	6,643	330		
あり	3,608	393		
性別				0.74
女性	3,952	212		
男性	6,299	511		
登録時の年齢				0.65
65歳未満	6,779	383		
65歳以上	3,472	340		
登録時のHbA1c				0.03
8.0%以下	4,868	284		
8.0%超	5,360	438		
人種				0.29
白人以外	3,647	222		
白人	6,604	501		

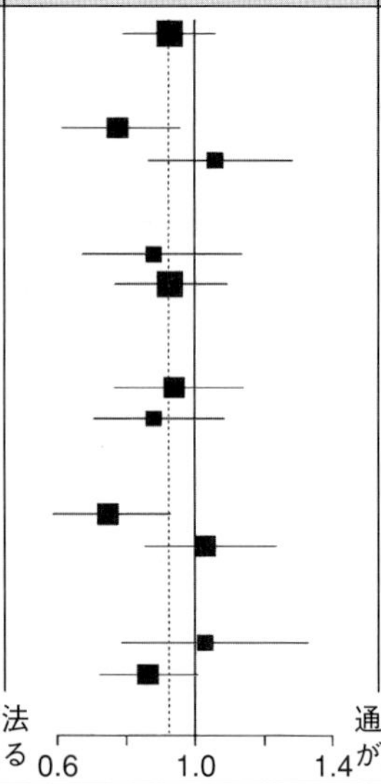

図3 ACCORDの結果
強化療法が従来療法に比し，各項目のリスクをどれだけ下げるのか，そのハザード比を冗談に，サブグループ解析の結果を下段に示す（Gerstein HC, et al.：N Engl J Med 358：2545, 2008 より改変）．

致死的脳梗塞＋心血管死から構成される主要評価項目の発生率は強化療法群で6.9%，標準療法群で7.2%と強化療法群で主要評価項目の発生率の低下傾向が認められた（p＝0.16）．総死亡率は強化療法群で5.0%，標準療法群で4.0%と有意に増加したが（p＝0.04），死亡原因の内訳に明らかな特徴はなかった．心血管系イベントによる死亡も強化療法群で2.6%，標準療法群で1.8%と有意に増加した（p＝0.02）．その他の死亡原因に明らかな差は認めなかった．しかし，興味深いことに，非致死性心筋梗塞は強化療法群で3.6%，標準治療群で4.6%と有意な低下を認めた（p＝0.004）．非致死的脳梗塞やうっ血性心不全の発生頻度には有意差を認めなかった（図3）．

総死亡率に関しては，患者背景による死亡率の違いは認めなかった．主要評価項目では，①冠動脈疾患の既往がない，あるいは②登録時のHbA1c 8.0%以下の対象者でイベント発生の有意

な抑制を認めた．

3．Veterans Affairs Diabetes Trial（VADT）

VADTもACCORDと同様に，HbA$_{1c}$減少による動脈硬化性疾患のリスク低減効果を評価するべく企画された研究である．

VADTの対象はHbA$_{1c}$7.5％以上の退役軍人の糖尿病患者1,791人であり，血糖コントロールに関して，強化療法群と標準治療群にわけるというモデルで実施された．

対象者の平均年齢は両群ともに60歳くらいで，心血管疾患の既往がある対象者は両群ともに40％程度とACCORDとほぼ同率であった．開始時のHbA$_{1c}$は両群とも平均値で9.4％と非常に悪かったが，試験開始3ヵ月後にHbA$_{1c}$は強化療法群で6.9％，標準療法群で8.4％となり，その後，その差は保たれたままであった．

平均観察期間は5.6年間であったが，両群で一次エンドポイントの発症率に有意差は認められなかった．一方，有意な低血糖の発症率は強化療法群で24.1％，標準治療群で17.6％（p＜0.001）と有意差が認められた[12]．

メガトライアルの結果を受けて

1．ACCORDにおいては，なぜ，血糖コントロールが総死亡の増加を招いたのか？

ACCORD試験では，厳格な血糖コントロールにより，総死亡率・心血管死が増加する可能性が示唆された．一方，同様の目的で行われたADVANCE試験やVADT試験[12]では死亡率の増加の所見は認めていない．では，これらの試験の差をどう解釈すべきであろうか？

ACCORDでは，総死亡，心血管系イベントによる死亡は増加したが，厳格な血糖コントロールが大血管障害を抑制しうる所見も得られている．大血管障害から構成される主要評価項目の発現率は有意ではないが強化療法群で低下しており，二次評価項目ではあるが，非致死性心筋梗塞の発症は強化療法群で有意に抑制されている．サブ解析では，主要エンドポイントは，心血管イベントの既往がない対象者あるいは開始時のHbA$_{1c}$＜8.0％の対象者では有意に改善していた．以上を考えると，厳格な血糖コントロールには2面性がある可能性がある．すなわち，ある条件のもとでは，心血管イベントを抑制する作用があるが，ある条件のもとでは心血管イベント発症を促進する可能性があると考えるのが妥当ではないだろうか？

そのような観点から，ACCORDとADVANCEとを比較してみる．両試験の最も重要な相違点は，開始時と目標のHbA$_{1c}$（ACCORD開始時8.1％⇒目標6.0％，ADVANCE開始時7.5％⇒目標6.5％），と血糖コントロールの行い方である．ACCORDでは，目標血糖値に到達しない場合，極めて強力にinterventionを行うプロトコールになっている[13]．そのため，低血糖の頻度の増加や体重増加をまねいている可能性が高い．また，ACCORDでは，心血管イベント発症率を高めることが報告されているロシグリタゾン[14]の使用が強化療法群で極端に高かったという（ロシグリタゾン　強化療法群91.2％ vs 標準治療51.2％）．

このような背景から，低血糖やロシグリタゾン投与が心血管イベントの増加と関与しそうであるが，ACCORD研究者たちは，統計学的にそれらの因子と心血管イベント発症との関連を証明し得なかったようである．ただし，New England Journal of MedicineはEditorialでACCORDにおける強化療法群での心血管死の解釈に関して，疑問を投げかけている[15]．ACCORDでは，標準療法に比べて強化療法の心血管死が41件多く，そのうち19例が突然死であった．ACCORD試験で強化療法群が有意に低血糖の出現頻度が高いことを念頭に置くと，この突然死は，単なる心血管死ではなく，低血糖に関連する死亡である可能性も否定できない．

2．なぜ，メガスタディーでは血糖コントロールが心血管イベントを抑制することを証明できないのか？

糖尿病の最大の検査異常は高血糖であり，実験的には高血糖が，単球の内皮接着から血管平滑筋細胞の増殖過程までを促進するというデータが蓄積されている．さらには，横断研究では，血糖コントロールの程度と心血管イベントの発症がよく

相関することが知られている．これらの事実を考慮すると，厳格な血糖コントロールを行えば，理論的には動脈硬化を抑制しそうである．したがって，厳格な血糖コントロールは動脈硬化の進展を抑制して，心血管イベントの発症抑制すると考えやすい．しかし，血糖コントロールの目標が低すぎて，低血糖が出現すれば，動脈硬化の進展している人においては，動脈硬化進展過程とは，一線を画したプラーク破裂という心事故の誘発を招く．低血糖による交感神経刺激は血小板凝集能亢進も同時に誘導するため，より急性冠症候群につながりやすい．さらには低血糖による交感神経刺激には催不整脈性もあるため，突然死の誘因ともなる．したがって，血糖コントロールによるデメリットは，動脈硬化の進展している糖尿病患者における心血管イベント発症頻度の増加ということになる．事実，ACCORD おいても VADT においても低血糖と心血管イベントとの間には有意な相関があることが報告されている．また，VADT では冠動脈の石灰化が認められない動脈硬化が進展していない群においては，強化療法が従来療法に比べて有意に心血管イベントの発症を抑制するが，冠動脈の石灰化が認められる動脈硬化が進展している群においては，その効果が認められないことを報告している[16]．この事実は，もともと動脈硬化が進展していない糖尿病患者では，低血糖がプラーク破裂を引き起こさないが，動脈硬化が進展している糖尿病患者では，低血糖が容易にプラーク破裂を引き起こすと考えるとこれらの結果を理解しやすい．

スタチンや降圧薬の効果を検討する3〜5年の観察期間を設けた臨床研究では，その観察期間内に，心血管イベントの発症抑制効果が証明される．スタチンや降圧薬は動脈硬化進展過程を抑制すると同時に，プラークの安定性にも作用し，動脈硬化の進展した患者の心血管イベントを直接抑制するため，3〜5年の観察期間で，心血管イベントの発症を抑制する可能性もある．一方，血糖コントロールは，動脈硬化進展過程を抑制するものの，必ずしもプラークの安定化に関与しないと考えれば，3〜5年という短い観察期間では心血管イベント発症に差がでない可能性もある．

血糖コントロールによる心血管イベント発症抑制の根拠

1．United Kingdom Prospective Diabetes Study（UKPDS）80

UKPDS では，UKPDS 本研究終了時から最大10年間追跡調査を行い2008年その結果を報告した．これが UKPDS 80 である[17]．UKPDS の結果，強化療法が糖尿病関連エンドポイントを低下させることが明確になったため，UKPDS 研究終了後は，両群とも厳格な血糖コントロールを目指すようになった．対象者は，UKPDS 本試験終了後5年間，毎年特定の医療機関を受診しデータ収集が行われた．その後の6年〜10年は質問用紙を用いて追跡調査を行った．試験終了後の追跡期間は厳格血糖コントロール群で平均8.5年，従来療法群8.8年であった．

UKPDS 本試験終了1年後には，両群で空腹時血糖や HbA_{1c} の有意差は消失していた．血圧や体重，総コレステロール，HDL コレステロール，LDL コレステロールなど既知の動脈硬化のリスク因子に関しては，全期間を通して有意差を認めなかった．それにもかかわらず，UKPDS 本試験終了時に改善に認めなかった項目が追跡調査によって新たに改善が認められた．

強化療法群は保存療法群に比べて，本試験終了後，総死亡が13％（p＝0.007），糖尿病関連死が17％（p＝0.01），心筋梗塞発症リスクが15％（p＝0.01）有意に低下した．また，糖尿病関連エンドポイントは9％（p＝0.04），細小血管障害は24％（p＝0.001）と有意なリスク低下を維持していた．一方，脳卒中や末梢血管障害に関しては，試験終了時と同様にリスク低下を認めなかった（表1）．

つまり本研究は，新規発症2型糖尿病に対して，発症早期から血糖コントロールを行うと長期間の観察後に心筋梗塞発症リスクが低下することを示しており，最も重要なことは，血糖コントロールが総死亡，糖尿病関連死を抑制しうることであると考えられる．

2．血糖コントロールの心血管イベントに対する影響をみたメタ解析の結果

UKPDS, PROactive, ADVANCE, VADT,

表1 血糖コントロールの効果（平均8.5年のフォローアップ後）

平均エンドポイント		UKPDS33 1997	UKPDS80 2007
すべての糖尿病関連エンドポイント	RRR:	12%	9%
	P:	0.029	0.040
細小血管障害	RRR:	25%	24%
	P:	0.0099	0.001
心筋梗塞	RRR:	16%	15%
	P:	0.052	0.014
全死亡	RRR:	6%	13%
	P:	0.44	0.007

RRR = Relative Risk Reduction, P = Log Rank
UKPDS 33試験終了後，平均8.5年の経過観察後，強化療法が従来療法に比し，各項目のリスクをどれだけ下げたのかを示す（Holman RR, et al.：N Engl J Med 359：1577, 2008より改変）．

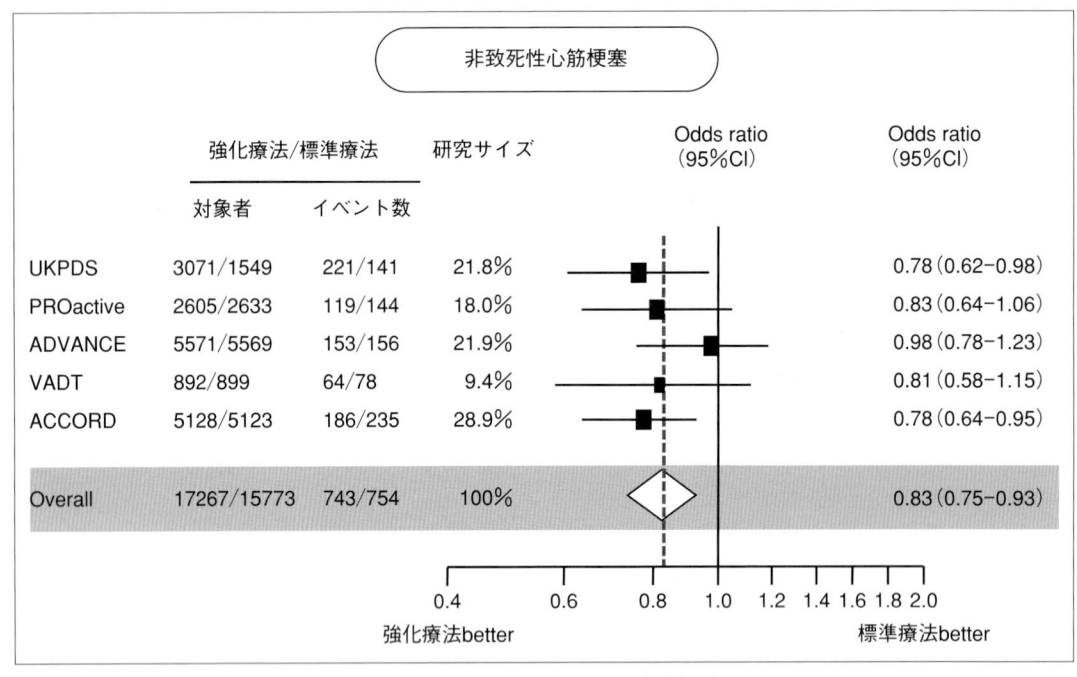

図4 血糖強化療法によるメタ解析の結果
5つの臨床試験から33040人を対象に，強化療法群と通常療法群における非致死性心筋梗塞の発生率をメタ解析した（Kausik Ray, et al.：Lancet 2009；373：1765より改変）

ACCORDで対象となった総計33,040人を対象に血糖コントロールが心血管イベントを抑制しうるかどうかの検討が行われた．強化療法群（平均HbA_{1c} 7.5％）で標準療法群（平均HbA_{1c} 6.6％）に比し，平均HbA_{1c} 0.9％の低下が認められた．平均観察期間約5年であった．この結果，強化療法群は保存療法群に比べて，非致死性心筋梗塞の発症率が17％，冠動脈疾患の発症率が15％減少した．ただし，脳卒中の発症率や総死亡の発症率には有意な差が認められなかった[18]．これらのデータは血糖コントロールが心血管イベント発症を抑制しうることを示しているが，そのインパク

トは，観察期間が短期であれば小さい（図4）．

エビデンスから考える糖尿病治療とは

　以上の事実を考慮して，心血管イベント予防のための糖尿病治療のあり方を提言したい．まず，糖尿病患者では，発症以前からわずかな食後高血糖，インスリン抵抗性が動脈硬化を促進させる．理想的には，この時期から，生活介入を行い，食後血糖140 mg/dl以下を目指すべきであろう．さらには，糖尿病と診断され来院した患者に対しては，動脈硬化進展抑制のために，糖尿病診断当初から，厳格な血糖コントロールを行うことが，非常に大切である．この時期には，動脈硬化の進展がそれほど認められないし，また，低血糖を起す可能性が高いような薬剤であるSU薬やインスリンを使用する必要もないことが多いため，HbA$_{1c}$ 5.8%未満を目指しても血糖コントロールによるメリットのほうが全面にでる．この時期に厳格な血糖コントロールを行わなければ，長期的にみれば，全身の動脈硬化が進み，プラーク形成が促進する．

　糖尿病と診断されるも，医療機関に長期受診せず，HbA$_{1c}$が高い状態で受診した患者に関しては，違う目標が必要となるかもしれない．このような患者では，すでに，進展した動脈硬化が存在する可能性が高い．また，膵β細胞機能が低下し，血糖コントロールにSU薬やインスリンの使用が不可欠になってくる．そうなると低血糖のリスクが増加する．そのような状況下で，厳格な血糖コントロールを目指すと，低血糖を誘発し，心血管イベントの発症が増加する可能性がある．決して，SU薬やインスリンの使用が悪いわけではない．SU薬やインスリン治療しなくてはいけない状況が心血管イベントの発症頻度を増加させる可能性が高い．罹病歴の長い動脈硬化の進展した糖尿病患者の診療に当たる場合にも，血糖コントロールはその後のさらなる動脈硬化進展抑制のために必須である．しかし，近未来のイベント発症のためには，さらに，低血糖の回避と脂質，血圧の厳重なコントロールが重要である．

　現実的にこの概念を臨床に取り入れようとすると，どのような人が動脈硬化の進んでいない人かを見分ける必要がある．明確な定義はないがCTによる冠動脈石灰化はHbA$_{1c}$の目標設立のために有用であるようである[16]．そして，それぞれの症例別に，低血糖回避必要性が異なり，低血糖回避必要性別に，違う血糖コントロール目標を立てることが要求されるであろう．

文 献

1) Kannel WB, McGee DL：Diabetes and cardiovascular disease. The Framingham study. Jama 241：2035-2038, 1979
2) Haffner SM, Lehto S, Ronnemaa T, et al.：Mortality from coronary heart disease in subjects with type 2 diabetes and in nondiabetic subjects with and without prior myocardial infarction. N Engl J Med 339：229-234, 1998
3) Khaw KT, Wareham N, Bingham S, et al.：Association of hemoglobin A1c with cardiovascular disease and mortality in adults：the European prospective investigation into cancer in Norfolk. Ann Intern Med 141：413-420, 2004
4) Selvin E, Marinopoulos S, Berkenblit G, et al.：Meta-analysis：glycosylated hemoglobin and cardiovascular disease in diabetes mellitus. Ann Intern Med 141：421-431, 2004
5) Mazzone T, Chait A, Plutzky J：Cardiovascular disease risk in type 2 diabetes mellitus：insights from mechanistic studies. Lancet 371：1800-1809, 2008
6) Nathan DM, Cleary PA, Backlund JY, et al.：Intensive diabetes treatment and cardiovascular disease in patients with type 1 diabetes. N Engl J Med 353：2643-2653, 2005
7) UK Prospective Diabetes Study (UKPDS) Group：Intensive blood-glucose control with sulphonylureas or insulin compared with conventional treatment and risk of complications in patients with type 2 diabetes (UKPDS 33). Lancet 352：837-853, 1998
8) Ohkubo Y, Kishikawa H, Araki E, et al.：Intensive insulin therapy prevents the progression of diabetic microvascular complications in Japanese patients with non-insulin-dependent diabetes mellitus：a randomized prospective 6-year study. Diabetes Res Clin Pract 28：103-117, 1995
9) Dormandy JA, Charbonnel B, Eckland DJ, et al.：Secondary prevention of macrovascular events in patients with type 2 diabetes in the PROactive Study (PROspective pioglitAzone Clinical Trial In macroVascular Events)：a randomised controlled trial. Lancet 366：1279-1289, 2005
10) Patel A, MacMahon S, Chalmers J, et al.：Intensive blood glucose control and vascular outcomes in patients with type 2 diabetes. N Engl J Med 358：2560-2572, 2008

11) Gerstein HC, Miller ME, Byington RP, et al.：Effects of intensive glucose lowering in type 2 diabetes. N Engl J Med **358**：2545-2559, 2008
12) Duckworth W, Abraira C, Moritz T, et al.：Glucose control and vascular complications in veterans with type 2 diabetes. N Engl J Med **360**：129-139, 2009
13) Gerstein HC, Riddle MC, Kendall DM, et al.：Glycemia treatment strategies in the Action to Control Cardiovascular Risk in Diabetes (ACCORD) trial. Am J Cardiol **99**：34 i -43 i , 2007
14) Nissen SE, Wolski K：Effect of rosiglitazone on the risk of myocardial infarction and death from cardiovascular causes. N Engl J Med **356**：2457-2471, 2007
15) Dluhy RG, McMahon GT：Intensive glycemic control in the ACCORD and ADVANCE trials. N Engl J Med **358**：2630-2633, 2008
16) Reaven PD, Moritz TE, Schwenke DC, et al.：Intensive Glucose Lowering Therapy Reduces Cardiovascular Disease Events in VADT Participants with Lower Calcified Coronary Atherosclerosis. Diabetes, **58**：2642-2648, 2009
17) Holman RR, Paul SK, Bethel MA, et al.：10-year follow-up of intensive glucose control in type 2 diabetes. N Engl J Med **359**：1577-1589, 2008
18) Ray KK, Seshasai SR, Wijesuriya S, et al.：Effect of intensive control of glucose on cardiovascular outcomes and death in patients with diabetes mellitus：a meta-analysis of randomised controlled trials. Lancet **373**：1765-1772, 2009

3. 糖尿病管理の目標に向けた治療戦略

植木浩二郎
(東京大学大学院医学系研究科 糖尿病・代謝内科)

- 糖尿病は心筋梗塞・脳卒中の危険因子である．
- 進行した動脈硬化がある場合には，低血糖の防止に留意する．
- β細胞の保護を考えた治療を選択する．
- 生活習慣の改善を柱に血糖・血圧・脂質に対する統合的治療を行う．

Key Words 大血管症，統合的治療，低血糖，早期介入

　糖尿病治療の目的は，血管合併症などの予防・進展抑制を介する患者のQOLの向上と健康寿命の延伸にある．血管合併症には，主に高血糖が危険因子となっている細小血管症と，血圧や脂質の影響も強く受ける大血管症が存在する．このような血管合併症の予防や進展抑制のために，血糖・血圧・脂質に関する管理目標が定められているが，その値が十分であるかどうかは今後とも検討が必要であるが，それらの管理目標に対してですら達成率は，全く不十分な状態である．血糖・血圧・脂質に対する治療は生活習慣の改善が第一であるが，早期から統合的介入を行うことによって，大血管症を抑制できることが示唆されており，動脈硬化進行例では血圧・脂質を中心に積極的薬物療法で厳格コントロールを目指し，血糖コントロールでは低血糖の防止に留意する．

血糖コントロールと血管合併症

　糖尿病の血管合併症の内，細小血管症の主要な危険因子は血糖値であり，血糖コントロールとその抑制効果に関しては，1型糖尿病の場合には米国で行われたDCCT (Diabetes Control Complications Trial) において，インスリン頻回注射による強化療法 (試験終了時 HbA_{1c} 7.4%) で血糖コントロールすることによって，インスリン1～2回注射の従来療法 (試験終了時 HbA_{1c} 9.1%) に比して網膜症などの細小血管症が有意に抑制されることが明らかにされ[1]，また2型糖尿病においても英国でのUKPDS (United Kingdom Prospective Diabetes Study) 33で，糖尿病と診断された直後の患者をスルホニル尿素 (SU) 薬やインスリンによる強化療法により治療すると (10年間の観察で平均 HbA_{1c} が7.0%)，食事や運動による従来療法に対して (平均 HbA_{1c} 7.9%)，細小血管症が25%有意に抑制されることが示された[2]．我が国のKumamoto Studyなどの結果でも，HbA_{1c} を6.5%未満に維持することで細小血管症の発症や・進展を阻止できるものと考えられている[3]．ここで留意しなければならないのは，我が国の HbA_{1c} はJDS (Japan Diabetes Society) 値であり，我が国を除くほとんど全ての国が用いているNGSP (National Glycohemoglobin Standardization Program) 値より約0.4%低い値を取ることであり，UKPDSでもKumamoto Studyでもほぼ同程度の血糖コントロールにより細小血管症が抑制されていることに注目すべきである．以下でも，海外のデータはNGSP値の表示であることに留意されたい[4]．

　血糖コントロールを改善したときに，大血管症

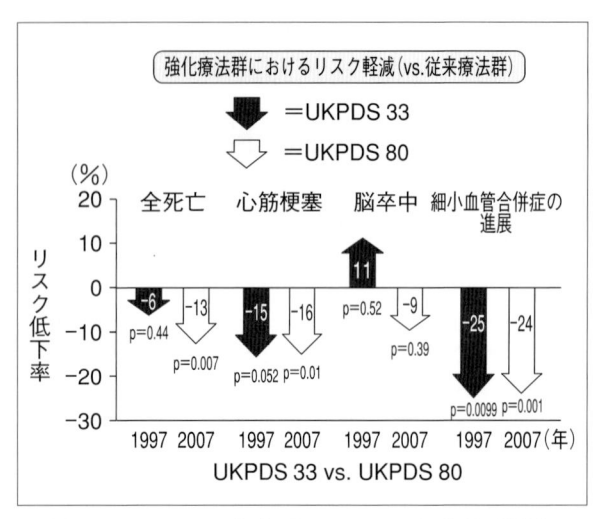

図1 UKPDS 33 および UKPDS 80 における強化療法による血管合併症の相対危険度の低下

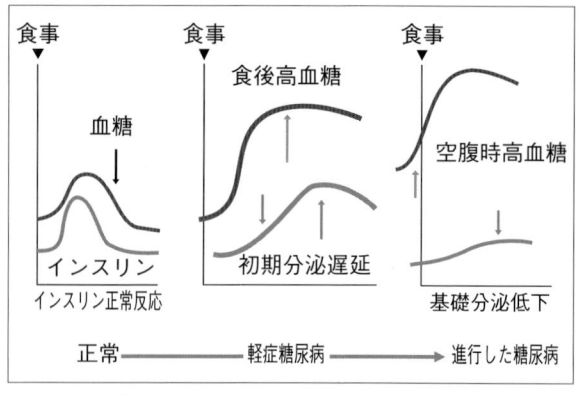

図2 糖尿病の進展と血糖値・インスリン値のパターン変化

が抑制されるかどうかに関しては，1型糖尿病ではDCCTで大血管症も強化療法により有意な抑制をみているものの，2型糖尿病の場合にはUKPDS 33では強化療法による有意な抑制が認められていなかった．ところが，最近UKPDSのその後10年間のfollow-up研究の結果（UKPDS 80）が発表になった．1998年以降，従来療法群と強化療法群の間の血糖コントロールはその後10年にわたって両群間に差を認めなくなった．しかしながら，もともと強化療法群で発症が抑制されていた細小血管症ではその差が維持され，驚くべきことに最初の10年間の観察では有意な差を認めなかった心筋梗塞や総死亡がその後10年間のfollow-upによって強化療法群で有意に低下が認められるようになった（legacy effect：遺産効果）[5]（図1）．これらの結果から，少なくとも新規糖尿病発症患者では，大血管症に対する抑制効果が明らかになるには比較的長い年数が必要であるものの，血糖コントロールによって大血管症が抑制されうることが示された．

一方，UKPDSの本研究においても肥満患者については強化療法の治療としてメトホルミンが用いられ，最初の研究期間内に大血管症を有意に抑制していた[6]．また，2次予防ではあるがピオグリタゾンを用いたPROactive研究では，3年弱という短い期間内で大血管症が有意に抑制されている[7]．また，このように大血管症に関しては，同じように血糖値を低下させる薬物療法であっても，インスリン感受性を増す治療のほうが，大血管症をより強力に抑制するのではないかと考えられる．実際，インターベンションを必要とするような2型糖尿病患者においては血中インスリン濃度を高めるようなSU薬やインスリンによる治療よりもインスリン感受性を高めるチアゾリジン薬やメトホルミンによる治療がイベント抑制に効果的であったことが明らかになっている[8]．

したがって，血管合併症の抑制に関しては，細小血管症の抑制にはおそらくどのような薬剤を用いても血糖値を低下させることが有効であり，大血管症の抑制には血糖値を低下させるだけでなくインスリン値を上げないことも重要であると考えられる．

軽症・初期糖尿病の場合

病歴が比較的短い2型糖尿病，あるいはインスリン分泌が比較的保たれているいわゆる軽症糖尿病では，多くの場合グルコース刺激による初期分泌が遅延しているが，インスリン分泌の総量は比較的保たれていることが多い．このような場合，血糖値の正常化は食後高血糖を是正することで達成できる場合が多い（図2）．すなわち，グリニド薬により初期分泌を模倣してやること，αグルコシダーゼ阻害薬（αGI）によって食事の吸収を遅らせインスリン分泌と同期させること，あるい

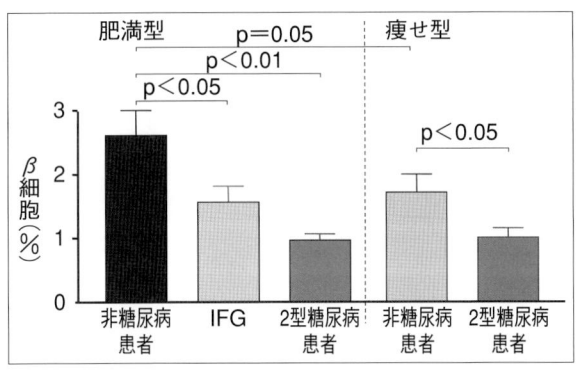

図3 膵β細胞は肥満により増加し，2型糖尿病では減少している．(IFG：impaired fasting glucose)
(Butler AE, et al.：Diabetes 52：102-110, 2003 より改変)

はその両者の組み合わせがしばしば有効である．最近では，グルコース依存性にインスリン分泌を刺激しグルカゴン分泌を抑制するDPP-4阻害薬やGLP-1アナログなども使用可能であり，食後高血糖の是正に有効であると考えられる[9]．

進行した糖尿病・動脈硬化の進んだ患者の場合

近年2型糖尿病は，経年的に膵β細胞が減少してくる疾患であり，それが個々の細胞の機能低下と相まって，糖尿病の悪化をもたらしていると考えられている[10]（図3）．進行した糖尿病では，このようなβ細胞量の減少もあり，インスリン分泌が高度に低下している場合がしばしば認められ，SU薬やインスリンなどのインスリン値を上げる治療が必要となる場合も多い．これらの治療の場合に問題となってくるのが，低血糖・高インスリン血症・肥満である．実際，ACCORD (Action to Control Cardiovascular Risk in Diabetes) 試験[11]やVADT (Veterans Affairs Diabetes Trial) 試験[12]では強化療法の80％前後の人がインスリン治療を受け，その多くがSU薬も服用するという，極めて高インスリン血症をきたしやすい状態にあり，重篤な低血糖や肥満も高率に起こしていた．これらの試験では，強化療法のHbA1cは各々6.4％と6.9％（いずれもNGSP値）とこれまでの研究では認められないほどの

HbA1cの低下を達成しながら，ACCORD試験では強化療法で死亡が22％有意に増加し，またVADTでも糖尿病の罹病歴が長い人では強化療法が逆に心血管病変の発症を上昇させたといわれている．したがって，ことに動脈硬化が進行している場合などは特に低血糖・高インスリン血症・肥満の防止に留意すべきで，SU薬やインスリンの過剰投与にならないように，留意しなければならない．すなわち，単にHbA1cの低下だけに目を奪われるのではなく，高血糖や低血糖のないHbA1cの低下（質の良いHbA1cの低下）を目指すべきである．薬物療法としてはインスリン値を上げず低血糖を起こしにくく，また血管内皮などへの直接作用も考えられるチアゾリジンや，体重増加をきたさないビグアナイド薬，同じく低血糖・高インスリン血症を起こさずに食後高血糖を是正するαGI等を中心に，必要に応じてこれらの薬剤を組み合わせて用いるべきであると考えられる．ただし，前述のように病歴の長い糖尿病患者の場合，インスリン分泌が高度に障害されていることも多く，SU薬やbasalインスリンの投与が必要になることもしばしばである．そのような場合にも，インスリン抵抗性改善薬や，インクレチン作用増強薬（今のところインスリンとの併用は保険適応となっていないので注意が必要），αGIを併用することによって，インスリン値の上昇・肥満・低血糖の危険の最小化を図るべきである．また，動脈硬化が進行した症例では，血糖値以外の危険因子である血圧・脂質の薬物療法による積極的なコントロール，禁煙指導なども重要であり，血糖コントロールに難渋する場合でもこれらをまず是正する．実際，血糖コントロールが十分でない場合でもこれらの因子への介入によって，大血管症が予防できることが，Steno 2 Studyなどから推測される[13]．Steno 2 Studyでは，血糖・血圧・脂質に統合的に介入する強化療法の優位性が証明された後，従来治療群と強化療法群のこれらの危険因子のコントロールはその後5年間全く同一になったが，5年後には元々の強化療法群では40％以上総死亡が少ないという結果が得られており，血圧や脂質に関しても早期介入の重要性が示唆されている（図4）[14]．

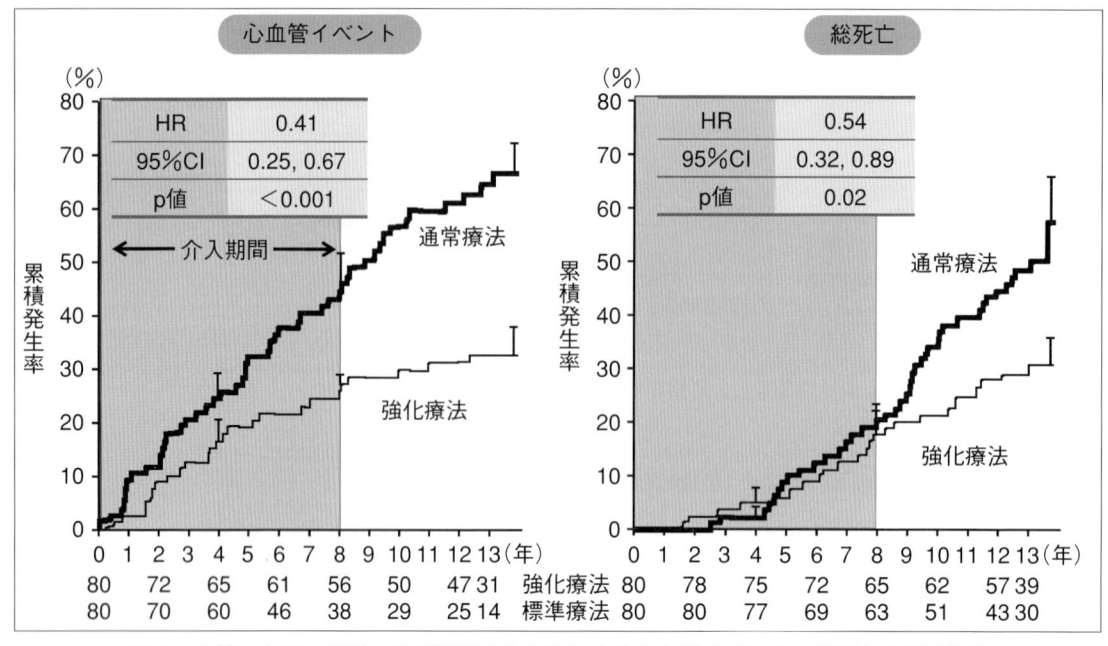

図4 血糖・血圧・脂質への早期統合的介入による心血管イベント・総死亡の抑制効果
(Gaede P, et al.：*N Engl J Med* 348：383-393, 2003 より改変)

まとめ

血管合併症の発症や進展を抑制するための治療を考える場合，細小血管症については薬物の種類にあまり依存することなく血糖降下による発症予防・進展抑制作用があると考えられる．一方，大血管症の予防については，治療法によっては血糖値の低下による大血管症抑制効果が，低血糖・高インスリン血症・肥満などにより打ち消されてしまう，あるいはむしろ悪化してしまう場合があるのではないかと考えられる．糖尿病がβ細胞の経年的減少などによりインスリン分泌能が低下していく疾患であることを考慮すると，細小血管症と大血管症を同時に抑制するためには，早期から生活習慣の改善や薬物療法などにより含β細胞の保護作用やβ細胞に負荷がかからない治療により，内因性インスリン分泌を保持出来るように努め，治療により血中インスリンを過剰に増やし低血糖・高インスリン血症・肥満の危険を生じることがないようにすることが大切である（図4）．また，動脈硬化が進行した症例では，低血糖を起こさない血糖降下療法を選択し，血圧や脂質に関しては強力に薬物療法による厳格コントロールを

対象	高血圧または脂質代謝異常のある2型糖尿病（45～69歳）HbA1c≧6.5%（n＝2,542　初発予防89%，再発予防11%）
1次エンドポイント	死亡，心筋梗塞または脳卒中，CABG，PCI，脳血行再建術
試験実施期間	登録期間2.5年．追跡期間は登録終了後4年

治療目標	強化療法群（n＝1,271）	従来治療群（n＝1,271）
血糖	HbA1c＜5.8%	HbA1c＜6.5%
血圧	＜120/75 mmHg	＜130/80 mmHg
脂質	LDLコレステロール＜80 mg/dl（＊LDLコレステロール＜70 mg/dl）	LDLコレステロール＜120 mg/dl（＊LDLコレステロール＜100 mg/dl）＊大血管症の既往

図5　J-DOIT3の概要

はかることが必要と考えられる．現在の血糖・血圧・脂質の管理目標（図5）の従来治療群の目標値と同じ）の達成率は40%未満，20%未満，50%未満といわれている．このような状況の中で，

生活習慣の改善を基盤として，現在の管理目標をはるかに上回る目標を設定し，低血糖を起こさない厳格血糖コントロールや，血圧脂質の厳格コントロールを達成して，大血管症の発症を抑制を目指す J-DOIT3（Japan Diabetes Optimal Intervention Treatment study for 3 major risk factors of cardiovascular diseases）が我が国において進行中であり，2013 年の結果の発表が待たれる（図 5）．

文 献

1) The Diabetes Control and Complications Trial Research Group：The effect of intensive treatment of diabetes on the development and progression of long-term complications in insulin-dependent diabetes mellitus. N Engl J Med 329：977-986, 1993
2) UK Prospective Diabetes Study（UKPDS）Group：Intensive blood-glucose control with sulphonylureas or insulin compared with conventional treatment and risk of complications in patients with type 2 diabetes（UKPDS 33）. Lancet 352：837-853, 1998
3) Ohkubo Y, Kishikawa H, Araki E, et al.：Intensive insulin therapy prevents the progression of diabetic microvascular complications in Japanese patients with non-insulin-dependent diabetes mellitus：a randomized prospective 6-year study. Diabetes Res Clin Pract 28：103-117, 1995
4) 柏木厚典，門脇　孝，羽田勝計，他：HbA1c 国際標準化に関するわが国の対応　糖尿病関連検査の標準化に関する委員会報告．糖尿病 52：811-818, 2009
5) Holman RR, Paul SK, Bethel MA, et al.：10-year follow-up of intensive glucose control in type 2 diabetes. N Engl J Med 359：1577-1589, 2008
6) UK Prospective Diabetes Study（UKPDS）Group：Effect of intensive blood-glucose control with metformin on complications in overweight patients with type 2 diabetes（UKPDS 34）. Lancet 352：854-865, 1998
7) Dormandy JA, Charbonnel B, Eckland DJ, et al.：Secondary prevention of macrovascular events in patients with type 2 diabetes in the PROactive Study（PROspective pioglitAzone Clinical Trial In macroVascular Events）：a randomised controlled trial. Lancet 366：1279-1289, 2005
8) Frye RL, August P, Brooks MM, et al.：A randomized trial of therapies for type 2 diabetes and coronary artery disease. N Engl J Med 360：2503-2515, 2009
9) Drucker DJ, Nauck MA：The incretin system：glucagon-like peptide-1 receptor agonists and dipeptidyl peptidase-4 inhibitors in type 2 diabetes. Lancet 368：1696-1705, 2006
10) Butler AE, Janson J, Bonner-Weir S, et al.：Beta-cell deficit and increased beta-cell apoptosis in humans with type 2 diabetes. Diabetes 52：102-110, 2003
11) Gerstein HC, Miller ME, Byington RP, et al.：Effects of intensive glucose lowering in type 2 diabetes. N Engl J Med 358：2545-2559, 2008
12) Ray KK, Seshasai SR, Wijesuriya S, et al.：Effect of intensive control of glucose on cardiovascular outcomes and death in patients with diabetes mellitus：a meta-analysis of randomised controlled trials. Lancet 373：1765-1772, 2009
13) Gaede P, Vedel P, Larsen N, et al.：Multifactorial intervention and cardiovascular disease in patients with type 2 diabetes. N Engl J Med 348：383-393, 2003
14) Gaede P, Lund-Andersen H, Parving HH, et al.：Effect of a multifactorial intervention on mortality in type 2 diabetes. N Engl J Med 358：580-591, 2008

索　引

数　字

1, 5AG　34
2型糖尿病　19, 42, 97
2型糖尿病発症予防　7
4T（Treating To Target in Type 2 diabetes）study　71

欧　文

【A】
αGI（αグルコシダーゼ阻害薬）　7, 36, 40, 41, 42, 44, 45, 58, 176, 177
αGI併用　40, 41, 42, 43
ACCORD　68, 165, 167
ADCT　117
ADOPT試験　52
ADVANCE　68, 165, 167
AGEレセプター　117
Alogliptin　97
AMP-activated protein kinase（AMPK）　47
AMP-kinase　47
aP2　51
APOLLO study　71
AR阻害薬　116

【B】
β_3受容体　133
β細胞機能保護　8
β細胞の新生　150
β細胞の複製　150
BCGワクチン　135

BDIC　165
BG薬　48
BOT（basal supported oral therapy）　70
Brain gut peptide　133
Byetta®　99
bystander suppression　135

【C】
C-ペプチド　118
CHICAGO試験　53
Continuous Subcutaneous Insulin Infusin（CSII）　68

【D】
Da Qing Study　5
DCCT（Diabetes Control and Complications Trial）Study　66, 115, 157, 165, 175
DCCT/EDIC（Epidemiology of Diabetes Interventions and Complications）Study　66
DECODE study　4
Diabetes Prevention Program（DPP）　5
Diabetes Prevention Trial-Type 1　136
DPP-4（dipeptidyl peptidase-4）　92, 93, 96, 100, 104

【E】
EDIC　116, 158
endothelial progenitor cell（EPCs）　118

EPA　16
ES細胞　151
exendin-4　100

【G】
GAD65ワクチン　138
GAD抗体　136
GIP（glucose-dependent insulinotropic peptide）　91, 104
GLP-1（glucagon like peptide-1）　91, 93, 95, 99, 104, 133
GLP-1アナログ製剤　104, 109
glucose memory　158, 162
glucose-dependent insulinotropic polypeptide（GIP）　99
GPR40　62

【H】
HbA_{1c}低下効果　108
HMG-CoA還元酵素阻害薬　10

【I】
iPS（induced Pluripotent Stem）細胞　152
ischemic preconditioning　31

【J】
JDS　175

【K】
Kumamoto Study　66, 115, 123, 124, 166, 175

【L】
LEAD (liraglutide Effect and Action in Diabetes) 試験　106

【M】
MCP-1　52
mesenchymal stem cells (MSCs)　118
metabolic memory　162
mononuclear cells (MNCs)　118

【N】
NAVIGATOR study　34
Naチャンネル　53
NGSP　175
NICE-SUGAR 研究　66
NPH (Neutral protamine Hagedorn)　75

【P】
peroxisome proliferator-activated receptor (PRAR)　10
PKC-β阻害薬　117
PKC 活性　117
PPAR-α　10
PROactive 研究　166, 176
PROactive 試験　52

【R】
RA (rennin-angiotensin) 系抑制薬　9

【S】
Sapporo 1-2-3 Study　71
Saxagliptin　97
SIRT1　62
Sitagliptin　96
slowly progressive insulin-dependent (type 1) diabetes mellitus (SPIDDM)　136
small dense LDL　52
Steno Type 2 Randomized Study　116
Steno-2 Study　162, 177
SUR1　31
SUR2A　31
Surviving Sepsis Campaign guidelines (SSCG)　66
SU 受容体　29
SU 薬　29, 44, 58

【T】
The 1-2-3 Study　71
the Finnish Diabetes Prevention Study　5
TNF-α　52
Tokyo Study　136

【U】
UCP　51
UKPDS　157, 158, 165, 175
UKPDS 80　176
UKPDS (United Kingdom Prospective Diabetes Study)　66

【V】
VADT　68, 165, 170, 177
Vildagliptin　97

和文

【あ】
暁現象 (dawn phenomenon)　84
アカルボース　40, 42, 44
アスピリン　10
アディポサイトカイン　51
アルドース還元酵素　116
アンジオテンシン II 受容体拮抗薬　125
アンジオテンシン受容体拮抗薬 (ARB)　9
アンジオテンシン変換酵素 (ACE) 阻害薬　9, 125

【い】
インクレチン　91, 92, 93, 99, 104
インクレチン作用増強薬　177
インスリン　175
インスリンアスパルト製剤　78
インスリングラルギン　80, 81
インスリン産生細胞　151, 152
インスリン抵抗性　51, 55
インスリン抵抗性改善薬　58
インスリンデテミール　81
インスリン頻回注射 (MDI)　65
インスリン分泌促進　29, 104
インスリン分泌促進薬　58
インスリン分泌不全　29, 55
インスリンリスプロ製剤　78
インスリン グルリジン®　80

【う】
植込み型人工膵島　149
運動強度　22
運動療法指導　20

【え】
エクセナチド　99, 100, 101, 108
エストロゲン　10
塩酸メトホルミン　47

【お】
お惣菜　18
オルリスタット　133

【か】
カーボカウント法　85

合併症抑制　42
可溶型デコイ受容体　118
幹細胞　152, 153

【き】
境界型　3
強化インスリン療法　65

【く】
グリタゾン薬　8
グリニド系薬剤　44
グリニド薬　36, 58, 176
グルカゴン分泌抑制　104, 106
グルコキナーゼ活性化薬　62

【け】
経口血糖降下薬　55
携帯型人工膵島　148
経鼻インスリン　138
血管合併症　175
血管内皮機能障害　34
血糖コントロール　115, 123
健康づくりのための運動指針　2006　21

【こ】
高インスリン血症　177
後期糖化反応生成物　117
抗高脂血症薬　10
コレシストキニン　133

【さ】
細小血管症　175
再生医療　118
再生治療　150
酸化ストレス　117

【し】
自己血糖測定（SMBG）　69

脂質エネルギー比率　17
持続型アナログ製剤　110
持続型溶解ヒトインスリンアナログ製剤　80
持続血糖測定システム（Continuous glucose monitoring system, CGMS）　70
持続血糖モニター　85
持続性蛋白尿　125
持続的血糖モニター　33
持続皮下インスリン注入療法　82
シブトラミン　131
脂肪肝　35
収縮期血圧の低下　108
消化器症状　106
消化器症状の発現頻度　109
小児糖尿病　15
初期インスリン分泌　34
食後血糖　42, 45
食後血糖値　42, 44
食後高インスリン血症　34
食後高血糖　40, 41, 42, 43, 45
食後高脂血症　34
食事摂取基準量の配分　17
食事療法の原則　15
食品交換表　15
食品交換表 活用編　15
食欲抑制効果　104
ショ糖・果糖　16
徐放型エクセナチド　102
心血管系リスクマーカー　108
人工膵島　147

【す】
膵β細胞機能　108
膵β細胞機能改善効果　109
膵β細胞増殖　104
膵β細胞量の増加　105
膵外作用　47

膵臓移植　141
膵島移植　143
スライディングスケール　66, 67
スルホニル尿素（SU）薬　92, 175

【せ】
責任インスリン　67
セロトニン　131
漸増投与法　109
漸増法　109

【そ】
速効型インスリン分泌促進薬　33

【た】
大血管合併症　42
大血管症　175
大血管障害　40, 41, 42, 45
大血管症発症　42
体重増加　106
体重抑制　108
体重抑制効果　109
多剤併用療法　58
田原坂スタディ　5
炭水化物　16

【ち】
チアゾリジン　45, 51, 58, 177
長時間作用型 Ca 拮抗薬　9

【て】
低血糖　177
低血糖発現　31, 109

【と】
糖尿病網膜症　121
動脈硬化　41
トランス分化　152

【な】
ナテグリニド 33
ナトリウム/グルコース共役糖輸送体（Na$^+$/glucose cotransporter, SGLT） 60

【に】
乳酸アシドーシス 47, 48, 49
妊婦 16

【は】
バイエッタ 99

【ひ】
ビグアナイド（BG）薬 8, 47, 177
非酵素的糖化反応 117
ヒスタミン 132
ヒトインスリンアナログ製剤 75
ヒトインスリン製剤 76
肥満 177
標準体重 15
微量アルブミン尿 125

【ふ】
フィブラート系薬剤 10
ブドウ糖センサ 148
プレプログラマブルポンプ 68
プロインスリン/インスリン比 106
分化誘導因子 153

【へ】
併用療法 55
ベーサル 84
ベッドサイド型人工膵島 147
ベンフォチアミン 118

【ほ】
ボーラス 84
ボグリボース 40
ポリオール代謝 116

【ま】
マジンドール 131
慢性腎臓病 127

【み】
ミグリトール 40
ミチグリニド 33

【め】
メタボリックシンドローム 7, 127
メディカルチェック 23
メトホルミン 47, 48, 49, 58
免疫寛容誘導療法 135
免疫調節性T細胞（Treg細胞） 135

【も】
モデル献立 18

【り】
リモナバン 132
リラグルチド 104

【れ】
レガシー効果 161
レジスチン 51
レプチン 51
レプチン系 133

【編者略歴】
加来　浩平（かく　こうへい）

山口大学において経口糖尿病薬の作用機構に関する基礎的研究を開始し，SU薬の膵外作用等に新知見を見出した．その後，米国留学を経て，現在は川崎医科大学において2型糖尿病の病態進展機構の基礎的・臨床的研究および抗糖尿病薬による病態進展阻止の可能性を膵β細胞機能保護の観点から検討を続けている．日本糖尿病学会第53回年次学術集会（平成22年5月）を学会長として開催．

昭和48年3月	山口大学医学部卒業
昭和52年3月	山口大学大学院医学研究科修了
同年4月	山口大学医学部第3内科医員
同年8月	同　助手
昭和58年4月	同　講師
昭和61年7月	米国ワシントン大学（セントルイス）内科学代謝内分泌部門に留学
平成2年1月	同　助教授
平成7年4月	ノボノルディスクファーマ（株）取締役学術本部長及び医薬開発本部長
平成10年4月	川崎医科大学教授　内科学（糖尿病）講座
平成12年4月	川崎医科大学教授　内科学（内分泌・糖尿病）講座
平成14年4月	同付属病院副院長，内科学講座主任
平成22年4月	川崎医科大学教授　糖尿病・代謝・内分泌内科学講座
現在	日本糖尿病学会理事（同学会中国四国支部長），日本糖尿病療養指導士認定機構理事

専門
糖尿病学（特に抗糖尿病薬の基礎的・臨床的研究）

ⓒ2010　　　　　　　　　　　　　　　　　第1版発行　2010年6月25日

新しい糖尿病の治療

（定価はカバーに表示してあります）

編著	加来浩平
発行者	服部治夫
発行所	株式会社 新興医学出版社

〒113-0033　東京都文京区本郷6丁目26番8号
電話　03(3816)2853　　FAX　03(3816)2895

印刷　三報社印刷株式会社　　ISBN978-4-88002-682-4　　郵便振替　00120-8-191625

- 本書の複製権・翻訳権・上映権・譲渡権・公衆送信権（送信可能化権を含む）は株式会社新興医学出版社が保有します．
- JCOPY〈(社)出版者著作権管理機構　委託出版物〉
本書の無断複写は著作権法上での例外を除き禁じられています．複写される場合は，そのつど事前に，(社)出版者著作権管理機構（電話 03-3513-6969，FAX03-3513-6979，e-mail：info@jcopy.or.jp）の許諾を得てください．